# 周围神经损伤的影像学诊断

主 编 ◎ 沈 君　　**副主编** ◎ 杨泽宏　郑楚珊

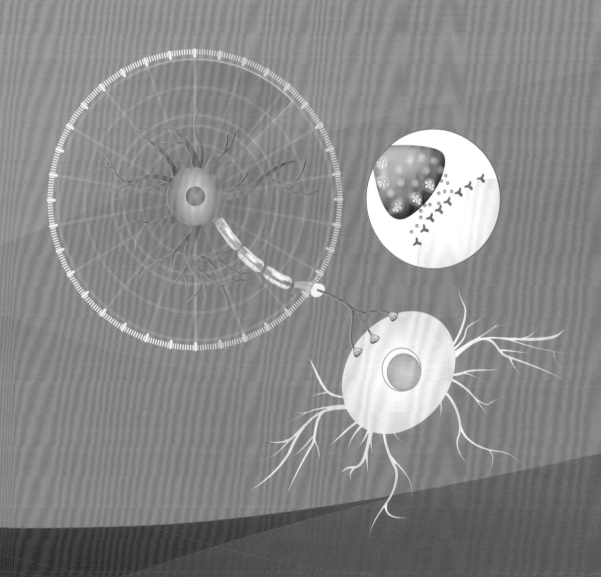

CS K 湖南科学技术出版社

国家一级出版社　全国百佳图书出版单位

· 长沙 ·

# 《周围神经损伤的影像学诊断》编委会

主　编　沈　君

副主编　杨泽宏　郑楚珊

编　者　王东烨　中山大学孙逸仙纪念医院

毛家骥　中山大学孙逸仙纪念医院

卢烈静　中山大学孙逸仙纪念医院

白志强　中山大学孙逸仙纪念医院

田　晶　中山大学孙逸仙纪念医院

成丽娜　广东三九脑科医院

沈　君　中山大学孙逸仙纪念医院

陈美薇　中山大学孙逸仙纪念医院

陈玥瑶　深圳市中医院（广州中医药大学第四临床医学院）

张　翔　中山大学孙逸仙纪念医院

林冰玲　北京大学深圳医院

郑楚珊　中山大学孙逸仙纪念医院

杨泽宏　中山大学孙逸仙纪念医院

段小慧　中山大学孙逸仙纪念医院

曹明慧　中山大学孙逸仙纪念医院

曾伟科　中山大学孙逸仙纪念医院

黎浩江　中山大学肿瘤防治中心

# 主编简介

中山大学教授、主任医师、临床医学与化学生物学博士生导师、博士后合作导师，中山大学孙逸仙纪念医院放射科主任。从事放射诊断医疗、教学及科研工作30年，擅长全身各系统疾病的影像学诊断。2011年入选教育部新世纪优秀人才计划，2017年入选广东省珠江学者特聘教授，2019年荣获羊城好医生称号，2022年入选中国研究型医院研究型人才。主要围绕恶性肿瘤、心脑血管疾病、免疫性疾病等难治性疾病开展新型影像诊断工具及新型治疗材料的研发、生物功能验证、临床转化研究。开发了一系列用于示踪干细胞、免疫细胞及调控细胞功能的新型诊疗剂，建立了神经干细胞可视化示踪与分化和凋亡功能一体化调控技术，建立了间充质干细胞免疫功能调控治疗恶性胶质瘤技术；发展了高分子聚合物、金属有机框架、金属分子笼等用于恶性肿瘤（结肠癌、乳腺癌、胶质瘤等）及动脉粥样硬化等疾病的影像诊断与多模式协同治疗（包括化学治疗、免疫治疗、光动力学治疗、气体治疗）的新型诊疗剂；开发了多个新型冠状病毒肺炎CT及X线影像诊断人工智能系统，以及乳腺癌诊断、分子分型、淋巴结转移、疗效预测等人工智能技术。担任中华医学会放射学分会委员、中国医师协会放射医师分委员、中华医学会心血管病学分会委员、中国研究型医院学会肿瘤影像诊断学专业委员会副主任委员、中国医学影像技术研究会委员与理事、中国解剖学会断层影像解剖学分会委员、中国医疗保健国际交流促进会影像医学分会委员、广东省医师协会放

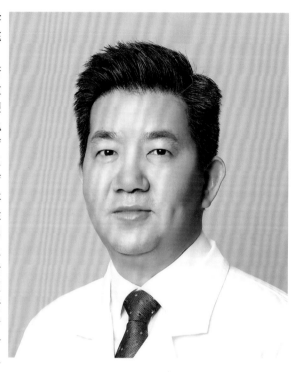

沈 君［主编］

射科医师分会主任委员、广东省精准医学应用学会分子影像分会主任委员、广东省医学会肿瘤影像与大数据分会候任主任委员、广东省医学会放射学分会副主任委员、广东省精准医学应用学会纳米医学分会副主任委员、广东省医院影像中心管理专业委员会副主任委员、广东省生物医学工程学会远程医疗专业委员会常委。全国高校放射诊断与治疗专业国家卫计委研究生规划教材《分子影像学》副主编，《神经放射诊断学》编委。主持1项国家重点研发计划（骨干）、1项NSFC-广东联合基金集成项目（课题负责人）、1项国家自然科学基金数学天元基金数学与医疗健康交叉重点专项（医学PI）、1项广东省重点领域研发计划、6项国家自然科学基金面上项目、1项广东省自然科学基金团队项目（核心成员）及2项广东省自然科学基金面上项目，1项国家973计划课题骨干成员。入选美国斯坦福大学和爱思唯尔数据库发布的2023年度科学影响力排行榜全球前2%顶尖科学家榜单（World's Top 2% Scientists List）。以第一/通讯作者发表SCI论文129篇，包括*Cell*、*Nat Biomed Eng*、*Nat Commun*、*Adv Sci*、*Adv Funct Mater*、*ASC Nano*、*Small*、*Nano Lett*、*Biomaterials*、*Clin Cancer Res*、*J ImmuoTher Cancer*、*Radiology*、*Int J Cancer*、*J Mater Chem*等国际权威期刊，其中ESI高被引论文2篇，热点论文1篇。申请国家发明专利7项，授权2项；2项软件著作权。主编中文著作2部，参编牛津大学出版社英文著作*Imaging in Neurodegenerative Disorders* 1部。担任*Artificial Intelligence in Medical Imaging*主编，《影像诊断与介入放射学杂志》副总编辑，《中华放射学杂志》《磁共振成像杂志》《实用放射学杂志》《中华临床与解剖杂志》《影像诊断与介入放射学杂志》《中国医学影像学杂志》等编委，为*N Engl J Med*、*Accounts Chem Res*、*Adv Mater*、*Adv Funct Mater*、*Clin Cancer Res*、*ACS Nano*、*Theranostics*、*Biomaterials*、*Eur Radiol*、*EBioMedicine*、《中华放射学杂志》、《磁共振成像杂志》等20余个专业杂志审稿专家。获得中华人民共和国教育部2022年高等教育（研究生）国家级教学成果奖二等奖（参与）、广东教育教学成果奖（高等教育类）一等奖（参与）。

# 副主编简介

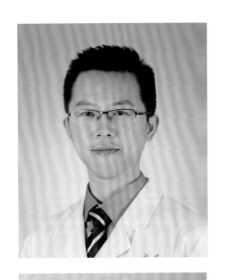

中山大学孙逸仙纪念医院放射科副主任医师，临床医学博士，硕士研究生导师。从事影像诊断临床、教学及科研工作18年，擅长全身各系统疾病的影像学诊断，对于风湿免疫性关节炎的影像评估及周围神经疾病影像诊断积累了丰富的临床经验。主要研究方向是骨关节影像定量评估、影像人工智能及分子影像研究。发表论文80余篇（SCI收录50余篇），授权发明专利及实用新型发明专利3项，软件著作权2项，主持和参加广东省自然科学基金、广东省重点领域研发计划等多项科研项目。担任中国医师协会放射医师分会运动损伤学组委员、广东省医学会放射学分会肌骨组委员、广东省临床医学学会运动医学专业委员会委员、广东省精准医学应用学会分子影像分会委员、广东省医学教育协会医学影像专业委员会委员，多家医学影像杂志审稿专家，《磁共振成像杂志》优秀学科编辑（2022），共识指南专家委员会及人工智能专家委员会青年委员。

**杨泽宏**［副主编］

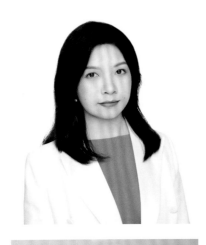

中山大学孙逸仙纪念医院放射科主治医师，临床医学博士，硕士研究生导师。从事CT、MRI 影像学诊断工作8年，擅长全身各系统疾病的影像学诊断，对于乳腺肿瘤的影像评估及周围神经疾病影像诊断积累了丰富的临床经验。主要研究方向是乳腺肿瘤影像定量评估、影像人工智能及周围神经分子影像研究。共发表论文20余篇（SCI收录21篇），其中以第一作者（含共同）在 *Radiology*、*Theranostics*、*European Radiology* 等期刊发表论文7篇，主持和参加国家自然科学基金、广东省自然科学基金、广东省重点领域研发计划等多项科研项目。担任广东省精准医学应用学会分子影像分会委员，多家医学影像杂志审稿专家。

**郑楚珊**［副主编］

# 前　　言

　　医学影像学技术，尤其是磁共振成像，在神经放射学领域已成为疾病诊断、疗效评估等不可或缺的一部分。不同于中枢神经系统，周围神经系统的解剖结构较为细小、神经走行复杂，对其进行清晰成像往往较为困难，也因此可能导致周围神经系统疾病的漏诊问题。除了诊断之外，周围神经系统损伤的新型治疗手段也一直是研究热点之一。

　　中山大学孙逸仙纪念医院放射科自20世纪90年代即开始开展臂丛神经损伤的磁共振成像诊断研究。经过40多年的持续努力，在周围神经系统损伤的影像学诊断和新型治疗手段研发方面，积累了丰富的经验。《周围神经损伤的影像学诊断》一书汇集了多位来自或学自中山大学孙逸仙纪念医院放射科的专家、学者的智慧和努力，聚焦于周围神经系统疾病中较为常见的疾病——周围神经损伤。本书从基础理论到临床应用，介绍了周围神经系统的解剖结构、神经损伤的病理生理、临床诊断、影像检查技术、影像诊断、新型治疗手段，旨在为临床医生、影像科医生以及研究生对于周围神经损伤影像学诊断提供一个全面而系统的了解。

　　本书共分为16章。第一章至第四章系统介绍了周围神经的基本解剖、结构、损伤类型、临床诊断方法及其病理生理变化。第五章至第十二章详细描述了各种常用的影像学检查方法，包括X线、CT、MRI、超声，强调了不同类型神经损伤中这些检查技术的应用和解读。特别值得一提的是，本书详尽地描述了各种常见及罕见神经损伤的影像学表现，从颅神经到臂丛，再到内脏神经丛的详细影像学表现，极大地丰富了专业人员在诊断过程中的参考资源。第十三章至第十五章介绍了周围神经损伤的最新治疗方法，如分子药物治疗、干细胞治疗及神经导管治疗等方面的最新进展，旨在为新型治疗手段的研发提供借鉴。最后一章则探讨了当前周围神经损伤诊断与治疗存在的问题及未来的研究方向。

　　本书的每位作者不仅详细阐述了各自章节的专业知识，更加入了临床实践中的真实案例分析，力求使理论与实践相结合，既为有经验的专业人员提供了最新的研究成果和临床进展，同时也为新入行的医生和学生提供了一本全面、易于理解的学习材料。

　　在本书的编写过程中，我们得到了许多同行和专家的大力支持和帮助。在此，我们向所有参与编写、审校及提供宝贵意见的专家表示衷心的感谢。我们希望通过本书的出版，能够为相关领域的医生和研究人员提供有价值的参考和指导，共同推动周围神经损伤诊疗技术的发展。同时，我们也期待读者的反馈和建议，以便我们不断改进和完善。

中山大学孙逸仙纪念医院

沈　君

# 目　　录

第一章　总　论 ……………………………………………………………………………（1）
　　第一节　周围神经损伤常见病因 …………………………………………………………（1）
　　第二节　周围神经损伤流行病学 …………………………………………………………（4）
　　第三节　周围神经损伤的症状 ……………………………………………………………（6）
　　第四节　周围神经损伤的治疗 ……………………………………………………………（7）
　　第五节　周围神经损伤的预后 ……………………………………………………………（10）

第二章　周围神经的解剖及组织学 ………………………………………………………（12）
　　第一节　周围神经的解剖 …………………………………………………………………（12）
　　第二节　周围神经的组织学 ………………………………………………………………（17）

第三章　周围神经损伤的分型和临床诊断 ……………………………………………（23）
　　第一节　周围神经损伤的分型 ……………………………………………………………（23）
　　第二节　周围神经损伤的临床诊断 ………………………………………………………（25）

第四章　周围神经损伤的病理生理变化 ………………………………………………（35）
　　第一节　有髓神经纤维损伤后神经变性的病理生理变化 ………………………………（35）
　　第二节　有髓神经纤维损伤后神经再生的病理生理变化 ………………………………（37）
　　第三节　有髓神经纤维损伤及再生的分子机制 …………………………………………（38）
　　第四节　无髓神经纤维的损伤及再生的病理生理 ………………………………………（40）
　　第五节　周围神经损伤后靶器官变化 ……………………………………………………（40）

第五章　周围神经影像学检查 ……………………………………………………………（43）
　　第一节　X 线与 CT 检查 …………………………………………………………………（43）
　　第二节　超声检查 …………………………………………………………………………（45）
　　第三节　MRI ………………………………………………………………………………（47）

第六章　周围神经损伤的 X 线及 CT 表现 ……………………………………………（59）

第七章　神经丛的正常表现及损伤 MRI 表现 ………………………………………（62）
　　第一节　臂丛神经正常表现及损伤 MRI 表现 …………………………………………（62）
　　第二节　腰骶丛神经正常表现及损伤 MRI 表现 ………………………………………（69）

第八章　周围神经干正常表现及损伤后 MRI 表现 …………………………………（75）

  第一节　神经干的正常 MRI 表现……………………………………………………（75）
  第二节　周围神经干损伤的 MRI 表现…………………………………………………（76）
  第三节　肌肉失神经变化 …………………………………………………………………（78）
  第四节　神经干损伤后再生的 MRI 表现………………………………………………（80）

第九章　内脏神经丛 MRI 成像……………………………………………………………（84）
  第一节　内脏神经功能及损伤……………………………………………………………（84）
  第二节　盆腔内脏神经的解剖……………………………………………………………（85）
  第三节　盆腔内脏神经丛 MRN 成像 ……………………………………………………（88）

第十章　周围神经放射性损伤的 MRI 表现………………………………………………（93）
  第一节　前组脑神经放射性损伤…………………………………………………………（93）
  第二节　后组脑神经放射性损伤…………………………………………………………（94）
  第三节　臂丛神经放射性损伤……………………………………………………………（95）

第十一章　糖尿病周围神经损伤的影像学表现…………………………………………（101）

第十二章　周围神经损伤的超声表现……………………………………………………（105）
  第一节　周围神经正常超声表现…………………………………………………………（105）
  第二节　周围神经损伤的超声表现………………………………………………………（105）
  第三节　常见周围神经损伤的超声表现…………………………………………………（106）

第十三章　周围神经损伤的分子治疗……………………………………………………（111）
  第一节　提高轴突再生能力………………………………………………………………（111）
  第二节　改善神经再生微环境……………………………………………………………（112）
  第三节　防止神经元凋亡…………………………………………………………………（112）
  第四节　调节（固有）免疫应答…………………………………………………………（113）
  第五节　其　他……………………………………………………………………………（116）

第十四章　周围神经损伤的干细胞治疗…………………………………………………（118）
  第一节　干细胞治疗………………………………………………………………………（118）
  第二节　干细胞治疗的活体示踪…………………………………………………………（119）
  第三节　干细胞治疗周围神经损伤的活体示踪…………………………………………（122）

第十五章　周围神经损伤的神经导管治疗………………………………………………（127）
  第一节　神经导管种类……………………………………………………………………（127）
  第二节　神经导管修复后影像学检查方法………………………………………………（129）
  第三节　神经导管修复的 MRI 表现 ……………………………………………………（130）

第十六章　周围神经损伤存在的问题及展望……………………………………………（138）

# 第一章　总　论

　　周围神经系统是指脑和脊髓以外的所有神经结构，包括神经节、神经干、神经丛及神经终末装置所有神经结构，它们从脑和脊髓发出，连接中枢神经系统和全身各部分肌肉、器官等结构，起传入和传出信息的作用。从解剖学角度，周围神经系统包括脑神经、脊神经、末梢神经、神经肌肉接头。

　　周围神经损伤（peripheral nerve injury，PNI）不论是和平时期、战时或是重大自然灾害时，都是十分常见的损伤。临床上最多见的周围神经损伤是机械性损伤，如锐器切割导致的神经横断伤，骨折及脱位所致的神经挤压伤与牵拉伤等[1]，长时间压迫导致的挤压伤[4]。火器伤是战时主要的周围神经损伤因素[5]；代谢性疾病如糖尿病引起的周围神经损伤近年来发病率逐渐增高[2]；部分医疗过程中处理不当也可引起医源性神经损伤[3]。

　　周围神经损伤后可出现典型症状，包括感觉障碍、运动障碍、自主神经功能障碍，还有深、浅反射的减弱或消失，这些症状可单独或者合并出现。大多数闭合性神经损伤所致的神经传导功能障碍经一段时间后可自行恢复，如观察一定时间后功能恢复欠佳，则需行手术探查。开放性神经损伤，如神经发生断裂，原则上应尽早恢复神经的连续性并进行功能锻炼，如横断伤致神经断裂，清洁伤口，可行一期手术，但火器伤、挫裂伤因难以估计损伤范围，一般不主张一期缝合神经，而是待伤口愈合后行二期手术。多数周围神经损伤伴发于其他严重创伤，如骨折、出血等，由于危重患者致命性损伤需及时处理，往往容易遗漏周围神经损伤情况而未及时评估、处理，延误治疗时机，导致一定的神经功能或器质性改变。

## 第一节　周围神经损伤常见病因

　　周围神经损伤原因多样，详见表 1-1。

表 1-1　周围神经损伤病因分类

1. 机械性神经损伤
　（1）横断伤
　（2）挤压伤
　　　1）急性神经压迫、挤压伤
　　　2）慢性神经卡压症
　（3）神经挫伤
　（4）牵拉伤
　（5）摩擦性神经损伤
　（6）火器伤
2. 物理性神经损伤
　（1）冷冻性神经损伤
　（2）热、烧伤所致神经损伤
　（3）电击性神经损伤
　（4）X 线、α、β、γ、δ 射线的放射性损伤
　（5）超声波、紫外线照射性神经损伤
3. 缺血性神经损伤

续表

（1）非创伤性缺血神经损伤
　　1）动脉栓塞所致的神经损伤
　　2）动脉痉挛所致的神经损伤
　　3）神经的动脉狭窄和闭塞所致的神经损伤
（2）创伤性缺血性神经损伤
　　1）肢体大动脉或主要分支损伤所致的神经损伤（缺血性麻痹）
　　2）神经-血管联合性损伤
　　3）压迫和牵拉间接干扰神经干血供所致的神经损伤
　　4）神经的动脉损伤所致的神经损伤
4. 医源性损伤
（1）药物注射性神经损伤
（2）伤口局部应用化学药物所致的神经损伤
5. 其他原因
特发性、营养及代谢性、胶原性疾病，肿瘤性，遗传性、内源性或外源性中毒

## 一、横断伤

横断伤较常见，多由于刀、玻璃、金属片、外科器械等锐器利刃直接切断所致。神经损伤可以是完全横断或部分断裂，断面较整齐，同时合并皮肤、皮下组织、肌肉、肌腱或骨的切割断裂伤，属于开放性损伤。Ducker 和 Carrison（1974）报道软组织切割伤中，有 30％合并周围神经横断伤而需外科手术修复[6]。神经横断损伤部位和锐器作用的方向有关。若垂直于体表刺入、切割、砍伤，神经损伤部位在入口深层；若斜向刺入软组织，尤其在肢体近侧，神经损伤部位可以离入口有一定距离，这就要求在清创时向远处或近侧延长切口，探查并修复神经。

锐器切割致神经完全断裂，神经外膜整齐断裂，神经断端向两侧回缩但断端出血较少，神经断端之间留下间隙。如未予处理，则近侧断端形成神经瘤，远侧断端形成瘤样膨大。若是切割致神经部分断裂（约占 15％），损伤神经的部分神经外膜、神经束膜、神经束、神经内膜及神经纤维断裂，断裂的神经间隙呈倒三角形或梯形，日后将形成神经瘤连接神经的损伤部分，而神经未损伤的部分连续性存在，可被增生的纤维瘢痕从侧方卡压，呈神经瘤型不全性损伤。

## 二、牵拉伤

臂丛神经牵拉伤是临床上最常见的牵拉性神经损伤。成人臂丛神经牵拉损伤多数（约80％）是因为车祸时瞬间暴力致臂丛神经过度牵拉[7]；工人工作时上肢不慎卷入机器，人体反射性回缩上肢亦可导致臂丛牵拉损伤；巨大儿、肩难产、产钳使用不当、第二产程过长等可造成新生儿臂丛牵拉损伤。臂丛牵拉损伤轻者神经震荡，暂时性功能障碍，重者神经轴索断裂、神经根干部断裂。

## 三、骨折、关节脱位引起的神经损伤

骨折、关节脱位引起的神经损伤分原发性和继发性，原发性神经损伤发生在骨折、关节脱位的同时，而继发性神经损伤发生在骨折、关节脱位的复位、固定时期，因牵引、手术操作不当，术后绷带环状压迫，石膏、夹板压迫或体位性压迫等导致神经损伤。损伤机制包括骨折断端移位或关节脱位对周围神经的牵拉，骨折断端、骨碎片、脱位关节骨端的刺伤、压迫，也可因为畸形的骨折部、骨痂慢性压迫、卡压导致迟发型神经损伤。骨折伴神经损伤80％～90％发生于上肢，其中以肱骨干骨折合并桡神经损伤最多见，约占 16％[8]。关节脱位所致的神经损伤发生率高于骨折所致神经损伤，且多因牵拉复位不当造成继发性神经损伤。

骨折引起的神经损伤，以神经功能障碍最多见，轴突中断及神经断裂少见，大部分损伤可自行修复。闭合性骨折合并的神经损伤，自行恢复率达85％，其中90％在损伤后4个月恢复，5％的神经损伤在4～6个月恢复，若超过7个月未见恢复迹象者则不能自行恢复。开放性骨折合并的神经损伤，65％～70％可自行恢复。

关节脱位导致的神经损伤，由于相应的神经多固定于关节囊上，脱位的关节骨端移位，牵拉神经，易发生神经断裂和轴突断裂。

### 四、神经挤压伤与周围神经卡压症

周围神经在其行程的某些部位，易受压导致压迫性神经损害，从而出现相应神经功能障碍，称为压迫综合征。压力来源可以是体外，如石膏管型固定压迫腓骨小头致腓总神经麻痹，也可来自体内邻近组织的压迫或牵拉，如骨痂、滑膜增厚、肿瘤、纤维束带、正常或异常的肌肉等、神经压迫可以是急性、慢性、间歇性或持续性。

周围神经卡压症（peripheral entrapment neuro-pathies）又称周围神经卡压综合征，是一种发生于神经行程特定区域的慢性压迫下神经损害，如神经经肌腱起点、穿过肌肉、绕过骨性隆起或行经纤维骨性鞘管处，因这些部位的组织较坚韧，神经本身可移动性较小，易受解剖通道缩窄处的慢性压迫，加上肢体活动对局部的牵拉、摩擦，导致神经损伤，产生感觉或运动障碍。此外，局部病变，如腱鞘滑膜炎、肿物或先天性结构异常等，也常压迫神经。常见周围神经卡压症如表1-2所示。

表1-2 常见的周围神经卡压症

| 神 经 | 部 位 | 原 因 |
| --- | --- | --- |
| 臂丛 | 颈肩部（胸廓出口综合征、前斜角肌综合征） | 骨折脱位、肿瘤、感染、外科手术、注射、颈肋、射线 |
| 正中神经 | 肱骨远端 | 肱骨髁上骨刺、Struthers韧带 |
|  | 肘部（旋前圆肌综合征） | 旋前圆肌异常、屈指肌、肱二头肌 |
|  | 肘部（骨间前神经卡压综合征、Kiloh-Nevin综合征） | 肱骨或桡骨骨折、纤维束带或特发性 |
|  | 腕部（腕管综合征） | 系统性与局部因素或特发性 |
|  | 腕部（假腕管综合征） | 肌腹 |
| 桡神经 | 腋部 | 醉酒、药物性睡眠伴上臂体位异常久睡 |
|  | 肱骨中、下段 | 累及桡神经沟的肱骨骨折 |
|  | 肘部（骨间后神经麻痹） | 骨折、脱位、类风湿关节炎、肿瘤、纤维束带 |
| 尺神经 | 肘部（肘管综合征、迟发性尺神经麻痹） | 骨折、关节炎、肘外翻 |
|  | 腕部（尺管综合征、Guyon管综合征） | 骨折、囊肿、关节炎、尺神经异常 |
| 肩胛上神经 | 肩部 | 肩胛骨骨折、盂肱关节脱位、囊肿、肿瘤 |
| 坐骨神经 | 坐骨大孔（梨状肌综合征） | 髋部手术、臀部注射、肿瘤 |
|  | 膝部 | 腘窝囊肿 |
| 闭孔神经 | 闭孔管 | 疝、炎症 |
| 股神经 | 腹股沟区 | 创伤、肿瘤、脓肿、动脉瘤、出血 |
| 股前外侧皮神经 | 髂前上棘 | 创伤、骨盆骨折、骨盆倾斜 |
| 腓总神经 | 膝部 | 扭伤、骨折、夹板压迫、外科手术、腘窝囊肿、腓肠肌内籽骨 |
| 胫后神经 | 踝部 | 扭伤、骨折、关节炎、肿瘤、囊肿、静脉曲张 |
| 跖和趾间神经 | 足（趾间神经瘤病） | 趾神经压迫与缺血、趾神经瘤 |

### 五、糖尿病性周围神经病变

糖尿病性周围神经病变（diabetic peripheral neuropathy，DPN）可以累及许多神经组织，包括脑、脊髓、周围神经。目前关于糖尿病性周围神经病变的病因学及发病机制有两种假说，分别是新陈代谢异常及血管病变。有研究表明两者同时作用于其发病的各个阶段。糖尿病患者的高血糖、高血脂状态可导致大血管动脉粥样硬化、微血管灌注异常、细胞代谢异常等，致神经缺血、缺氧，发生脱髓鞘。糖尿病性周围神经病变以感觉障碍为先导，继而出现运动和感觉功能障碍，最终导致肌肉麻痹、肢体瘫痪及痛觉过敏，通常下肢较上肢多见，远侧重于近侧。肢体血管病变与周围神经病变相伴生，互为因果，联合致病，最终诱发糖尿病足、骨关节病和皮肤病变等[2,9]。

### 六、放射性周围神经损伤

放射性周围神经损伤（radiation-injury neuropathy，RINP）是指在放射治疗（简称放疗）过程中，神经受高剂量或是单次大剂量照射后引起的神经功能障碍，常见于乳腺、肺尖、头颈部的肿瘤患者经放疗后出现臂丛神经损伤、颅底神经损伤。放射性神经损伤发病机制尚不明确，目前主要学说认为放射性纤维化发挥重要作用，血管壁受放射性照射，超过其耐受剂量，血管壁出现放射性损伤，发生微循环改变，出现纤维化反应，致管腔狭窄、微血栓形成，从而引起神经缺血性改变。同时，放射性也可引起周围组织广泛纤维化、瘢痕化，使神经绞窄而受压迫。以上情况若持续存在，使神经内外循环受破坏，导致神经脱髓鞘、轴索退变，最终引起神经功能障碍[10-13]。

## 第二节　周围神经损伤流行病学

周围神经损伤占全部创伤的 1.5%～4%，占运动外伤 5.7%。Goel 等报道新生儿神经损伤占 1.5%[14]。血管伤合并周围神经损伤占 27.1%～35%，骨折、脱位合并周围神经损伤占 7%～9%。Goodall 报道的 253 例骨折引起神经损伤中上肢神经损伤占 95%，桡神经、正中神经、尺神经损伤分别为 58%、6%、18%，其中以肱骨骨折引起桡神经损伤最多，占 88%，下肢神经损伤只占 5%，坐骨神经占 2%，腓总神经占 16%[15]。根据第二次世界大战的战伤统计，四肢神经伤占外伤总数的 10%，火器伤所致骨折约 60% 合并周围神经损伤[16]。美军在阿富汗战争及伊朗战争中合并周围神经损伤占 24%[5]。在 2008 年汶川地震中，针对绵竹市的整群抽样调查，何纯青报道周围神经损伤的发病率达到所有伤员的 5.8%，共 503 例，其中腓总神经损伤达 30.3%，坐骨神经损伤占 15.5%，胫神经损伤占 13.9%，桡神经损伤占 10.6%，尺神经损伤占 8.5%，正中神经损伤占 8.2%[4]。

### 一、臂丛神经损伤

臂丛神经损伤发病率逐年升高，约占创伤总数的 1.2%[17]，且损伤严重，常合并其他损伤，其中锁骨上臂丛损伤占 62%，多需手术修复。臂丛损伤病因多样，有牵拉伤、挤压伤、横断伤、枪弹伤、产伤、药物性损伤、手术误伤及放射性臂丛损伤等，其中最常见的病因及损伤机制为牵拉性损伤，其次为挤压伤。创伤性臂丛损伤发病率逐年增高，最主要的原因之一就是交通意外，大型流调显示，外伤致臂丛损伤的患者多数为年轻人，平均年龄为 28.38 岁，94.6% 为男性，79% 为车祸损伤[18]。矿山塌方、高空坠落物压砸于肩部或高速运动时肩部受撞击等可损伤臂丛，多为不完全损伤，暴力致头部与肩部过度伸展分离常引起臂丛上干损伤，重者可累及中干；上肢向上过度牵拉，可造成臂丛下干损伤；上肢水平方向过度牵拉则可导致全臂丛损伤，甚至神经根从脊髓发出处撕脱。分娩性臂丛神经损伤又称产伤性臂丛神经瘫痪，即产瘫，发病率为 0.3%～5%。产瘫的病因及损伤机制大致分两种：一是大胎儿，头先露，分娩时头肩分离过度，导致臂丛上干牵拉伤，可累及 C5、C6 神经根，严重时可累及 C7 神经根；二是正常胎儿，臀先露，分娩时上臂过度外展和颈过度后伸，常导致臂丛下干牵拉损伤，甚至引起 C8、

T1 撕脱伤。产瘫危险因素包括孕前 BMI 过大（≥21）、巨大儿、产钳助产、肩难产。

随着乳腺癌及头颈部恶性肿瘤发病率的增加及放疗的运用，放疗导致放射性臂丛损伤逐渐增加。Johansson 等研究表明在照射总剂量为 57 Gy，生物效应剂量为 63 Gy，单次平均剂量为 3.5 Gy 时，乳腺癌患者随访 34 年臂丛放射性损伤的发病率为 63%[19]。Bajrovic 等研究表明在总剂量为 52 Gy，生物效应剂量为 59.8 Gy，单次剂量为 2.6 Gy 时，乳腺癌患者随访 8 年臂丛神经损伤的发病率为 14%[20]。Livsey 等研究表明在照射总剂量为 34 Gy，生物有效剂量为 36 Gy，单次剂量为 2.27 Gy 时，1665 名乳腺癌患者随访 5 年神经损伤的发病率为 0。由此表明，放射剂量是影响放射性损伤发病率的主要因素[21]。

### 二、正中神经损伤

正中神经损伤患者多数有外伤史，如刀伤、玻璃切割伤、止血带压迫史。正中神经的上臂段走行在上臂内侧，损伤较少，但手术时安放止血带的位置不当，压力过高或时间过长都可引起正中神经、桡神经、尺神经损伤。肘关节骨折、脱位时，骨折端或脱位端移位，常压迫正中神经，肱骨髁上骨折时亦可损伤正中神经，或者在肘关节骨折、脱位治疗时，因手法复位不当，外固定的体位使肘关节过度屈曲，加上术后肿胀，均可引起肱动脉和正中神经受压损伤。若处理不及时，导致前臂缺血性痉挛，可致正中神经不可复性损伤。此外，前臂骨折也可直接损伤正中神经。

### 三、桡神经损伤

桡神经损伤多有上臂部外伤史。运动损伤中投掷骨折，如投掷手榴弹、铁饼、铅球、抓杆等均可能间接引起肱骨干中下 1/3 处螺旋形骨折。其受伤机制为投掷过程中，上臂从外展 90°，肘屈 90°尽量外旋的姿势下，发力时要做肩内收、内旋、上举和肘伸直、旋前动作，一旦用力不当或用力过猛便可导致肱骨干中下 1/3 处产生扭转力，可高达 350 kg，远超肱骨干中、下段能承受的 30 kg 扭转力，由此造成肱骨干中下 1/3 处骨折。桡神经固定在外侧肌间隔，很容易被拉伤。此外，上肢骨折创伤，软组织牵拉，桡神经也容易一起被拉断损伤。手法复位时也可拉伤神经，甚至卡在骨折端，使骨折难以复位。开放性损伤如切割伤、枪弹伤、手术伤及止血带使用不当，均可伤及桡神经。不当的睡眠姿势导致桡神经压迫损伤，称为"星期六"麻痹。

### 四、尺神经损伤

开放性损伤或止血带使用不当等，能引起尺神经损伤。肘关节骨折脱位、肱骨髁上骨折可伤及尺神经。肱骨髁上骨折复位后常用克氏针固定，手术可误伤尺神经。肱骨髁上骨折常有肘外翻的后遗症，从而导致尺神经在尺神经管内反复摩擦，引起尺神经麻痹。

### 五、腰骶丛损伤

高速交通事故、高空坠落、塌方致骨盆骨折、骨盆环破裂，尤其是后环断裂移位，常伤及腰骶丛神经。正常时腰骶丛在骨盆内活动度小，损伤多数由于骶骨骨折、骶髂关节脱位，大部分是牵拉致伤，少数为压迫性损伤。神经损伤的发生率与骨折部位及其严重程度有关。由于骶丛神经行径骶髂关节前方，因此伴骨盆移位的垂直不稳定性骨盆骨折（Tile C 型骨折）并发神经损伤的概率明显增高。此外，火器伤、刺伤等穿透性损伤，常导致神经断裂，多合并腹、盆腔内脏器官与大血管多种损伤，也见于部分肿瘤切除、骨盆手术中不当操作所致的医源性损伤。

### 六、坐骨神经损伤

髋关节后脱位、臀部刀伤、火器伤、臀肌挛缩手术伤以及臀部肌内注射药物均可致其坐骨神经损伤，引起股后部肌肉及小腿和足部所有肌肉全部瘫痪。牵拉性损伤是坐骨神经损伤的常见原因，以不完全性损伤为主。

### 七、腓总神经损伤

臀部及股部坐骨神经损伤往往以腓总神经损伤为主，牵拉性损伤甚至仅累及腓总神经。膝关节损伤，如外侧副韧带断裂、腓骨小头骨折等，腓总神经常因牵拉、摩擦或石膏压迫而致损伤。

## 第三节　周围神经损伤的症状

### 一、臂丛神经损伤

臂丛神经由 C5～C8 与 T1 神经根组成，分支主要分布于上肢，有些小分支分布到胸上肢肌、背部浅层肌和颈深肌，主要的分支有胸背神经、胸长神经、腋神经、肌皮神经、正中神经、桡神经、尺神经。臂丛神经主要支配上肢和肩背、胸部的感觉和运动。

（一）臂丛神经根损伤

1. 上臂丛神经根（C5～C7）损伤　腋、肌皮、肩胛上神经及肩胛背神经麻痹，桡、正中神经部分麻痹。肩关节不能外展与上举，肘关节不能屈曲，腕关节虽能屈伸但肌力减弱，前臂旋转亦有障碍，手指活动尚属正常，上肢伸面感觉大部分缺失。三角肌、冈上下肌、肩胛提肌、大小菱形肌、桡侧腕屈肌、旋前圆肌、肱桡肌、旋后肌等出现瘫痪或部分瘫痪。

2. 前臂丛神经根（C8～T1）损伤　尺神经麻痹，臂内侧皮神经、前臂内侧皮神经受损，正中、桡神经部分麻痹。手的功能丧失或发生严重障碍，肩、肘、腕关节活动尚好，患侧常出现 Horner 征。手内肌全部萎缩，骨间肌尤其明显，手指不能屈伸或有严重障碍，拇指不能掌侧外展，前臂及手部尺侧皮肤感觉缺失。尺侧腕屈肌、指深浅屈肌、大小鱼际肌群、全部蚓状肌与骨间肌出现瘫痪。而肱三头肌、前臂伸肌群部分瘫痪。

3. 全臂丛损伤　早期整个上肢呈迟缓性麻痹，各关节不能主动运动，但被动运动正常。由于斜方肌受副神经支配，耸肩运动可存在。上肢感觉除臂内侧因肋间臂神经来自第 2 肋间神经尚存在外，其余全部丧失。上肢腱反射全部消失，温度略低，肢体远端肿胀。Horner 征阳性。晚期上肢肌肉显著萎缩，各关节常因关节囊挛缩而致被动活动受限，尤以肩关节与指间关节严重。

（二）臂丛神经干损伤

1. 上干损伤　其临床症状与体征和上臂丛神经根损伤相似。

2. 中干损伤　独立损伤极少见，但可见于健侧颈 7 神经根移位修复术切断颈 7 神经根或中干时。仅有示指、中指指腹麻木，伸肌群肌力减弱等，可在 2 周后逐渐恢复。

3. 下干损伤　其临床症状与体征和下臂丛神经根损伤类同。

（三）臂丛神经束损伤

1. 外侧束损伤　肌皮、正中神经外侧根与胸前外侧神经麻痹。肘关节不能屈，或虽能屈（肱桡肌代偿）但肱二头肌麻痹；前臂能旋前但旋前圆肌麻痹，腕关节能屈但桡侧腕屈肌麻痹，上肢的其他关节活动尚属正常。前臂桡侧缘感觉缺失。肱二头肌、桡侧腕屈肌、旋前圆肌与胸大肌锁骨部瘫痪，肩关节与手部诸关节的运动尚属正常。

2. 内侧束损伤　尺、正中神经内侧根与胸前内侧神经麻痹。手内部肌与前臂屈指肌全部瘫痪，手指不能屈伸（掌指关节能伸直），拇指不能掌侧外展，不能对掌、对指，手无功能。前臂内侧及手部尺侧感觉消失。手呈扁平手和爪形手畸形。肩、肘关节功能正常。内侧束损伤和颈 8 胸 1 神经根损伤表现类似，但后者常有胸大肌（胸肋部）、肱三头肌、前臂伸肌群麻痹，前者则无此现象。

3. 后束损伤　肩胛下神经支配的肩胛下肌、大圆肌；胸背神经支配的背阔肌；腋神经支配的三角肌、小圆肌；桡神经支配的上臂和前臂伸肌群瘫痪。肩关节不能外展，上臂不能旋内，肘与腕关节不能背伸，掌指关节不能伸直，拇指不能伸直和桡侧外展，肩外侧、前臂背面和手背桡侧半的感觉障碍或丧失。

## 二、正中神经损伤

正中神经主要支配前臂旋前肌、屈腕肌、屈指肌及拇对掌肌及手桡侧半皮肤感觉。当正中神经高位损伤（肘上）时表现为前臂旋前不能，屈腕无力，第一、第二、第三指屈曲功能丧失，拇对掌运动丧失，手桡侧半感觉障碍，特别是示指、中指末节感觉消失；正中神经低位损伤（腕部）时表现为鱼际肌和蚓状肌麻痹，主要是拇指对掌功能障碍和手桡侧半感觉障碍。

## 三、桡神经损伤

桡神经损伤为全身诸神经中最易受损伤者，常并发于肱骨中段骨折。主要表现为上臂各伸肌瘫痪及手背桡侧和桡侧 3 个半手指背面皮肤麻木，特别是手虎口区麻木。前臂伸腕力消失，典型表现为垂腕。

## 四、尺神经损伤

尺神经低位损伤（腕部）主要表现为骨间肌、蚓状肌、拇收肌麻痹所致环、小指爪形手畸形及手指内收、外展障碍和 Froment 征，以及手部尺侧半和尺侧一个半手指感觉障碍，特别是小指感觉消失，手部精细活动受限，手内肌萎缩。高位损伤（肘上）除以上表现外，另有环指、小指末节屈曲功能障碍。

## 五、坐骨神经损伤

坐骨神经穿梨状肌下孔至臀部，于臀大肌深面沿大转子与坐骨结节中点下行，在大腿后方于股二头肌与半膜肌之间走行，在腘窝水平分胫神经及腓总神经。损伤表现根据损伤平面而定：高位损伤引起股后部肌肉、小腿及足部所有肌肉瘫痪，表现为屈膝不能，踝关节、足趾运动功能丧失，足下垂而呈马蹄样畸形，小腿后外侧和足部感觉丧失，足部出现神经营养性改变，膝关节保持伸直状态，行走呈跨越步态；如坐骨神经损伤在股后中、下部，则腘绳肌功能正常，膝关节屈曲功能在。坐骨神经部分损伤时，股二头肌常麻痹，而半腱肌和半膜肌则很少受累。另外，小腿或足底常伴有跳痛、麻痛或灼痛。

## 六、腓总神经损伤

腓总神经易在腘窝及腓骨小头处损伤，导致小腿前外侧伸肌麻痹，出现足背屈、外翻功能障碍，出现内翻、下垂畸形，患者为了防止足趾拖于地面，步行时脚步高举，呈跨越步态，同时伸踇、伸趾功能丧失，足背及小趾前外侧感觉丧失。

## 第四节　周围神经损伤的治疗

### 一、闭合性损伤

闭合性神经损伤的周围神经大多连续性完整，损伤程度多为神经传导功能障碍或者轴索中断，经一定时间后多可自行恢复。保守治疗一般以 3 个月为期，短期内做动态观察，如果仍无神经功能恢复者，或者功能部分恢复但停留在一定水平后不再进展，则行手术进一步探查。

对于决定非手术治疗的病例，也要系统地进行保守治疗处理。

1. 周围神经损伤合并的周围组织损伤要进行妥善处理，包括骨折、关节脱位的复位、固定，直至组织愈合为止。

2. 对周围神经损伤的部位要短期内动态观察其恢复情况 检查并记录有无出现神经的 Tinel 征，受伤神经支配的肌肉、感觉和自主神经功能障碍的等级和范围，以及每隔1～2周的变化情况。每个月做一次神经肌肉的电生理检查，对比神经的传导速度、肌肉的复合动作电位幅值和失神经电位的变化。估计受伤神经的恢复情况，决定是否继续保守治疗，如两次神经肌肉的电生理检查无明显改善，则应立即改变治疗方案，行手术探查。

3. 若单纯周围神经损伤，则用支架固定，以防止意外损伤进一步损害神经，同时要进行康复治疗，包括预防肌腱和关节的挛缩，防止肌肉萎缩，感觉功能的再训练。

4. 积极采取措施防止肌肉萎缩　肌肉在支配神经断裂后第3天开始出现萎缩，肌细胞先发生皱缩，肌内膜和肌周膜增厚，其体积逐步缩小。这种变化与肌肉失神经有关，神经损伤后，末梢分泌的神经营养因子显著减少，运动终板的乙酰胆碱分泌亦减少。一般在神经断裂后肌肉会萎缩50%，肌浆减少，逐步发生纤维化和脂肪组织浸润。损伤早期还可测出纤颤电位，大约一年后发生纤维化则连纤颤电位都消失。特别是小肌肉，萎缩更快，不到一年就可纤维化。因此神经损伤后，一定要重视失神经肌肉的康复。

5. 早期进行感觉功能的再训练　皮肤感觉的感受器在神经断裂后，也同样发生萎缩，变形和纤维化。神经断裂后，感受压力、振动和张力觉的环层小体的轴突在3～4周内消失，感受触觉的触觉小体结构模糊、塌陷，轴突消失。4个月后体积缩小一半，6个月后，这些小体出现纤维化和消失。再生轴突可再长入原来的感受器，恢复原来的功能，但多数长到另一个感受器上，这就需要一个感觉再训练的过程。Dellon研究证明，感觉的恢复有一定先后顺序：较小的有髓和无髓神经纤维其痛觉和温觉先恢复，以后才是触觉[22]。

6. 低位的周围神经损伤恢复时间比较短，往往3个月左右便能判断保守治疗效果如何，决定后续治疗方案。但高位周围神经损伤其损伤恢复较慢，观察时间相对比较长，在3～6个月内可动态观察并综合分析各项指标，情况不定时，宁可选择手术治疗，以免错过最佳治疗时机。

7. 近年来，超声检查、感觉诱发电位检查及磁共振成像（magnetic resonance imaging，MRI）检查更加广泛地运用于周围神经损伤的检查，可以辅助诊断神经连续性是否完整。特别是扩散张量成像（diffusion tensor imaging，DTI）技术，可以清晰显示神经纤维的连续性。

8. 保守治疗神经恢复到一定阶段后可停滞不前，这有可能是因为瘢痕增生阻碍新生轴突通过，此时应当机立断，改为手术探查，松解或切除瘢痕。动态观察指标包括神经的Tinel征，受伤部位的肌肉电生理检查及受伤部位肌肉的收缩功能。

9. 周围神经损伤治疗的其他措施还有物理治疗、针灸治疗、细胞因子治疗和药物治疗等，但大部分缺乏循证医学认可，而未能大面积推广。不过，增加营养，补充维生素等一般对神经生长是有益的。常见的神经营养药物和措施有以下几类：

（1）B族维生素：常用有3B针，即维生素 $B_1$ 50 mg、维生素 $B_6$ 59 mg、维生素 $B_{12}$ 0.5 mg混于1 ml水，每天肌内注射1次，10～14天为一个疗程，间断使用。其主要针对神经组织代谢，对神经髓鞘的形成有益。

（2）腺苷三磷酸（adenosine triphosphate，ATP）：有实验证明外源性ATP能促进神经细胞的生长和存活，且ATP也能为神经提供能量。

（3）胞磷胆碱：周围神经损伤后需构建新生轴突，卵磷脂和鞘磷脂是细胞膜的重要成分，这就需要大量胆碱做合成材料，故服用胞磷胆碱或者口服卵磷脂、多吃鸡蛋是有益的。

（4）脂多糖（lipopolysaccharide，LPS）：是革兰氏阴性菌细胞壁的一种成分，是一种内毒素。周围神经损伤早期，巨噬细胞聚集在神经损伤处及损伤远处，清除崩解的髓鞘碎片并分泌一系列生长因子，促进轴突再生。有试验表明，LPS通过上调 $TLR4^+$ 受体，募集更多巨噬细胞，加快髓鞘碎片清除，促进施万细胞增殖，为神经轴突再生提供更好的外环境。不过由于LPS是一种内毒素，具有致热及促炎作用，较少剂量即可引起体温升高，因此目前主要运用于动物实验[23,24]。

（5）FK506：是近年来新使用的免疫抑制剂。同时，FK506对神经有营养作用。Fansa H（1999）

在大鼠周围神经神经再生实验中，使用 FK506 0.6 mg/（kg•d），发现其能刺激施万细胞的生长，并且抑制纤维细胞的生长，加速神经损伤段远端沃勒氏变性的过程。通过 FKBP-12，能激活 GAP-43 和 TGF-β，促进轴突生长，还能暂时提高细胞内的钙离子浓度，通过 Calmoduline 来促进轴突生长。故在神经损伤后，使用 FK506 2 mg/d 可能有促进神经再生的作用[25]。

（6）甲钴胺［（5,6-二甲基苯并咪唑基）-Co-甲基-钴胺酰胺，Mecobalamin］：商品名是弥可保，是维生素 $B_{12}$ 类似物。有实验证明，甲钴胺能通过甲基转换反应增强神经细胞内核酸和蛋白质的合成，并在同型半胱氨酸合成蛋氨酸过程中起辅酶的作用，参与脱氧尿嘧啶核苷合成胸腺嘧啶核苷，促进 DNA 和 RNA 的合成，还能促进卵磷脂合成，利于髓鞘再生。

（7）b-FGF：是成纤维细胞的生长因子，对多种细胞的增殖和分化具有刺激调节作用。动物实验表明 b-FGF 具有促进周围神经再生的作用。但因为 FGF 家族中的许多成员与肿瘤基因相关，其药用的安全性令人担忧，故主要运用于科研领域，目前临床用药只批准外用。

（8）NGF：是神经生长因子，它整个家族都对周围神经生长有促进作用。现已批准药用，但临床报道不多，且价格昂贵，现在临床效果尚不明确。

（9）电刺激治疗：大量临床实践表明电刺激能促进周围神经有效再生，其作用机制大致归纳为以下 3 点：远端负极流具有显著的促神经生长作用；电场对再生神经纤维生长具有导向作用；能增加神经纤维穿过瘢痕和间隙的能力。

（10）激素治疗：适用于周围神经的非特异性炎症及放射性损伤，通常用糖皮质激素，可改善局部血管通透性，减轻炎症反应，减轻周围组织纤维化。

（11）高压氧治疗：在中枢神经系统损伤及周围神经损伤方面均有报道，但目前缺乏循证医学支持。

（12）中药与针灸治疗：有不少临床报道，但缺乏循证医学支持。

## 二、开放性损伤

开放性损伤导致神经断裂者，或闭合性损伤明确合并神经断裂者，原则上均应争取一期修复，尽快恢复神经连续性。一期修复是指 6～8 小时内，修剪断端失活以及污染组织，无张力吻合神经。无张力吻合是神经修复的一个重要原则。神经牵拉长度超过 8％以后，神经的传导功能将受到影响，神经牵拉超过 15％，神经传导功能将完全丧失。所以在神经吻合过程中，一定要注意神经吻合张力的问题。对于开放性伤口污染较重，清创后仍有感染之虞，一期伤口不能吻合神经，可以考虑在伤口愈合后 3～4 周内，行二期手术修复神经。对于晚期修复病例，可以考虑神经移植或神经移位，但任何一种神经移植、移位手术，效果都不是非常理想。对于支配肌肉的功能障碍，也可以考虑功能重建手术。

常见的神经损伤外科修复方法有以下几种：

1. 神经松解术 针对神经缺血性及压迫性改变，主要解除卡压因素，包括神经外松解术和神经内松解术。前者是解除骨端压迫，游离、切除神经周围瘢痕组织，后者除神经外松解，还需要切开或切除病变段神经外膜，分离神经束之间的瘢痕粘连，切除束间瘢痕组织。

2. 神经缝合法 适用于神经横断伤的一期缝合和未经缝合的神经横断伤二期手术。一期治疗中，无法修复神经，应在二期切除近侧神经断端的神经纤维瘤和远侧神经断端的神经胶质瘤，无张力吻合神经。神经缝合方法包括外膜缝合法和束膜缝合法。神经外膜缝合法是修正两断端或切除两断端瘢痕，此时应既保证两断端可见正常神经束，又要尽量少地切除正常神经，在显微镜下根据神经的外形、神经外膜血管的走行方向和断面神经束的形态和分布，尽可能将两断端准确对合，再用显微缝合针线将两断端予以缝合，缝针不穿过神经束膜，更不穿过神经束内。神经束膜缝合法，是将神经干分为若干束或几个束组，分别加以缝合，先要将断端上 1 cm 左右的外膜切除，将神经束分离，缝合时，只缝合两断端的神经束膜，也不伤及神经束。如果有一定张力，可适当游离近、远侧神经，改道、移位，或改变关节的体位，如果缺损过大，还可缩短骨骼，组织扩张器延长神经，神经移植术等。

3. 神经移位术 适用于周围神经损伤时，神经的近侧断端损毁，如臂丛神经根性撕脱伤，臂丛神经根从脊髓上撕脱下来，没有近侧神经断端存在，此时，只好将邻近的性质相同、功能次要的神经移位过来，将其切断，近侧断端与受损伤的神经远端缝合。臂丛神经撕脱时，可将膈神经、副神经、肋间神经移位，接到臂丛分支上，可恢复其部分功能。

4. 神经植入术　适用于周围神经进入肌肉的部位严重损毁，没有远侧神经断端，此时，可见近侧神经断端分为几束，直接插到肌肉内。此后，轴突再生仍可长入肌肉内形成新的肌梭，恢复支配肌肉的功能。

5. 神经端侧吻合术　近年来提出的新的方法，适用于神经损伤后，近端严重损毁，可将其远侧断端缝合到邻近性质相同的神经干上，在神经干的神经外膜上开一个口，直径与受损神经断端相仿，将受伤神经远端缝合到邻近的神经干上做端侧外膜吻合。再生神经可从神经干的郎飞结上长出轴芽，伸入损伤神经的远端，恢复其功能，同时不影响神经干本身的功能。但是，此法至今缺乏大量临床病例来验证其效果。

6. 神经移植术　如果神经断端缺损过大，通过各种缩短神经缺损的距离及神经延长术均达不到满意的无张力缝合神经，可采用神经移植术，在缺损神经小于 5 cm 时，可取得较满意的疗效。目前最有效最常用的是自体腓肠神经移植，手术时可取得长达 3 cm 的神经段。但是神经移植术存在一些明显的缺陷，再生神经通过两个吻合口的难度较大，功能恢复的效果不很理想，也会给供神经段的组织、器官遗留一定的功能缺损且切取移植神经后会有瘢痕残留。

7. 神经导管植入　随着生物材料技术及组织工程技术的迅速发展，神经导管植入有望解决较大范围神经缺损时自体移植难以满足的修复难题，是近些年周围神经损伤修复的热门研究领域。植入组织相容性的神经导管可以作为支架，为神经再生修复提供一个良好的三维空间，其稳定的微环境有助于神经再生。此外，还可以在神经导管上添加一系列生物因子甚至是干细胞，更好地诱导周围神经轴突再生，促进再生轴突顺利通过神经导管到达断端远端。但是目前神经导管尚有许多问题待解决，相信在不久的将来，随着基础研究的深入，生物材料的发展，神经导管最终可以实现临床转化。

## 第五节　周围神经损伤的预后

周围神经损伤的预后影响因素包括损伤类型、损伤部位、治疗时机、治疗方法、治疗条件以及个体差异。预后评价包括运动功能评定、感觉功能评定和电生理评定。一般而言，周围神经牵拉伤、挤压伤在解除牵拉、压迫因素后，经一定时间修复，周围神经损伤多数预后良好，不留后遗症状；周围神经横断伤早期经良好对合及积极的康复治疗，多数运动功能可得到恢复；而神经挫裂伤与火器伤预后差，多数遗留肌肉麻痹、萎缩及感觉障碍后遗症，应早期手术探查；糖尿病周围神经损伤及放射性周围神经损伤重在早期预防，控制好血糖和放射剂量，目前并无十分良好的治疗方法，出现神经功能障碍后，应积极改善循环，延缓纤维化的发生及发展。

〔陈美薇〕

## 参考文献

［1］ ROBINSON L R. Traumatic injury to peripheral nerves ［J］. Muscle Nerve, 2022, 66(6):661-670.

［2］ TESFAYE SAND SELVARAJAH D. Advances in the epidemiology, pathogenesis and management of diabetic peripheral neuropathy ［J］. Diabetes Metab Res Rev, 2012, 28 (1):8-14.

［3］ ANTONIADIS G, KRETSCHMER T, PEDROET M T, et al. Iatrogenic nerve injuries: prevalence, diagnosis and treatment ［J］. Dtsch Arztebl Int, 2014, 111(16):273-279.

［4］ HE C Q, ZHANG L H, LIU X F, et al. A 2-year follow-up survey of 523 cases with peripheral nerve injuries caused by the earthquake in Wenchuan, China ［J］. Neural Regen Res, 2015, 10(2):252-259.

［5］ RAHIMI-MOVAGHAR V, JAZAYERI S B, ALIMI M, et al. Lessons learned from war: a comprehensive review of the published experiences of the Iranian neurosurgeons during the Iraq-Iran conflict and review of the related literature [J]. World Neurosurg, 2013, 79(2):346 - 358.

[6] DUCKER T B, GARRISON W B. Surgical aspects of peripheral nerve trauma [J]. Curr Probl Surg, 1974, 9:1 - 62.

[7] SCHWARTZMAN R J, GROTHUSEN J R. Brachial plexus traction injury: quantification of sensory abnormalities [J]. Pain Med, 2008, 9(7):950 - 957.

[8] POLLOCK F H, DRAKE D, BOVILL E G, et al. Treatment of radial neuropathy associated with fractures of the humerus [J]. Bone Joint Surg Am, 1981, 63(2):239 - 243.

[9] CAMERON N E, EATON S E, COTTER M A, et al. Vascular factors and metabolic interactions in the pathogenesis of diabetic neuropathy [J]. Diabetologia, 2001, 44(11):1973 - 1988.

[10] DELANIAN S, LEFAIX J L. The radiation-induced fibroatrophic process: therapeutic perspective via the antioxidant pathway [J]. Radiother Oncol, 2004, 73(2):119 - 131.

[11] STOLL B A, ANDREWS J T. Radiation-induced Peripheral Neuropathy [J]. Br Med J, 1966, 1(5491):834 - 837.

[12] MARX R E, EHLER W J, TAYAPONGSAK P, et al. Relationship of oxygen dose to angiogenesis induction in irradiated tissue [J]. Am J Surg, 1990, 160(5):519 - 524.

[13] RUBIN D I, SCHOMBERG P J, SHEPHERD R F, et al. Arteritis and brachial plexus neuropathy as delayed complications of radiation therapy [J]. Mayo Clin Proc, 2001, 76(8):849 - 852.

[14] GOEL S P. Nerve injuries in neonates [J]. Indian Med Assoc, 1989, 87(6):132 - 134.

[15] GOODALL M, MONCRIEF J A. Sympathetic Nerve Depletion in Severe Thermal Injury [J]. Ann Surg, 1965, 162 (5):893 - 900.

[16] NAFF N J, ECKLUND J M. History of peripheral nerve surgery techniques [J]. Neurosurg Clin N Am, 2001, 12(1): 197 - 209.

[17] MIDHA R. Epidemiology of brachial plexus injuries in a multitrauma population [J]. Neurosurgery, 1997, 40(6): 1182 - 1189.

[18] FAGLIONI W J, SIQUEIRA M G, MARTINS R S, et al. The epidemiology of adult traumatic brachial plexus lesions in a large metropolis [J]. Acta Neurochir (Wien), 2014, 156(5):1025 - 1028.

[19] JOHANSSON S. Radiation induced brachial plexopathies [J]. Acta Oncol, 2006, 45(3):253 - 257.

[20] BAJROVIC A, RADES D, FEHLAUER F, et al. Is there a life-long risk of brachial plexopathy after radiotherapy of supraclavicular lymph nodes in breast cancer patients? [J]. Radiother Oncol, 2004, 71(3):297 - 301.

[21] LIVSEY J E, MAGEE B, STEWART A L, et al. Axillary recurrence following conservative surgery and radiotherapy in early breast cancer [J]. Clin Oncol (R Coll Radiol), 2000, 12(5):309 - 314.

[22] DELLON A L, MORGAN R F. Myodermal flap closure of below the knee amputation [J]. Surg Gynecol Obstet, 1981, 153(3):383 - 386.

[23] MARTiNEZ DE ALBORNOZ P, DELGADO P J, FORRIOL F, et al. Non-surgical therapies for peripheral nerve injury [J]. Br Med Bull, 2011, 100: 73 - 100.

[24] BOIVIN A, RADES D, FEHLAUER F, et al. Toll-like receptor signaling is critical for Wallerian degeneration and functional recovery after peripheral nerve injury [J]. Neurosci, 2007, 27(46):12565 - 12576.

[25] KONOFAOS P, TERZIS J K. FK506 and nerve regeneration: past, present, and future [J]. Reconstr Microsurg, 2013, 29(3):141 - 148.

# 第二章   周围神经的解剖及组织学

## 第一节   周围神经的解剖

周围神经系统（peripheral nervous system，PNS）指中枢神经系统以外，即脑和脊髓以外的神经成分，其一端与脑和脊髓相连，另一端通过神经末梢装置与机体其他器官、系统相联系。根据周围神经与中枢神经系统连接的部位及分布范围不同，可将其分为 3 类。①脊神经（spinal nerve）：从脊髓发出，主要分布于躯干和四肢。②脑神经（cranial nerve）：从脑发出，主要分布于头面部。③内脏神经（visceral nerve）：从脊髓和脑发出，分布于内脏、心血管和腺体。

### 一、脊神经

#### （一）脊神经的构成

脊神经共 31 对，包括颈神经（cervical nerve）8 对、胸神经（thoracic nerve）12 对、腰神经（lumbar nerve）5 对、骶神经（sacral nerve）5 对、尾神经（coccygeal nerve）1 对（图 2 - 1）。每对脊神经均由前根（anterior root）和后根（posterior root）在椎间孔处汇合而成。前根由运动神经元的轴突组成，属运动性神经；后根由假单极神经元的中枢突组成，属感觉性神经。因此，脊神经均为混合性神经。脊神经后根在椎间孔附近有一椭圆形膨大，称为脊神经节（spinal ganglia），内含假单极神经元（感觉神经元）。

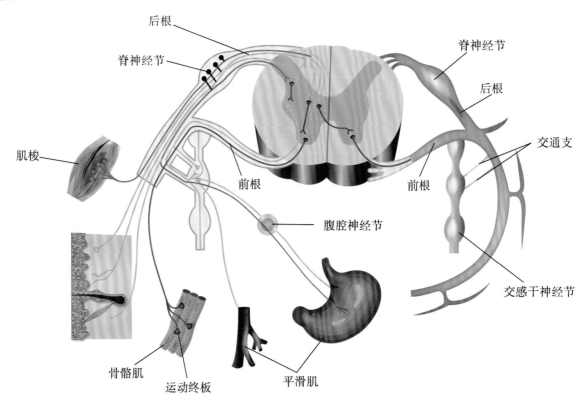

图 2 - 1   脊神经的构成和分支

（二）脊神经的分支及分布

脊神经出椎间孔后立即分为前支（anterior branch）和后支（posterior branch），此外，脊神经还分出一支很细小的脊膜支（meningeal branch）经椎间孔返回椎管，分布于脊髓被膜，以及另一小分支——交通支（communicating branch）连于脊神经与交感干之间。

脊神经后支一般较细，经相邻椎骨横突之间向后行走，发出肌支支配颈、背及腰骶部深层肌肉；发出皮支支配枕、颈、背、腰、臀部皮肤，其分布有明显的节段性。其中，第2颈神经的皮支粗大，称为枕大神经（greater occipital nerve），穿斜方肌腱至皮下，分布于颈和项部的皮肤；第1～3腰神经后支的外侧支粗大，分布于臀上区的皮肤，称为臀上皮神经（superior clunial cutaneous nerves）；第1～3骶神经后支的外侧支分布于臀中区皮肤，称为臀中皮神经（middle clunial nerves）。

脊神经前支粗大，主要分布于躯干前外侧和四肢的肌肉与皮肤。除第2～11对胸神经的前支保持着明显的节段性外，其余脊神经的前支相互交织成神经丛，再由丛发出分支分布于相应区域。脊神经丛有颈丛、臂丛、腰丛和骶丛4种：

1. 颈丛（cervical plexus） 由第1～4颈神经的前支组成，位于颈部两侧胸锁乳突肌上部的深面，发出皮支和肌支。①皮支：有枕小神经、耳大神经、颈横神经和锁骨上神经。均自胸锁乳突肌后缘中点的附近传出至浅筋膜，呈放射状分别走向颈侧部、头后外侧部、耳廓、肩部及胸壁上部，分布于相应区域的皮肤。②肌支：其中最主要的是膈神经（phrenic nerve），为混合性神经，自颈丛发出后经前斜角肌前面下降，穿锁骨下动脉、静脉之间入胸腔，经肺的前方，沿心包外侧面下降至膈。

2. 臂丛（brachial plexus） 由第5～8颈神经前支和第1胸神经前支大部分组成。自斜角肌间隙穿出，行于锁骨下动脉的后上方，向下经锁骨后方进入腋窝。围绕腋动脉形成内侧束、外侧束和后束（图2-2）。臂丛的主要分支有正中神经、尺神经和桡神经。①正中神经（median nerve）：发自臂丛内、外侧束，沿肱二头肌内侧沟伴肱动脉下行至肘窝，再沿前臂中线行于前臂肌前群浅、深两层之间经腕至手掌，在臂部无分支。②尺神经（ulnar nerve）：发自臂丛内侧束，经肱二头肌内侧沟伴随肱动脉下行，

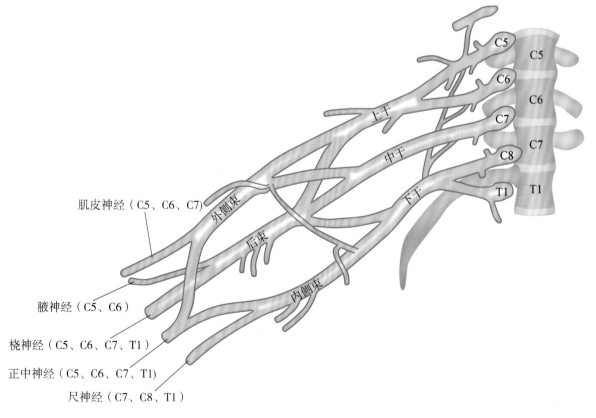

图2-2 正常臂丛神经示意图

至臂中部转向后下，经尺神沟进入前臂。在前臂尺侧腕屈肌深面伴尺动脉下行至桡腕关节上方，发出手背支，本干经腕入手掌。③桡神经（radial nerve）：发自臂丛后束，是上肢最粗大的神经，在肱三头肌深面沿肱骨的桡神经沟行向下外，至肱骨外上髁前方分浅、深支。浅支伴桡动脉下行，在前臂下 1/3 处转向手背；深支穿至前臂背侧。肱骨中段易损伤此神经。此外，臂丛还有胸长神经、肌皮神经等主要分支。

胸神经前支：胸神经前支共 12 对，除第一对大部分参加臂丛，第 12 对小部分参加腰丛外，其余各对均不成丛。第 1～11 对位于相应的肋间隙内，称为肋间神经（intercostal nerve）；第 12 对位于第 12 肋下方，称为肋下神经（subcostal nerve）。

3. 腰丛（lumbar plexus）  由第 12 胸神经前支的一部分、第 1～3 腰神经前支及第 4 腰神经前支的一部分共同组成（图 2 - 3）。位于腰椎两侧，腰大肌的深面。其主要分支有股神经和闭孔神经等。①股神经（femoral nerve）：为腰丛中最大的分支，开始在腰大肌外侧缘和髂肌之间下行，后经腹股沟韧带深面进入股三角，位于股动脉外侧分为数支，支配大腿肌前群及大腿前面的皮肤。其中最长的皮支为隐神经，与大隐静脉伴行至足内缘。②闭孔神经（obturator nerve）：从腰大肌内侧缘穿出，沿小骨盆侧壁向前下，穿过闭孔到大腿内侧，分布于大腿内侧肌群和大腿内侧面的皮肤。此外，还有生殖股神经、股外侧皮神经及髂腹下神经、髂腹股沟神经等分支。

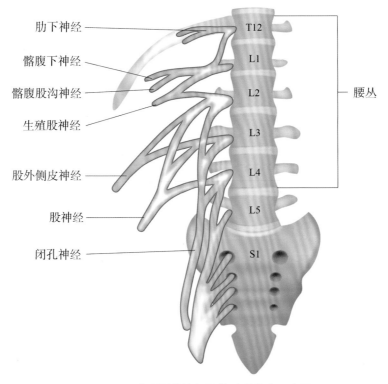

图 2 - 3  正常腰骶丛神经及其重要分支示意图

4. 骶丛（sacral plexus）  由腰骶干、全部骶神经及尾神经前支组成，是全身最大的脊神经丛。位于骨盆侧壁，略呈三角形，尖端向下，延续为坐骨神经（图 2 - 3）。坐骨神经（sciatic nerve）是全身最粗大的神经。经梨状肌下孔出骨盆，在臀大肌深面，经坐骨结节与大转子连线的中点降至大腿后面，在腘窝上方分为胫神经和腓总神经。坐骨神经本干在股后发出肌支，支配大腿肌后群，同时皮支分布于髋关节。①胫神经（tibial nerve，TN）：为坐骨神经本干的直接延续，沿腘窝中线下降，经小腿三头肌的深面下行，至内踝后方进入足底，分为足底内侧神经和足底外侧神经。②腓总神经（common peroneal nerve，CPN）：沿腘窝外侧缘下行，绕至腓骨头下外方向前至小腿前面，分为腓浅神经和腓深神经两支。腓浅神经下行于小腿肌外侧群之间。腓深神经在小腿肌前群，伴胫前动脉下行。此外，骶丛还有臀上神经、臀下神经、股后皮神经、阴部神经等主要分支。

## 二、脑神经

脑神经，又称"颅神经"，是与脑相连的周围神经，共 12 对，主要分布于头颈部，其排序通常用罗马数字表示（图 2 - 4）。每对脑神经内所含神经纤维种类不同，因而将脑神经分为感觉性神经、运动性神经和混合性神经。

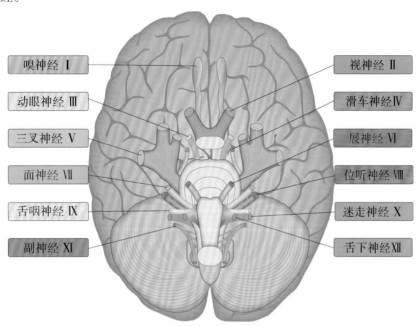

图 2 - 4　脑神经示意图（脑腹面观）

嗅神经（olfactory nerve）Ⅰ：为感觉性神经，始于鼻腔顶、上鼻甲上部和鼻中隔上部嗅黏膜中的嗅细胞。嗅细胞为双极神经元，它的周围突末端有多条嗅毛伸向嗅黏膜上皮表面，中枢突聚集成 20 多条嗅丝，向上穿筛孔入颅中窝，止于嗅球。颅前窝骨折累及筛板时，可导致嗅丝撕脱。

视神经（optic nerve）Ⅱ：为感觉性神经。视网膜中节细胞的轴突在视神经盘处聚集后，穿过巩膜形成视神经。视神经离开眼球行向后内，经视神经管入颅中窝形成视交叉，再经视束连于间脑，传导视觉冲动。

动眼神经（oculomotor nerve）Ⅲ：为运动性神经，含有躯体运动和内脏运动两种纤维。动眼神经自中脑脚间窝出脑，紧贴小脑幕缘及后床突侧方前行进入海绵窦外侧壁上部，经眶上裂入眶，分为上下两支，支配上直肌、上睑提肌、睫状肌和瞳孔括约肌。

滑车神经（trochlear nerve）Ⅳ：为运动性神经，由中脑背侧的下丘下方出脑后，绕大脑脚外侧向前，穿入海绵窦外侧壁，经眶上裂入眶，支配上斜肌。

三叉神经（trigeminal nerve）Ⅴ：为脑神经最粗大者，为混合性神经，是头面部主要的感觉神经，也是咀嚼肌的运动神经。感觉根在颞骨岩部尖端形成扁平的三叉神经节（trigeminal ganglion），其中枢突进入脑桥止于三叉神经脊束核和脑桥核，周围突由三叉神经节前面发出三大分支，即眼神经、上颌神经和下颌神经。运动根细小，其发自脑桥的三叉神经运动核，紧贴三叉神经节下面进入下颌神经。①眼神经（ophthalmic nerve）：感觉性神经，经眶上裂入眶。②上颌神经（maxillary nerve）：感觉性神经，穿圆孔出颅腔，经眶下裂入眶，延续为眶下神经。眶下神经贴眶下壁前行，再经眶下沟、眶下管出眶下孔至面部。③下颌神经（mandibular nerve）：混合性神经，是三叉神经三大分支中最粗大的一支，经卵圆孔出至颞下窝，立即分为数支。主要分支有下牙槽神经、舌神经。

展神经（abducent nerve）Ⅵ：为运动性神经，于脑桥延髓沟出脑，穿海绵窦后经眶上裂入眶，支配外直肌。

面神经（facial nerve）Ⅶ：为混合性神经，含有躯体运动纤维、内脏感觉纤维及内脏运动纤维。面神经在延髓脑桥沟展神经的外侧出脑后进入内耳道至面神经管，在管内，面神经先向前外，继而几乎成直角行向外后方，在转折处有膝神经节（geniculate ganglion），后经前庭窗上方呈弓形向下，出茎乳孔向前进入腮腺，交织形成腮腺丛，自腮腺前缘呈辐射状发出颞支、颧支、颊支及下颌缘支。内脏运动纤维在翼腭神经节（pterygopalatine ganglion）、下颌下神经节（submandibular ganglion）交换神经元，节后纤维支配泪腺、下颌下腺和舌下腺的分泌；内脏感觉纤维分布于舌前 2/3 的味蕾，传导味觉。

位听神经（vestibulocochlear nerve）Ⅷ：为感觉性神经。分为传导平衡觉的前庭神经和传导听觉的蜗神经，两者伴行经内耳门入颅腔，在脑桥延髓沟、面神经外侧进入脑干。

舌咽神经（glossopharyngeal nerve）Ⅸ：为混合性神经。于延髓两侧上部出脑，经颈静脉孔出颅后，下行于颈内动、静脉间，继而呈弓形向前入舌，沿途发出分支。

迷走神经（vagus nerve）Ⅹ：为混合性神经，是脑神经中行程最长、分布范围最广的神经。有内脏运动纤维、躯体运动纤维、内脏感觉纤维及躯体感觉纤维。迷走神经经颈静脉孔出颅至颈部，于颈内静脉和颈内、颈总动脉之间的后方下行，经胸廓入口入胸腔，在食管周围左、右迷走神经分支组成食管前后丛并汇成迷走神经前、后干，迷走神经前、后干经膈的食管裂孔入腹腔，分支分布于腹腔内脏器。迷走神经的主要分支有喉上神经、颈心支和喉返神经。

副神经（accessory nerve）Ⅺ：为运动性神经，自延髓外侧下部迷走神经根下方出脑，经颈静脉孔出颅，支配胸锁乳突肌和斜方肌。

舌下神经（hypoglossal nerve）Ⅻ：为运动性神经。于延髓前外侧沟出脑，经舌下神经管出颅，在颈内动脉、静脉之间下降到舌骨上方，呈弓形进入舌内，支配舌肌。

### 三、内脏神经

内脏神经系统是神经系统的一个组成部分。内脏神经系统的中枢部位于脑和脊髓，中枢部发出的内脏神经纤维随脑神经、脊神经离开脑和脊髓组成内脏神经的周围部，主要分布于平滑肌、心肌和腺体，故称为内脏神经。内脏神经中的纤维成分也分为运动和感觉两类。内脏运动神经支配内脏、心血管的运动和腺体的分泌，通常不受人的意志控制，又称自主神经。根据形态、功能和药理的特点，内脏运动神经分为交感神经和副交感神经。交感神经、副交感神经和内脏感觉神经在到达所支配脏器的行程中，常互相交织，构成内脏神经丛（visceral plexuses）。主要有心丛、肺丛、腹腔丛、腹主动脉丛及腹下丛。

这里主要讲述腹部、盆部的内脏神经（图 2-5）。

（一）腹腔丛（celiac plexus）

人体最大的内脏神经丛，位于 L1 椎体的前上方。腹腔丛由来自两侧的胸交感干的内脏大、小神经和迷走神经后干的腹腔支以及腰上部交感神经节的分支共同构成。丛内主要含有腹腔神经节、肠系膜上神经节、主动脉肾神经节等。自腹腔神经节发出或与其相连的刺激神经丛主要有膈丛、肝丛、胃丛、脾丛、肾丛、肾上腺丛、睾丸或卵巢丛以及肠系膜上丛等，各副丛分别沿同名血管分支到达各脏器。

（二）盆部的内脏神经

1. 腹下神经　腹主动脉丛向下延续的上腹上丛跨越骶岬后分为左、右腹下神经，沿盆腔的后外侧壁上方，与输尿管平行下降，而后紧贴直肠系膜后方向下，经过 S3 骶椎后绕行至直肠系膜侧方。

2. 盆内脏神经　由第 2~4 骶神经前支中的副交感神经节前纤维组成，有 3 支，大部分节后纤维加入盆丛，部分纤维经腹下神经再穿过上腹下丛上行，随肠系膜动脉分布于结肠左曲、降结肠和乙状结肠。

3. 骶内脏神经　由骶交感核发出节前纤维，经过骶交感干神经元换元后发出节后纤维组成，为单纯的交感神经纤维，最终与盆内脏神经、腹下神经汇合于下腹下丛。

4. 下腹下丛（inferior hypogastric plexus）　又称盆丛，由腹下神经行至第 3 骶椎高度，与盆内脏神经和骶内脏神经共同组成。下腹下丛内交感神经和副交感神经纤维彼此交叉，呈有孔洞的板状结构。其位于直肠精囊和前列腺（女性为子宫颈和阴道穹窿）的两侧，发出直肠丛、膀胱丛、前列腺丛、子宫阴道丛，随相应的血管到达盆内脏器，控制排便、排尿、勃起等功能。下腹下丛的海绵体神经在神经血管束中与阴部神经伴行，走行于 Denonvillier's 筋膜两层之间，紧邻直肠韧带。由于 Denonvillier's 筋膜两层之间的间隙为手术平面，且直肠分离需切断直肠韧带，故而神经血管束中盆丛和阴部神经损伤在直肠手术中较常见。

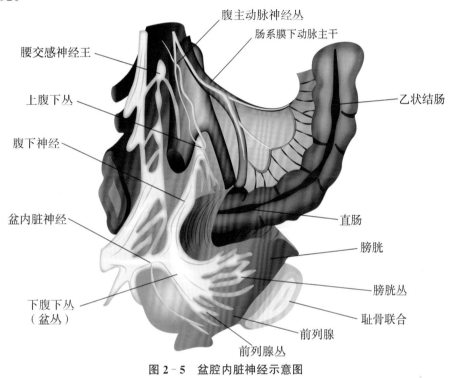

图 2 - 5　盆腔内脏神经示意图

## 第二节　周围神经的组织学

　　周围神经（peripheral nerve）是由具有传导功能的神经纤维及周围起营养保护性作用的结缔组织、血管和淋巴管等共同构成，其基本组织结构为神经纤维（nerve fiber）。神经纤维由神经元的长突起（轴突或感觉神经元的长树突）和包绕在其外的神经胶质细胞的一部分组成，主要功能为传导神经冲动。

### 一、神经元和神经节

　　神经元（neuron）是神经系统基本结构和功能单位，其基本功能是通过接受、整合、传导和输出信息实现信息交换（图 2 - 6）。每个神经元都可以分为胞体和突起两个部分。胞体为神经元的代谢中心，轴突（axon）为神经元的传导装置，树突（dendrite）可接受刺激。

　　（一）神经元胞体

　　神经元胞体是神经元的营养和代谢中心，周围神经节（如背根神经节和内脏神经节）是周围神经系统中神经元胞体的聚集区。

　　神经元细胞核大，呈圆形，染色淡，核仁大而明显，异染色质少。神经元的细胞膜是单位膜结构，具有接受刺激、处理信息、产生和传导神经冲动的功能。神经元的细胞质除含有一般细胞器外，光镜下还可见特征性的两种结构，即尼氏体和神经原纤维。①尼氏体（Nissl body）：核周部有较多嗜碱性颗粒或小块，称为尼氏体或嗜染质，它是由许多粗面内质网与游离核糖体组成的，具有合成蛋白质的功能，可作为判断神经元功能状态的一个指标。②神经原纤维（neurofibril）：银染下呈棕黑色的细丝，构

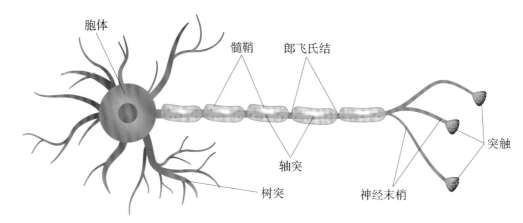

图 2-6　周围神经系统的神经元示意图

成了神经元的细胞骨架，参与物质运输。

（二）神经元突起

1. 树突　数量多，呈树枝状分布，胞质内有尼氏体和神经原纤维，分支上有许多棘状小突起，称为树突棘，是形成突触的主要部位。树突扩大神经元的接触面，能接受刺激，并将刺激传向胞体。

2. 轴突　所有神经元均只有一个轴突，轴突细胞细长，光滑，分支少。光镜下轴突无尼氏体。轴突的胞质内富含微管、神经细丝和微丝，构成立体纤维网架。轴突为神经元的主要传导装置，其内缺乏核糖体而不能合成蛋白质，神经元合成生物大分子及组装成细胞器的过程都是在胞体内完成的，但这些细胞器可以在胞体与轴突之间进行单向或双向流动，这种现象称为轴浆运输。如果神经元胞体受损，轴突就会变性甚至死亡。

神经元按其突起数目可分为多极神经元、双极神经元、假单极神经元；按其功能可分为感觉神经元（又称传入神经元）、运动神经元（又称传出神经元）和联络神经元（又称中间神经元）。

**二、周围神经系统的神经胶质细胞**

神经胶质细胞（neuroglia cell）是神经组织中的支持细胞，分布在神经元之间，它的数量比神经元多10～50倍。周围神经系统的神经胶质细胞有两种：施万细胞（Schwann cell）和卫星细胞（satellite cell）。施万细胞是周围神经纤维的髓鞘形成细胞，其突起包绕神经元轴突形成具有同心圆板层结构的髓鞘，且能分泌神经营养因子。卫星细胞是神经节的神经胶质细胞，是神经节内包裹在神经元胞体周围的一层扁平或立方形细胞，又称"被囊细胞"，包裹脑、脊神经节内假单极神经元的胞体及其盘曲的突起，在"T"形分支处与施万细胞鞘相连续。

神经胶质细胞的功能有：绝缘作用，使神经纤维之间的活动基本互不干扰；营养支持作用，能分泌神经营养因子，促进受损的神经元的存活及其轴突的再生。

**三、神经纤维**

神经纤维根据是否形成髓鞘，分为有髓神经纤维和无髓神经纤维两类。

（一）有髓神经纤维

有髓神经纤维由施万细胞包绕轴突形成同心圆板层结构的髓鞘，髓鞘主要成分为类脂质和蛋白质，类脂质约占80%，具有疏水性，因而具有绝缘作用。髓鞘呈节段性，相邻节段间无髓鞘的轴突裸露部分，即为郎飞结（Ranvier's node）。相邻两个郎飞结之间的一段神经纤维称为结间体。除在轴突起始段和终末段，有髓纤维中轴突的轴膜只有在郎飞结处暴露于细胞外环境，其余大部分被髓鞘包裹，由于髓鞘的电阻高，电容却很低，故经过轴突的电流只能使郎飞结处的轴膜去极化而产生兴奋，因而呈跳跃式传导，速度快。轴突越粗，髓鞘越厚，结间体越长，传导速度越快。

（二）无髓神经纤维

通常直径小于 1 $\mu$m 的神经纤维没有髓鞘。无髓神经纤维由较细的轴突和包在外面的施万细胞组成。每个施万细胞可包埋 5～15 条轴突，这些轴突不同程度被包埋在施万细胞表面凹陷所形成的纵沟内，不形成髓鞘板层。因此，无髓神经纤维无郎飞结，神经冲动沿轴膜连续传导，传导速度慢于有髓神经纤维。

周围神经系统的神经纤维集合形成神经纤维束，若干神经纤维束又聚集形成神经干。神经干内的神经纤维，并不是始终沿某一个神经束行走，而是不断地从一个神经束到另一个神经束，在束间互相穿插行走，不断交换神经纤维，使神经束的数目、大小、位置不断发生变化。这是神经干内神经束与神经束之间的丛状交织的特点。

### 四、突触

突触（synapse）是指神经元与神经元之间、神经元与感受器细胞之间、神经元与效应器之间特化的接触区域，是神经元间信息传递的基本结构。其中，最常见的是神经元轴突与另一神经元的树突间所形成的轴突-树突突触以及与胞体形成的轴突-胞体突触。突触前细胞借助化学信号，即递质，将信息转送到突触后细胞者，称为化学突触；突触前细胞借助于电信号传递信息者，称为电突触，实际为缝隙连接。

突触由突触前膜、突触间隙和突触后膜 3 部分构成（图 2－7）。神经元突起在接近其终末处常分成若干细支，细支的末端膨大形成突触前末梢。突触前成分内含许多突触小泡，突触小泡内含神经递质或神经调质。当神经冲动沿轴膜传导到轴突终末时，引起突触素（突触小泡表面附有的一种蛋白质）磷酸化，降低了突触素与突触小泡的亲和力，突触素与小泡分离，突触小泡移至突触前膜与之融合，通过出胞作用释放小泡内的神经递质到突触间隙。突触后膜中有与这些递质相应的受体，特异性结合后突触后

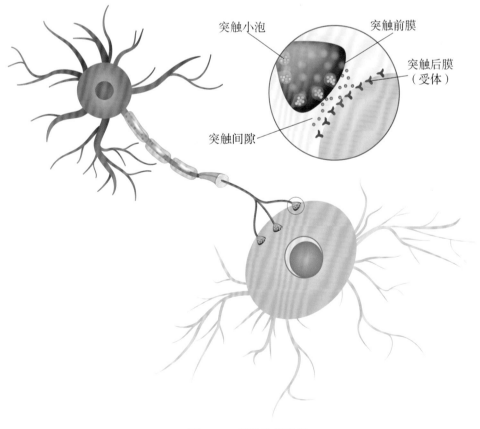

图 2－7　突触的示意图

神经元兴奋或抑制。随后神经递质被相应的酶水解而失活。突触的单向传递，使神经系统内冲动的传递有一定方向，从而保证整个神经系统的活动有规律地进行。

### 五、神经末梢

周围神经纤维的终末部分，形成各式各样的神经末梢（nerve ending），按其功能可分为感觉神经末梢和运动神经末梢两大类。

（一）感觉神经末梢

感觉神经末梢由感觉神经元突起的终末部分与其他结构共同组成感受器。感受器能接受内外环境的刺激，并将刺激转化为神经冲动，传向中枢，作为神经系统功能活动的信息源，以建立神经系统与体内、外环境的联系。感受器的功能具有特异性，即某一特定的感受器只对某一种特殊类型的刺激（称为适宜刺激）特别敏感。

1. 游离神经末梢　是有髓或无髓神经纤维终末部分失去施万细胞，裸露的轴突末段分成细支，分布在表皮、角膜和毛囊的上皮细胞间，或分布在骨膜、脑膜、血管外膜、关节囊、肌腱、韧带、筋膜和牙髓等处。此类末梢感受冷、热、轻触和痛的刺激。

2. 有被囊神经末梢　此类末梢外面均包裹有结缔组织被囊，它们的种类很多，常见的有触觉小体，分布在皮肤真皮乳头内，感受触觉。环层小体，是体积较大（直径 1～4 mm）的球形或卵圆形小体，分布于皮下组织、骨膜、韧带和关节囊等处，感受压觉和振动觉。肌梭，是分布在骨骼肌内的梭形小体，外有结缔组织被囊，内含若干条细小的骨骼肌纤维（梭内肌纤维）。肌梭是一种本体感受器，主要感受肌纤维的伸缩变化。

（二）运动神经末梢

运动神经末梢与肌组织或腺组织共同组成效应器，可分为躯体和内脏两类运动神经末梢。它是神经元与非神经元之间功能联系的结构基础，构造与突触相似。

1. 躯体运动神经末梢　多为胆碱能神经纤维，分布到骨骼肌，有髓神经纤维到达梭外骨骼肌时失去髓鞘，其轴突反复分支，每一支形成葡萄状终末与一条骨骼肌纤维建立突触连接。此连接区域呈圆形板隆起，称为运动终板。一条有髓运动神经纤维支配的骨骼肌纤维数目不等，少者 1～2 条，多者可支配上千条，主要调节骨骼肌的伸缩运动。

2. 内脏运动神经末梢　是分布在内脏及心血管的平滑肌、心肌和腺上皮细胞等处的运动神经末梢，支配内脏平滑肌、心血管的活动和腺细胞的分泌功能。

### 六、周围神经的结缔组织

每条神经纤维周围的结缔组织称为神经内膜（endoneurium），起加固作用，由纵行的纤细胶原纤维、均质状基质和少数成纤维细胞构成（图 2-8）。

神经束膜（perineurium）包裹在神经纤维束表面，分为内外两层，外层由多层纵行的胶原纤维构成，内层则由多层扁平上皮细胞组成，细胞层间含有纵向和斜向的胶原纤维和弹力纤维，这种独特的多层鞘状结构具有保护屏障功能，一是机械强度大，对外来创伤起机械屏障作用；二是渗透屏障作用。神经束膜上皮对进出神经的物质具有一定的屏障作用。

神经外膜（epineurium）包裹在神经干表面，一般占神经横切面的 50%，由致密的胶原纤维层组成，增加了周围神经干的坚韧性，神经外膜中有胶原纤维、成纤维细胞、脂肪、淋巴管、血管、神经。

### 七、周围神经的血管

周围神经具有完善的微血管系统，在神经干的外膜、束膜和内膜各个层次均有丰富的微血管网丛，各层次之间和各段落之间又有发达的侧支循环，这对保证神经充足的血液供应、维持正常的神经传导功能和轴突转运具有重要的意义（图 2-9）。周围神经对缺血甚为敏感。

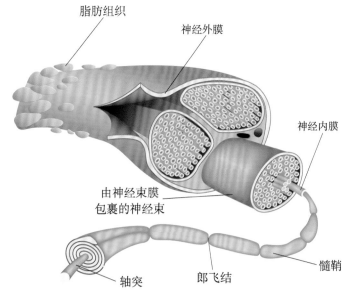

图 2‑8 周围神经的结缔组织示意图

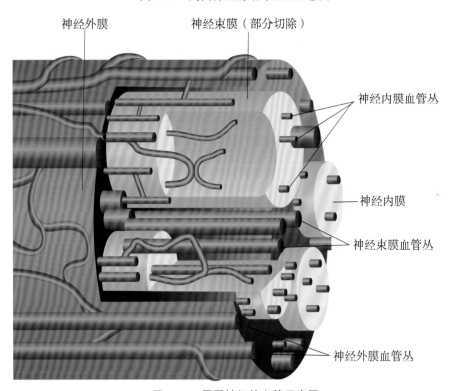

图 2‑9 周围神经的血管示意图

  周围神经有两套分开独立的血管系统：外来系统和固有系统。①外来系统：即区域性营养血管和神经外膜血管，它们来源于与神经伴行的血管，神经伴行血管每隔一定距离分出神经节段性血管至神经外膜后分为升支和降支，相邻节段性血管的升支和降支互相吻合，形成纵行排列的神经外膜血管。神经外膜血管发出短的横支和斜支，穿过外膜至神经束间，形成神经束间血管。神经束间血管的分支穿过神经束膜进入神经束内，形成束内微血管，最后到达神经内膜。②固有系统：即神经内膜内纵行的血管。外来系统的血管壁上有神经丛，对血管有一定调节功能。

〔林冰玲〕

# 参考文献

［1］ 顾立强，裴国献. 周围神经损伤基础与临床［M］. 北京：人民军医出版社，2001：13-38.

［2］ 朱家恺，罗永湘，陈统一. 现代周围神经外科学［M］. 上海：上海科学技术出版社，2007：3-29.

［3］ 姚志彬. 医用解剖学［M］. 北京：人民卫生出版社，2009：155-190.

［4］ 苏珊·斯坦德林. 格氏解剖学：临床实践的解剖基础第 41 版［M］. 丁自海，刘树伟，译. 山东：山东科学技术出版社，2017：71-96.

［5］ 李继承，曾园山. 组织学与胚胎学［M］. 9 版. 北京：人民卫生出版社，2018：57-70.

［6］ ANTHONY M. Junqueira's Basic Histology(12th edition)［M］. New York：McGraw-Hill Medical，2009.

# 第三章　周围神经损伤的分型和临床诊断

## 第一节　周围神经损伤的分型

　　周围神经损伤包括神经纤维损伤与周围神经结缔组织支持结构损伤两部分[1]。根据损伤所累及的具体组织结构范围及损伤后神经变性、再生等一系列病理生理过程，1943 年英国外科医生 Seddon[2] 提出了周围神经损伤的三度分类法，具体如下：Ⅰ度神经失用（neuropraxia），周围神经受到轻微的挫伤或压迫使其部分区域发生传导障碍，神经外观连续性正常，组织上仅有节段性脱髓鞘，而轴突完整，不发生沃勒变性（Wallerian degeneration），神经损伤处不出现 Tinel 征，神经功能恢复时间短至数分钟、数天到数月不等，最长不超过 3 个月；Ⅱ度轴突断裂（axonotmesis），损伤致轴突发生断裂，而神经内膜和神经束膜完整，远端沃勒变性，近段神经出现轴突芽生，经过一段时间，轴突再生能使神经功能完全恢复；Ⅲ度神经断裂（neurotmesis），神经干完全离断，可能同时存在广泛的撕裂及挤压伤，轴突及神经内膜出现破裂，外膜及束膜也不同程度破裂，这类神经损伤不能自发性恢复。1951 年澳大利亚学者 Sunderland[3] 在 Seddon 分类的基础上，将神经断裂又细分为三度损伤，强调了神经束结构的重要性，提出了更为实用的五度分类法（图 3－1），沿用至今。Sunderland 的神经损伤五度分类法具体如下：Ⅰ度神经损伤，即神经失用，轴突连续性存在但传导中断，传导阻滞的改变可逆，恢复快而完全。Ⅱ度神经损伤，即轴突中断，轴突与髓鞘损伤，但神经内膜组织未受损，损伤部位以下即远侧段发生沃勒变性，神经功能可完全恢复。Ⅲ度神经损伤，即神经束内的损伤，包括轴突、髓鞘和神经内膜损伤，但神经束膜完整。这类损伤由于神经内膜内瘢痕组织形成，一些再生纤维不能跨过瘢痕与远端的器官接触，因此神经再生不完全，功能恢复的程度根据神经内膜内瘢痕与束膜内运动与感觉纤维的混合情况会有很大的差异。Ⅳ度神经损伤，即神经束损伤断裂，包括轴突、神经内膜和神经束膜的损伤，仅神经外膜完整，神经干连续性仅靠神经外膜维持，神经内的瘢痕可完全阻碍再生神经到达靶器官，如不采取外科治疗，神经运动与感觉功能的不会有任何恢复。Ⅴ度神经损伤，即神经干断裂，神经束与神经外膜均断裂，神经干完全破坏，失去连续性。此种损伤是最严重的损伤类型，通常存在开放性损伤。Mackinnon[4] 对 Sunderland 分类进行了补充，提出了Ⅵ度神经损伤，即混合型损伤，指神经干内不同神经束不同程度损伤混合存在，即同一根神经内有些神经束仅发生了Ⅱ度或Ⅲ度损伤，有些则发生了Ⅳ度或Ⅴ

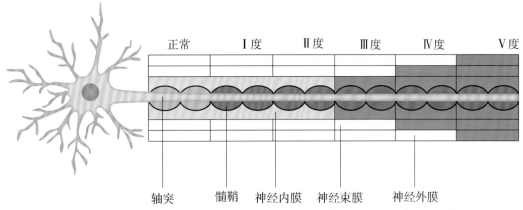

图 3－1　根据 Sunderland Ⅰ～Ⅴ度分类轴突内受损结构示意图：颜色（红色）和图案的变化表明每个结构都有损坏，黄色代表轴突及其神经元

度神经损伤，Ⅵ度损伤神经功能的恢复的差异很大。不同程度神经损伤的特点见表3-1。

表3-1　周围神经损伤的分类和特点

| 损伤分类 | Ⅰ度 | Ⅱ度 | Ⅲ度 | Ⅳ度 | Ⅴ度 | Ⅵ度 |
|---|---|---|---|---|---|---|
| 损伤程度 | 神经失用 | 轴突中断 | 神经纤维中断 | 神经束中断 | 神经干断裂 | 混合型 |
| **病理改变** | | | | | | |
| 髓鞘 | 阳性/阴性 | 阳性 | 阳性 | 阳性 | 阳性 | 神经纤维和神经纤维束不同病理改变混杂 |
| 轴突 | 阳性 | 阳性 | 阳性 | 阳性 | 阳性 | |
| 神经内膜 | | | 阳性 | 阳性 | 阳性 | |
| 神经束膜 | | | | 阳性 | 阳性 | |
| 神经外膜 | | | | | 阳性 | |
| 常见原因 | 压迫、卡压牵拉伤 冷冻伤 缺血 间接火器伤 药物注射 | 压迫、卡压牵拉伤 间接火器伤 缺血 冷冻伤 摩擦伤 药物注射 | 压迫、卡压牵拉伤 间接火器伤 缺血 药物注射 摩擦伤 | 卡压牵拉伤 火器伤 缺血 药物注射 | 切割伤 牵拉伤 火器伤 | 牵拉伤 注射 火器伤 卡压 刺伤 |
| 临床表现 | 运动麻痹 部分感觉丧失 | 运动感觉完全丧失 | 运动感觉完全丧失 | 运动感觉完全丧失 | 运动感觉完全丧失 | 不同程度丧失 |
| 肌电图表现 | 纤颤罕见，随意运动电位 | 伤后3周出现纤颤，无随意动作电位 | 伤后3周出现纤颤，无随意动作电位 | 伤后3周出现纤颤，无随意动作电位 | 伤后3周出现纤颤，无随意动作电位 | 部分失神经电位 |
| 损伤部位 | 神经连续性存在 | 神经连续性存在 | 神经连续性存在，偶见神经瘤肿胀 | 神经连续性存在，梭形神经瘤 | 解剖缺损，神经瘤、胶质瘤 | 神经瘤型连续性存在 |
| Tinel征① | 阴性 | 阳性 | 阳性 | 阳性 | 阳性 | 阳性 |
| Tinel征② | 阴性 | 阳性 | 阳性 | 阴性 | 阴性 | 阳性/阴性 |
| 自发恢复 程度 速度 | 有 完全 无规律性数周至数月 | 有 完全 慢（1 mm/d）数月至数年 | 有 完全 慢（1 mm/d）数月至数年 | 无 无 无恢复 | 无 无 无恢复 | 各神经束依赖其损伤程度而定 |
| 外科手术 | 不必 | 多不必 | 多不必或神经松解 | 神经缝合或移植 | 神经缝合或移植 | 松解、缝合、移植 |

注：①伤时Tinel征；②伤后Tinel征向远侧进展。

　　周围神经损伤的准确分度是为了指导治疗方案的选择及预后评估。Ⅰ度、Ⅱ度、Ⅲ神经损伤可自然恢复，且其修复效果优于外科缝合或移植，而Ⅳ度和Ⅴ度损伤必须行显微外科修复术治疗[5]，近年来，对于Ⅳ度和Ⅴ度神经损伤采取基因治疗或组织工程神经导管治疗等方面取得了良好进展[6]。由于周围神经损伤和再生的病理生理学机制复杂，尽早诊断及尽早判断神经损伤是否需手术治疗，以便及早手术解除压迫、恢复神经解剖连续性，从而缩短神经损伤后的恢复时间、缩短肌肉感受器等终末器官失神经支配时间，仍然是决定神经最终治疗效果的关键。近年的研究表明，对于延误治疗或治疗后功能恢复欠佳1年以上，属于晚期周围神经损伤的患者，如果能够明确神经本身及其周围组织结构情况，积极地进行手术外科修复，也会收到较好的神经功能恢复效果[7]。因此，在周围神经损伤中，早期精确诊断对于及时手术干预，及治疗后的肢体神经功能恢复极其重要。

## 第二节　周围神经损伤的临床诊断

目前周围神经损伤的临床诊断，主要依靠外伤史、体征及临床评分、电生理检查。根据不同神经损伤特有的症状、体征，结合外伤及有关病史、解剖关系和电生理检查，一般可以判明受伤的神经及其损伤平面，同时还可进行神经功能评定，判断神经损伤程度。随着影像学检查方法的不断进步，超声、磁共振成像（MRI）等在周围神经损伤相关疾病的诊断中，逐渐起到越来越重要的作用。

### 一、病史

一般的外伤都有造成周围神经损伤的可能，通过分析受伤机制、损伤部位、性质等，可了解神经损伤的发生与性质、程度。周围神经损伤的原因可分为：①牵拉。如新生儿产伤等牵拉引起的臂丛神经损伤，严重的牵拉伤可造成神经断裂，如臂丛的根性撕脱。②断裂伤。如刀割伤、电锯伤、玻璃割伤等。③挤压伤。如骨折脱位等造成的神经受压。④火器伤。如枪弹伤和弹片伤。⑤缺血性损伤。肢体缺血挛缩，神经亦受损。⑥电烧伤及放射性烧伤。⑦药物注射性损伤及其他医源性损伤。对于有明显外伤史的患者，如果出现周围神经损伤的症状，应高度怀疑周围神经损伤的可能性，对患者进行仔细进一步检查，以明确患者周围神经损伤的情况。但外伤患者临床情况往往复杂，周围神经的临床诊断存在很多困难和挑战。对于有开放性肢体损伤的患者，虽然外伤史明确，但一般同时伴有肌肉、骨骼损伤等的复杂损伤，甚至伴发有颅脑损伤、大血管损伤、脊柱损伤合并截瘫等危及生命的损伤，急救时往往只注意危及生命的损伤，忽略了周围神经的损伤，从而延误诊断和治疗；在治疗中后期，由于骨关节、肌肉、血管损伤或其他并发伴发症的存在，周围神经损伤造成的临床症状或体征往往被掩盖，难以明确诊断。一些急性外伤未造成周围神经损伤，直到后期因瘢痕、骨痂或动脉瘤等压迫神经才出现周围神经损伤，故诊断时要详细了解病史，仔细的体格检查，注意局部皮肤有没有无瘢痕，触摸皮下有无硬结等。对于没有肢体破损的闭合性周围神经损伤，或没有明确暴力性外伤史的如地震后受困肢体长时间处于被迫体位[8]或全身麻醉手术中[9]，周围神经持续高张力而导致的"隐匿性"周围神经损伤，由于看上去肢体没有破损或也没有明确外伤史，急救时容易被忽略。在临床处理外伤患者时，无论是肢体的闭合性或开放性损伤，需要提高周围神经损伤的警惕性；熟悉周围神经的解剖行径、损伤后表现，包括症状、体征等，及时选用适当的辅助检查进行明确。

### 二、症状与体征

周围神经一般是同时包含运动、感觉及自主神经纤维的混合神经，周围神经支配区域的运动、感觉功能障碍或减退、肌肉萎缩、自主神经功能障碍等是周围神经损伤的典型表现。周围神经行程中不同节段有不同的分支，常可根据不同域肌肉运动或皮肤感觉功能障碍的形式判断周围神经损伤的水平范围。周围神经损伤的症状及体征见表3-2。

表 3-2　周围神经损伤的临床要点

| 症状 | 体征 |
| --- | --- |
| （1）主动运动消失 | 肌力丧失或下降 |
| 　　肌肉瘫痪 | 肌张力丧失或下降 |
| | 反射消失 |
| | 畸形外观 |
| | 肌肉萎缩 |

续表

| 症状体征 | 体格检查 |
| --- | --- |
| （2）感觉功能障碍 | 感觉消失、减退（痛、温、触、两点分辨觉） |
| | 麻木 |
| | 疼痛 |
| | 异常感觉 |
| （3）自主神经功能障碍 | 出汗减少或无出汗 |
| | 皮肤干燥 |
| | 淀粉碘试验 |
| | 茚三酮试验 |
| | 皮肤萎缩、粗糙 |
| | 指甲变化 |
| （4）特殊检查 Tinel 征 | |

（一）主动运动障碍

周围神经损伤后，其所支配的肌肉主动运动障碍，甚至消失，肌张力也消失，呈弛缓性瘫痪。神经干损伤后，瘫痪肌肉与其相拮抗的肌肉之间失去平衡，可出现动力性畸形。损伤时间越久，畸形就越明显。神经损伤后，早期出现动力性畸形是由对抗肌肉牵拉所致，呈可复性；如果畸形持续过久而不纠正，则瘫痪的肌肉相对缩短，形成继发性肌肉挛缩。肌肉挛缩进一步促使关节韧带挛缩使畸形成为不可复性，甚至引起骨性的固定畸形。

（二）感觉功能障碍

周围神经损伤后，其感觉纤维支配的皮肤区域内感觉理应消失，但皮肤的感觉神经分布呈现相互重叠，故开始时形成感觉减退区，称为中间区。由于皮肤感觉神经分布重叠和上、下神经代偿，所以在逐渐恢复后，仅剩其中较小的区域，形成局限性感觉完全消失，称为自主区。感觉包括触觉、痛觉、温觉、振动觉、深部位置觉及两点辨别觉等。这些感觉在神经完全断裂时全部消失，但在不完全性神经损伤时，各种感觉消失程度不一；同样，在神经再生恢复的过程，各种感觉的恢复程度也不一。

（三）自主神经功能障碍

周围神经具有交感性自主神经纤维，主要包括四个方面的功能：①血管舒缩功能；②出汗功能；③竖毛肌运动；④营养性功能。神经损伤后，其支配区的皮肤早期由于血管扩张而温度升高、潮红；约2周后，因血管收缩而温度减低、苍白，汗腺停止分泌、皮肤干燥。后者对儿童神经损伤的早期诊断有重要价值。后期变化包括皮肤萎缩、变薄，远侧指节尤为明显，原来丰满的指腹变扁，指纹平坦，光滑发亮；指甲增厚、歪曲、脊峰状、脆弱，甚至缺失；原来有毛的部位汗毛脱落，皮脂分泌减少、干燥、皮肤角化增加，粗糙，有时有水泡或溃疡形成；肌肉松弛、萎缩；骨质疏松等。营养性障碍以手或足较为明显。正在生长发育的肢体，失神经支配后出现生长迟缓甚至停止生长，对于单侧下肢神经损伤的年轻患者，可出现下肢不等长。

（四）反射消失

周围神经完全离断后，经其传导的所有反射均消失。但是在部分神经纤维损伤时反射活动也会消失，所以反射活动消失不能作为神经损伤严重程度的评估指标。

（五）反射性交感神经营养不良

反射性交感神经营养不良主要由于交感神经系统功能异常和延长反应引起。临床上以肢体疼痛、肿胀、僵硬、皮肤颜色改变和骨质疏松等一系列症状为特点。

### 三、周围神经功能临床检查

（一）运动神经功能

运动神经功能检查包括四肢肌肉肌力检查、手部肌肉肌力定量检查、肌肉萎缩检查及关节功能检查。检查运动神经功能要熟悉周围神经支配的肌肉及其运动功能详情，掌握检查方法及要点，以做出客观正确的评价。

1. 四肢肌肉的肌力检查　是检查随意运动肌的肌肉收缩力量，以判断有无肌肉瘫痪以及瘫痪的程度。周围神经损伤后的肌肉麻痹有其特定的规律性，运动神经不完全损伤多表现为肌力降低，完全性损伤则表现为肌力消失。按神经支配区的肌肉麻痹及肌力评定即可区分出神经根、神经干及周围神经的损伤部位，做出定性与定位诊断，同时利于神经修复后的功能恢复评价。一般单块肌肉肌力的分级评定一般多采用单用肌力的分级作为评定运动神经功能的标准。

单块肌肉肌力的分级评定一般多采用单块肌肉收缩对抗阻力和抗地心引力的力量为标准进行定量评估（即 Lovett 6 级分法）：

| | |
|---|---|
| 0 级（M0） | 无肌肉收缩。 |
| 1 级（M1） | 肌肉肌腹有收缩（或肌腹处张力），但不能带动关节活动。 |
| 2 级（M2） | 肌肉能收缩并带动关节活动（全幅活动），但不能抗地心引力。 |
| 3 级（M3） | 能抗地心引力完成全幅活动。 |
| 4 级（M4） | 能抗一定阻力完成全幅活动。 |
| 5 级（M5） | 能抗强阻力完成全幅活动。 |

0、1、2、3、4、5 级肌力，若用百分率表示分别相当于正常肌力的 0%、10%、25%、50%、75%、100%。

2. 手部肌肉肌力的定量检查　可定量测定手的握力、指尖捏力与手指背侧骨间肌的外展肌力，须与对侧比较。

3. 肌肉萎缩的检查　周围神经损伤后早期肌肉萎缩常不明显，无诊断意义。但肌肉长时间失神经后，可出现明显的肌肉萎缩。检查时左右侧对比，观察单块肌肉或肌群的萎缩程度，萎缩程度的评价记录方法有五级记录法，或测量肢体定点周径法，需与对侧正常肌肉作对比测量。

四肢关节功能的检查一般应先检查主动运动，后查被动运动。周围神经损伤后，其支配的肌肉因失神经而瘫痪。早期只影响关节主动活动，而被动活动正常；但若关节保护不当，晚期因关节囊韧带挛缩，或因重力拮抗肌作用使瘫痪肌肉（腱）挛缩等，可使被动活动受限。若合并骨关节损伤、皮肤软组织瘢痕挛缩等可使被动活动进一步受限。检查时应注意邻近关节的位置，认真对比左右肢体相同关节的活动，同时测量关节的活动度。

4. 关节活动度测量　采用国际通用的中立位 0°法。对于某些特殊关节运动，如肩部耸肩（提肩脚骨）动作，测定活动范围则与健侧比较，用耸肩正常（-）、轻度受限（+）、中度受限（++）、重度受限（无活动，+++）表示。对于拇指外展之范围，也可用一垂直于掌面的尺子，测量拇指尖至掌面的垂直距离。测量各手指总的屈曲，可用指尖至远侧掌横纹距离表示，左右对比；测量手指总的伸直可用手指伸直位时指尖至掌水平面的垂直距离表示。

（二）感觉神经功能

感觉神经功能检查，首先要熟悉四肢皮神经的皮肤感觉分布区。皮肤的神经支配呈节段性，一条脊神经所支配的皮肤区域称为一个皮节，但每一个皮节均有重叠的神经支配。相应的每一条神经所支配的皮肤感觉区域有一定的特定范围。但相邻神经皮肤支配区也有重叠，完全由一个神经支配的皮肤感觉区域称为该神经的自主区。如正中神经自主区位于示指末节指腹与指背、拇指指腹，尺神经自主区位于小指末节指腹与指背、环指末节尺侧半指腹，胫神经自主区位于足跟、足底中间区，总神经自主区位于足背中份。

常用的感觉神经功能检查包括浅表痛觉、触觉、两点辨别觉、深部痛觉等，还有温度觉、实体感觉等。在感觉恢复过程中，可出现感觉过敏现象，多见痛觉过敏，轻触皮肤即有痛感，甚至有烧灼样异常痛觉表现。临床常用英国医学研究会（BMRC）1954 年提出的感觉功能评定标准：

S0　　神经支配区域感觉完全丧失。

S1　　有深部痛觉存在。

S2　　表浅痛觉和触觉一定程度上存在。

S2+　　浅痛、触觉存在，但有感觉过敏。

S3　　浅痛、触觉存在。

S3+　　除 S3 外，有两点辨别觉（7～11 mm）。

S4　　感觉正常，两点辨别觉（<6 mm），实体觉存在。

上述检查方法多带有主观性，不同医生在不同环境下所测的结果差异很大。所以许多学者针对感觉功能障碍时感觉阈值和神经末梢支配密度的改变，研制出多种能进行较客观的感觉检查与定量测定的器械。特别是在不完全性损伤，如神经卡压症最早期，感觉神经纤维支配的皮肤区域感觉阈值改变呈超敏反应，以后阈值升高，可选用 Semmes-Weinstein 单纤维感觉测定器测定皮肤压觉阈值、振动计测定皮肤振动觉阈值、音叉装置（如 256 cps，周/s）定量测定，定皮肤振动觉。随着卡压加重，瓦勒变性，神经纤维丧失，感觉支配区域的神经纤维数量减少，可用 Disk-Criminator 盘状两点辨别觉测定器测定动态或静态两点辨别觉，以评定减少的神经支配密度。动态两点辨别觉评价快适应纤维受体系统，静态两点辨别觉评价慢适应纤维受体系统。

（三）自主神经功能

自主神经是完整的神经系统的组成部分之一。四肢的自主神经随周围神经走行，而不是主要沿周围的血管走行分布，其分布区同皮肤感觉支配区，为胆碱能无髓鞘纤维，支配汗腺等。自主神经功能检查是评价周围神经损伤和修复不可缺少的重要手段，尤其对儿童急性创伤非常有用。但由于自主神经的结构、功能比较复杂，目前对其研究又欠细致和全面，故至今仍无精确的检查方法，尤其是难以定量检查。

1. 出汗功能检查　神经损伤后，出汗丧失区同皮肤麻木区，检查方法主要有 3 种。①检查者手指触摸：局部有湿润感表示有汗，若局部有干燥光滑感表示无汗。放大镜（5 倍）下直接观察有无汗点溢出。②Minor 淀粉-碘试验：在检查部位涂 1.5％碘溶液，干燥后撒上淀粉，然后用红外线灯烘烤，如出现蓝色，表示有发汗功能，相反，无出汗功能时，淀粉遇碘不会变蓝色。③茚三酮试验：将手指指腹压在涂有茚三酮试纸上，若有出汗，因汗里含有微量氨基酸，可使茚三酮逐渐变色，便可印出指纹形态，表示有出汗功能。

皮肤颜色、皮温和出汗形式的改变等交感神经功能障碍常与疼痛有关，如真性灼性痛、反射性交感神经营养不良综合征。正中、尺神经支配区有出汗，至少不是完全性损伤，近期无手术探查指征；自主区无出汗而对侧出汗则有临床意义。失神经支配区的恢复出汗，是神经再生的早期体征之一，为大量无髓神经纤维再生的结果。但如同 Tinel 征，出汗恢复并不预示着再生成功，即随后有大量有髓纤维再生。

2. O'Rian 温水浸泡起皱试验　将手指浸入温水 5～10 min，手指皮肤即起皱纹。失神经支配无皱纹出现，神经再支配后皱纹再现。

此外，溴酚蓝试验、毛果芸香碱法或阿司匹林法诱发出汗试验、寒冷反射试验、组胺三联反应、皮肤电阻测试、皮肤交感反应（sympathetic skin response，SSR）等，都可用于检测自主神经功能，后者尤其适用于 3 岁以上儿童神经损伤的评价[10]。

总之，通过临床检查，可以进行周围神经功能的评定，明确神经的损伤程度，还可预测损伤神经自行恢复的可能性与程度。

### 四、特殊检查

（一）Tinel 征

周围神经损伤后，近侧断端可出现再生。再生的神经纤维开始呈枝芽状，无髓鞘，外界的叩击和解压可诱发其分布区疼痛、放射痛和过电感等过敏现象，即 Tinel 征（神经干叩击试验，表 3-3）阳性。

若神经断裂后未予修复，从近端再生的神经纤维将无规则向四周生长，最后为增生的施万细胞与结缔组织所包围，形成假性神经瘤。因假性神经瘤内也有再生的幼嫩轴突枝芽，故叩击或触压也可引起疼痛。若损伤为轴突中断或神经干断裂并经手术吻合，则再生的幼嫩轴突枝芽将沿施万细胞基底膜管向远侧逐渐推移，因而沿神经干叩击时患者触痛点也将随着神经纤维的再生而向远侧推移，直至到达神经轴突再生的最前沿。定期重复此检查，可了解神经再生的进度。但需注意，触痛的前移只能反映有神经纤维向远侧生长，并不说明再生神经纤维的数量有多少，更不能推测全部纤维都向远侧再生，所以不能说明功能也可以相应恢复。

表 3-3　Tinel 征评级描述

| Tinel 征评级 | 表现描述 |
| --- | --- |
| 1 级 | 阴性，体格检查时未引出 Tinel 征或体征不明显 |
| 2 级 | 阳性，叩击引发，疼痛较轻 |
| 3 级 | 阳性，叩击局部时疼痛较重 |
| 4 级 | 阳性，叩击时疼痛严重，轻触即可引发疼痛 |

（二）诱发试验

慢性神经卡压症时，被动或主动活动邻近关节，模拟神经卡压的损伤机制，牵拉被卡压的神经或激发加重卡压也可诱发产生该神经支配周围区域的疼痛或麻木等感觉异常，称为诱发试验阳性，对明确诊断很有帮助。如屈腕试验引发腕部正中神经压迫体征（Phalen 征），屈肘引发肘部尺神经压迫体征，前臂旋前引发前臂桡神经感觉支压迫体征（Dellon-Mackinnon 征）。有时用无害性刺激触摸皮肤可引发异常性疼痛（allodynia）。

（三）深反射检查

深反射是刺激肌肉、肌腱、关节内的本位感受器所产生的反射。周围神经损伤后，主要是受损神经相应神经节段的深反射消弱或消失，因其属下位运动神经元轴突损伤，故不出现病理反射。

临床常用的深反射及其相应的神经和脊髓节段有：肱二头肌反射（肌皮神经，C6）、肱三头肌腱反射（桡神经，C7）、膝跳反射（股神经，L2～L4）、跟腱反射（胫神经，S1～S2）、桡骨膜反射（桡神经，C5～C8）、尺骨膜反射（尺神经，C8～T1）。

检查深反射时须注意双侧对比，正常侧反应阳性而神经损伤侧阴性才有意义，若双侧都阴性，其意义仅供参考。评价标准：正常（＋），减退（±），消失（－）。

（四）神经阻滞试验

有时手部内在肌有正中神经或尺神经交互支配的解剖变异，单条尺神经或正中神经损伤时，因由另一条神经支配的变异，手部这部分肌肉并不出现主动运动障碍，此时可将另一条神经干阻滞麻醉，以排除这种神经支配变异的情况，提高临床检查的准确性。

另外，当肢体局部有两条神经并列通过或支配时，亦可用神经阻滞试验加以鉴别。如肘部、前臂内侧上段因有尺神经和前臂内侧皮神经共存，所以对肘部、前臂内侧上段的疼痛，临床检查有时难以确定是肘部尺神经局部受卡压还是前臂内侧皮神经病变引起，行肘部尺神经阻滞麻醉可判断疼痛的神经来源。

（五）周围血管功能的检查

四肢的周围神经损伤，有时可伴有大血管联合损伤，有些则是血管损伤后导致周围神经的缺血性损伤。慢性神经卡压症，如胸廓出口综合征可同时有臂丛和锁骨下动静脉的压迫。因此当患者存在疼痛、感觉异常或麻痹时，可能仅有血管的损伤，或者是神经和血管联合损伤。全面评估血管系统包括物理检查和非创伤性检验，对诊断周围神经损伤有非常重要的意义。常规的临床检查必须包括周围血管功能的检查，重点在于肢端的血运。

1. 肢端的颜色与温度　缺血时皮肤苍白冰凉，充血时皮色深红温暖；静脉回流障碍时皮色发白。

2. 脉搏　桡动脉与足背动脉分别是上、下肢最常用的测定部位。上肢必要时可测定锁骨下动脉、腋动脉、肱动脉、尺动脉等的搏动，下肢必要时可测定股动脉、腘动脉、胫后动脉等的搏动。

3. 毛细血管充盈时间　在距心脏同一水平按压指（趾）甲，正常在解除按压1～2 s后，指（趾）甲即由白色转变为红色。迟缓转红或指（趾）甲呈斑点状变红即表示有血运障碍。

### 五、电生理检查

电生理检查是近50年发展起来的诊断技术，将神经肌肉兴奋时发生的生物电变化引导出来，加以放大和记录，根据电位变化的波形、振幅、传导速度等数据，分析判断神经、肌肉系统状态，属于从神经肌肉电生理特性方面进行检测的功能评价。周围神经电生理检查主要包括肌电图（electromyography，EMG）、躯体感觉诱发电位（somatosensory evoked potential，SEP）及神经传导速度（nerve conduction velocity，NCV）。

神经肌肉在兴奋时，都会发生生物电的变化，用同心圆针电极刺入被检肌肉，记录其静止及不同程度自主收缩时所产生的动作电位称为肌电图（EMG）。EMG是测定整个运动系统功能的一种手段，可以受整个运动系统中各个不同的环节的损害而受到影响，这些环节包括上运动神经元、下运动神经元、神经肌肉接头以及肌肉本身，故对于异常的肌电图表现应进行仔细地分析和辨认，以明确损伤环节。通常肌肉在静息状态下无电活动，如果肌肉存在失神经支配，则在损伤后的2～3周肌电图出现纤颤波（fibrillation potential）和正锐波（positive sharp wave，PSW）等。肢体运动和感觉功能障碍的患者，如果肌电图出现记录不到电位或出现纤颤电位、正锐波，或时限延长、波幅及电压降低等有异常表现时，则提示周围神经有损伤；同时根据周围神经支配区的分布特点，可确定损伤范围及损伤平面[11]。近年来有研究表明，用电刺激还能促进神经轴突再生及去神经肌肉的再支配[12]。

诱发电位检查是利用一定形态的脉冲电流刺激神经干，在该神经的相应中枢部位、支配区或神经干上记录所诱发的动作电位，诱发反应电位记录包括潜伏期、时限、传导速度、波幅、面积等参数。躯体感觉诱发电位（SEP）主要反映躯体深感觉传导通路的功能，可对累及体感通路的病变进行定位，是临床检查的延伸，特别是当损伤接近近端或病变严重，神经传导速度检测难以进行时[13]。当神经完全损伤时，SEP一般表现为一条直线或有少许干扰波。

神经传导速度包括运动神经传导速度（motor nerve conduction velocity，MNCV）和感觉神经传导速度（sensory nerve conduction velocity，SNCV）。对神经干上远、近两点超强刺激后，在该神经所支配的远端肌肉上记录到的电位为复合肌肉动作电位（compound muscle action potential，CMAP）；刺激一端感觉神经，冲动沿着神经干传导，在另一端记录产生的电位为感觉神经电位（sensory nerve action potential，SNAP）。对于运动纤维，测定的是在电刺激神经时所获得的肌肉动作电位；而对于感觉纤维，测定的是电刺激神经末梢或神经干时所获得的神经诱发电位；相对CAMP、SNAP表现更早且更敏感，而CAMP较SNAP更易做定量检测。

NCT和SEP检查应注意以下要点：①SNAP诱发较难，并非所有SNAP阴性均为完全损伤，应结合临床检查判断。②极少数完全损伤仍可诱发出CMAP，应予鉴别。神经部分损伤时，诱发电位可出现程度不同的波形改变、振幅降低、潜伏期延长或传导速度减慢，可据此判断有无神经损伤及损伤轻重。③SNAP的幅度小，对损伤的敏感性大于CMAP与SEP，故诊断价值较大，如只测CMAP或SEP，可能漏诊，尤其是对部分损伤。所以怀疑存在周围神经损伤时，建议联合应用SNAP、CMAP和SEP综合电生理检测，能大大提高检出率，降低假阴性或假阳性[14]。

电生理学检查亦有一定的局限性。电生理检查只能判断神经周围有无损伤，不能提示神经损伤的病因及其形态学特征，目前尚无统一的 EMG 检查结果分级，EMG 也无法与神经损伤程度完全对应起来，电生理检查不能明确损伤神经与其邻近结构的空间解剖关系，不能提供手术方式决策所需的形态学信息；对于位置深在的神经（如腓总神经），目前电生理检查技术仍不能进行准确的定位；另外 EMG 难以对早期损伤的患者做出准确的判断。目前临床上一般认为在患者受伤 3 周以后再行肌电图检查的结果较为合适，也有部分观点认为 4 周以后做更可靠[15]。在临床实际操作过程中的，电生理检查的方法要求较高，操作者的技术娴熟程度、解剖学变异、受检者是否配合、局部体温或水肿情况等都会影响电生理检测结果的准确性，各种干扰因素使之容易出现假阳性和假阴性[16]，故在临床实际工作中，电生理检测结果应结合病史、临床体征、体格检查等进行综合分析。

**例** 男，17 岁，外伤致左足下垂 9 个月余。

病史：9 个月前打球摔倒，左下肢受压后剧痛，肿胀，遂到当地医院就诊，予止痛消肿保守治疗，疼痛肿胀好转，但左下肢膝关节屈曲仍有疼痛，左踝不能背伸。3 个月前返当地医院行 MR 示：左膝关节交叉韧带损伤，行"左膝关节交叉韧带修复术、腓肠肌修补术"。术后膝关节恢复可，左踝仍不能背伸。

专科检查：左踝关节背屈不能，肌力 0 级，背伸可，肌力 5 级，不能内翻。左下肢无感觉障碍，肢端活动可，足背动脉搏动正常。

### 神经传导速度/肌电图报告

**Motor Nerve Conduction：**

| Nerve and Site | Latency | Amplitude | Segment | Latency Difference | Distance | Conduction Velocity |
|---|---|---|---|---|---|---|

**Peroneal. L**

| | Latency | Amplitude | Segment | Latency Difference | Distance | Conduction Velocity |
|---|---|---|---|---|---|---|
| Ankle | ms | mV | | ms | mm | m/s |

胫前肌记录

| | Latency | Amplitude | Segment | Latency Difference | Distance | Conduction Velocity |
|---|---|---|---|---|---|---|
| Fibula（head） | ms | mV | Ankle-Fibula（head） | ms | mm | m/s |
| Popliteal fossa | ms | mV | Fibula（head）-Popliteal fossa | ms | mm | m/s |

**Tibial. L**

| | Latency | Amplitude | Segment | Latency Difference | Distance | Conduction Velocity |
|---|---|---|---|---|---|---|
| Ankle | 4.9 ms | 21.4mV | | ms | mm | m/s |
| Popliteal fossa | 14.3 ms | 16.3mV | Ankle-Popliteal fossa | 9.4ms | 465mm | 49m/s |

**F-Wave Studies**

| Nerve | M-Latency | F-Latency | F% |
|---|---|---|---|
| Tibial. L | 3.3 | 48.5 | 100.0 |

**Sensory Nerve Conduction：**

| Nerve and Site | Onset Latency | Peak Latency | Amplitude | Segment | Latency Difference | Distance | Conduction Velocity |
|---|---|---|---|---|---|---|---|

**Superficial peroneal. L**

| | Onset Latency | Peak Latency | Amplitude | Segment | Latency Difference | Distance | Conduction Velocity |
|---|---|---|---|---|---|---|---|
| Ankle | ms | ms | μV | Dorsum of foot-Ankle | 44.5mm | mm | m/s |

**Sural. L**

| | Onset Latency | Peak Latency | Amplitude | Segment | Latency Difference | Distance | Conduction Velocity |
|---|---|---|---|---|---|---|---|
| Lowe leg | 2.6 ms | 3.7 ms | 15.3 μV | Ankle-Lower leg | 2.6 mm | 130 mm | 49 m/s |

**H-waves：**

| Nerve | Latency | Amplitude（max） |
|---|---|---|

**Tibial. L**

| M-wave： | 5.1 ms | 8.3 mV |
|---|---|---|
| H-wave： | 29.8 ms | 3.2 mV |

**Needle EMG Examination：**

| Muscle | Insertional | Fibs + | ' + Wave | Fasc | Duration | Amplitude | Poly | Config | Recruitment | Amplitude | Pattern | Effort |
|---|---|---|---|---|---|---|---|---|---|---|---|---|
|  |  |  |  |  | Insertional | | Spontaneous Activity | | Volitional MUAPS | | | Max Volitional Activity | | |
| Tibialis anterior. L | Normal | None | 3 + | None | 无力收缩 | | | | | | | |
| Gastrocnemius. L | Normal | None | None | None | Normal | Normal | Few | Normal | Normal | Normal | Full | Max. |
| Biceps femoris（short head）. L | Norma | None | None | None | Normal | Normal | Few | Normal | Normal | Normal | Full | Max. |
| Gluteus maximus. L | Normal | None | None | None | Normal | Normal | Few | Normal | Normal | Normal | Full | Max. |

**Motor Unit Analysis：**

**Gastrocnemius. L**          The number of MUAPs in this file is 17
                                4 MUAP（s）are polyphasicor 23.5％

| | Duration | Amplitude | Phases | Spike Duration |
|---|---|---|---|---|
| Mean values for all the recorded MUAP（s）： | 13.5 ms | 1469 μV | 3.9 | 10.8 ms |
| Mean values for non-polyphasic MUAP（s）： | 13.6 ms | 1405 μV | 3.6 | 10.1 ms |

**Biceps femoris（short head）. L**      The number of MUAPs in this file is 27.
                                          1 MUAP（s）are polyphasic，or 3.7％

| | Duration | Amplitude | Phases | Spike Duration |
|---|---|---|---|---|
| Mean values for all the recorded MUAP（s）： | 10.8 ms | 1174 μV | 3.3 | 5.3 ms |
| Mean values for non-polyphasic MUAP（s）： | 10.8 ms | 1197 μV | 3.2 | 5.3 ms |

**Gluteus maximus. L**          The number of MUAPs in this file is 10.
                                  1 MUAP（s）are polyphasic，or 0.0％

| | Duration | Amplitude | Phases | Spike Duration |
|---|---|---|---|---|
| Mean values for all the recorded MUAP（s）： | 12.4 ms | 1308 μV | 3.1 | 6.2 ms |
| Mean values for non-polyphasic MUAP（s）： | 12.4 ms | 1308 μV | 3.1 | 6.2 ms |

结果：左侧腓总神经（趾短伸肌、胫前肌记录）运动传导未引出电位。

1. 左侧胫神经运动传导速度、潜伏期、波幅正常。
   左侧腓浅神经感觉传导未引出电位。左侧腓肠神经感觉传导速度、波幅正常。左侧胫神经 F 波潜伏期、出现率正常；左侧胫神经 H-反射潜伏期、波幅正常。

2. 左侧胫前肌肌电图可见自发电位，肌肉无力收缩。
   左侧腓肠肌肌电图未见自发电位，时限延长，波幅增高，多相波正常，最大用力呈混合相。
   左侧股二头肌短头肌电图未见自发电位，时限、波幅、多相波正常，最大用力呈混合相。
   左侧臀大肌肌电图未见自发电位，波幅稍增高、时限、多相波正常，最大用力呈混合相。

提示：左侧下肢腓总神经运动纤维损害，腓浅神经感觉纤维损害，左侧腓肠肌、胫前肌肌电图呈神经源性损害，余所测神经、肌肉未见异常，考虑左侧腓总神经损害，请结合临床分析。

日期：2021/4/26

诊断：左侧腓总神经损伤（伴垂足畸形）。

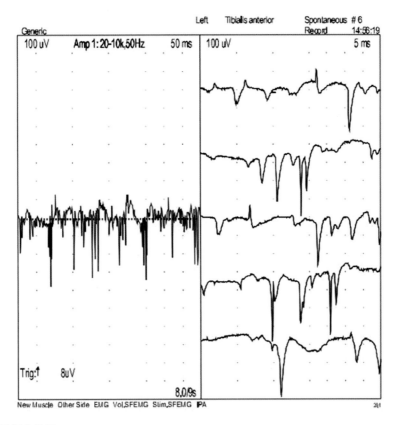

手术：左腓总神经探查松解。

手术记录：取左膝关节后侧股二头肌内侧切口 20 cm，依次切开皮肤、皮下组织暴露股二头肌，于股二头肌内侧钝性分离筋膜，暴露腓总神经，可见腓总神经在膝关节水平与组织粘连严重，无活性，质地变硬、肥大；向远端探查至腓骨头下方 2 cm，可见腓总神经于此处卡压，于切口周围筋膜，松解神经。

〔卢烈静〕

# 参 考 文 献

［1］　ESHBAUGH C G, SIATKOWSKI R M, SMITH J L, et al. Simultaneous, multiple cranial neuropathies in diabetes mellitus ［J］. Neuroophthalmol, 1995, 15(4):219 - 224.

［2］　SEDDON H J, MEDAWAR P B, SMITH H. Rate of regeneration of peripheral nerves in man ［J］. Physiol, 1943, 102(2):191 - 215.

［3］　SUNDERLAND S. Rate of regeneration in human peripheral nerves: analysis of the interval between injury and onset of recovery ［J］. Arch Neurol Psychiatry, 1947, 58(3):251 - 295.

［4］　MACKINNON S E. New directions in peripheral nerve surgery ［J］. Ann Plast Surg, 1989, 22(3):257 - 273.

［5］　SIEMIONOW M, BRZEZICKI G. Chapter 8: Current techniques and concepts in peripheral nerve repair ［J］. Int Rev Neurobiol, 2009, 87: 141 - 172.

［6］　DE W F, HOYNG S, TANNEMAAT M, et al. Gene therapy approaches to enhance regeneration of the injured peripheral nerve ［J］. Eur J Pharmacol, 2013, 719(1 - 3):145 - 152.

［7］　ARSLAN H, SUBASI M, KESEMENLI C, et al. Problem fractures associated with gunshot wounds in children ［J］. Injury, 2002, 33(9):743 - 749.

［8］　HE C Q, ZHANG L H, LIU X F, et al. A 2-year follow-up survey of 523 cases with peripheral nerve injuries caused by the earthquake in Wenchuan, China ［J］. Neural Regen Res, 2015, 10(2):252 - 259.

［9］　PLASTARAS C T, CHHATRE A, KOTCHARIAN A S. Perioperative lower extremity peripheral nerve traction injuries ［J］. Orthop Clin North Am, 2014, 45(1):55 - 63.

[10]  AHCAN U F, PLANINSEK F, ARNEZ Z M. Measurement of sudomotor fibre regeneration by sympathetic skin response after complete division of peripheral nerves in children [J]. Br J Plast Surg, 1996, 49(1):11 - 19.

[11]  SLONIEWSKI P, MORYS J, IMIELINSKI B L. Electrophysiological analysis of the degree of damage and regeneration of the facial nerve in tumors of the cerebellopontile angle [J]. Neurol Neurochir Pol, 1988, 22(1):49 - 54.

[12]  GORDON T, AMIRJANI N, EDWARDS C D, et al. Brief post-surgical electrical stimulation accelerates axon regeneration and muscle reinnervation without affecting the functional measures in carpal tunnel syndrome patients [J]. Exp Neurol, 2010, 223(1):192 - 202.

[13]  STARR A. Sensory evoked potentials in clinical disorders of the nervous system [J]. Annu Rev Neurosci, 1978, 1: 103 - 127.

[14]  MACDONALD D B, ZAYED Z A, SADDIGI A A. Four-limb muscle motor evoked potential and optimized somatosensory evoked potential monitoring with decussation assessment: results in 206 thoracolumbar spine surgeries [J]. Eur Spine J, 2007, 16(2):171 - 187.

[15]  O'SHEA K, FEINBERG J H, WOLFE S W. Imaging and electrodiagnostic work-up of acute adult brachial plexus injuries [J]. Hand Surg Eur, 2011, 36(9):747 - 759.

[16]  SHARMA K R, ROTTA F, ROMANO J, et al. Early diagnosis of carpal tunnel syndrome: comparison of digit 1 with wrist and distoproximal ratio [J]. Neurol Clin Neurophysiol, 2001, 2001(2):2 - 10.

# 第四章　周围神经损伤的病理生理变化

周围神经的完整性是正确执行运动、感觉及其他生理功能的前提，也是维持人体正常活动的必要条件之一。神经的完整性包括神经元及神经纤维的完整。当神经元或神经纤维损伤时，会引起一系列病理生理变化。

## 第一节　有髓神经纤维损伤后神经变性的病理生理变化

有髓神经纤维损伤导致的病理生理变化可分为神经元胞体的变化、神经纤维变性以及微环境变化。

### 一、神经元胞体的变化

周围神经损伤后，神经元的胞体的形态与及组织学也会发生变化，随着时间的不同呈现动态改变。神经元在神经损伤后 6 小时即出现变化，进展迅速，第 1 周末达高峰，其最显著的变化为核仁与尼氏体的变化——核仁移至周边，尼氏体碎裂成颗粒散布于细胞质内。至伤后约第 4 天，所有尼氏体消失，这也是逆行性神经元细胞反应最敏感的形态学标志[1]。若神经元损伤较轻，则可逐步进入恢复阶段。若损伤较严重，则神经元可发生变性，一般在伤后的第 1 周内迅速发生，部分可延迟至伤后数月。神经元染色质溶解释放，诱发神经元周围的胶质细胞在神经断裂后 24~48 小时内开始增殖，在第 1 周内达到高峰[2]，其中小胶质细胞攻击、吞噬变性神经元，将其破坏、溶解。而胶质细胞突起可以取代神经元表面的突触末梢，导致突触消失、神经元层样被覆，使神经元不受外周环境的影响，并与突触活性分离，避免神经元受干扰，为神经元的复原及再生长出新的轴突提供必要的条件[1,2]。

神经损伤后逆行性变化可引起神经元胞体的死亡、结构或生化功能的改变，这与多种因素有关。一般而言，损伤程度越严重，逆行反应也越严重；损伤平面与神经元胞体距离越近，神经元胞体逆行性损伤越严重；感觉神经元较运动神经元发生逆行性反应更快，程度更严重；机体年龄越大、生理功能越差，逆行性反应也越严重。

### 二、神经纤维变性

神经纤维损伤后，损伤远端失去神经元细胞的营养支持及调节，可发生一系列的变化；损伤近端由于局部损伤因素的存在及影响，也发生相应的变化，根据离神经损伤处的距离可以分将神经纤维的变化分为顺行变性和逆行变性。

损伤远端神经纤维变性：又称顺行变性（anterograde degeneration）或沃勒变性，即损伤平面以下的神经纤维由于伤处远侧端轴突脱离了神经元胞体的代谢中心，因而远侧段神经纤维全长都发生变性[1]。此变性是由 Waller 于 1850 年切断蛙的舌下神经和吞咽神经后首次观察到的，故命名为沃勒变性。神经纤维切断后，远侧段轴索于切断后数小时内发生肿胀，14~16 小时后，郎飞结处的髓鞘开始回缩，结间体及髓鞘内的髓鞘切迹明显增宽。24 小时后轴索开始碎裂，髓鞘亦分解成短的圆锥体。至第 4 天轴索及髓鞘均完全变性崩解，髓鞘碎片包裹崩解的轴索碎块形成卵圆体。第 12 天后，这些碎片大都变成小脂滴，逐渐被清除。第 3 个月末，所有脂滴残余均消失。一般将髓鞘变性、崩解与消失过程称为脱髓鞘[2,3]。

损伤近端神经纤维变性：又称逆行变性（retrograde degeneration），在损伤的神经纤维近端，神经轴突与髓鞘也发生与沃勒变性相同的碎裂、崩解与吸收的改变，称为逆行变性[3]。在损伤后的数个小时内，损伤近端的轴突发生变性，相应的神经内膜管形成了空的管道，这种变性仅发生于靠近轴突损伤处的几个郎飞结范围内，如果神经纤维受到严重损伤则整条纤维包括神经元胞体在内均可发生逆行变性坏死。如果损伤较轻，则仅出现胞体肿胀，细胞器功能活跃，加快物质合成并通过轴浆运输向轴突断端处运送神经轴突再生所需要的营养物质，此时轴突断端因细胞器的聚集而肿胀、膨大、酶活性增高，形成了神经纤维再生的出发点即生长锥，引导再生轴突的生长[1,2]（图 4 - 1）。

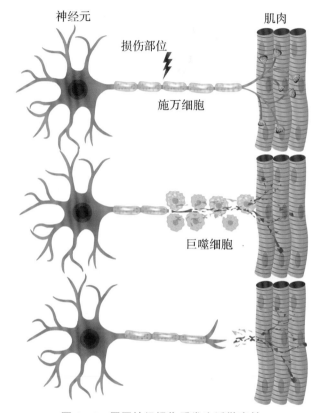

图 4 - 1　周围神经损伤后发生沃勒变性

### 三、微环境变化

神经损伤后 24 小时，轴突变性，髓鞘崩解，这些变性、崩解产物对神经再生具有抑制作用。施万细胞受轴突变性产物刺激，由静止状态转变为增生状态，细胞核增大，胞质增多，分裂增殖活动活跃，于第 1 周末或至第 2 周出现高峰，之后迅速回落[2]。周围神经损伤后，维持周围神经纤维内环境稳定的重要结构——血-神经屏障的结构和功能的发生破坏，毛细血管通透性增加。在沃勒变性的 48 小时后，轴突变性及髓鞘崩解产物以及施万细胞分泌的细胞因子，如单核细胞趋化蛋白- 1（monocyte chemoat-tractant protein 1，MCP-1）、转化生长因子- β（transforming growth factor β，TGFβ）等，吸引血液循环中单核细胞通过局部扩张的毛细血管穿过神经内膜，进入损伤神经处，转变成为具有吞噬作用的巨噬细胞，吞噬轴突及髓鞘变性产物，清除抑制神经再生的障碍[1,2,4]。在巨噬细胞达到损伤处之前，施万细胞发挥一定的吞噬变性崩解的轴突及髓鞘的作用。在单核细胞到达周围神经损伤处后，发挥着吞噬变性轴突、髓鞘及死亡神经元胞体的主要作用，并与施万细胞一起参与吞噬清除神经内膜基膜管内的变性碎屑，为轴突再生创造有利条件[2,3]。巨噬细胞在清除溃变产物的过程中具有很强的识别和选择能力，只吞噬和清除变性的轴突、髓鞘和死亡的施万细胞，并不吞噬施万细胞的基膜及未受损伤的髓鞘和神经轴突。此外，巨噬细胞还产生和释放白细胞介素- 1（interleukin 1，IL-1）、成纤维细胞生长因子（fibroblast growth factor，FGF）、TGF、胰岛素样生长因子（insulin-like growth factor，IGF）、纤维粘连蛋白（fibronectin，FN）、层粘连蛋白（laminin，LN）等多种因子，促进施万细胞分裂及增殖及轴突再生，在髓鞘清除基本完成后，进一步促进施万细胞大量分裂、增殖，分化，形成 Bungner 带，调控引导神经轴突再生，维持损伤神经有利于再生的内环境，促进和引导新生的神经轴突向靶器官方向不断生长[2,4,5,6]。

## 第二节　有髓神经纤维损伤后神经再生的病理生理变化

周围神经损伤后，经过急性变性期后，损伤较轻的神经元胞体发生一系列的病理生理改变进入恢复阶段，有利于轴突的再生及神经元功能的恢复。神经纤维在发生变性反应后，轴突的存活部分在神经元胞体及周围微环境的支持下发生轴突的再生，以恢复轴突的连续性。

### 一、神经元再生

轴突断裂后，当发生的逆行性损伤不足以威胁神经元胞体的存活时，神经元开始恢复。神经元的恢复一般开始于损伤后的 1 周左右，早期的征象是核仁复位至细胞中央，尼氏体再现，胞质体积增多，主要为核糖核酸及相关酶类的增加，一般在伤后的第 4 天开始至第 20 天达到高峰。核糖核酸为轴突重建提供所必需的氨基酸、多肽，构成蛋白质以补充轴浆。神经元恢复过程中，核糖核酸的体积与活性的增加一直持续至轴突再生、成熟才停止。损伤离脊髓细胞体越近，神经元的改变就越富有营养性[2,3]。神经元胞体的再生反应主要表现在代谢的变化，神经元胞体合成更多新的 mRNA、脂类、细胞结构蛋白和与神经生长相关蛋白（growth-associated protein，GAP）。轴突膜合成所必需的蛋白酶、呼吸链酶和神经脂蛋白，在神经元胞体再生的过程中，上述物质的合成速度加快、数量增多。细胞结构蛋白包括肌动蛋白（actin）、微管蛋白（tubulin）、神经微丝蛋白（neurofilament），经顺行轴浆运输运行，运行速度 5~6 mm/d，对轴突再生起重要的作用[4]。在神经元的恢复过程中，周围大量增殖的施万细胞分泌多种促进神经元修复、营养和促进轴突再生的活性物质，包括神经生长因子（nerve growth factor，NGF）、脑源性神经营养因子（brain derived neurnotrophic factor，BDNF）、睫状神经营养因子（ciliary neurotrophic factor，CNTF）、神经营养因子（neurotrophin factor，NT）包括神经营养因子-3（neurotrophin factor 3，NT-3）和神经营养因子-4/5（neurotrophin factor 4/5，NT-4/5）等[2,3,7,8]。这些活性物质可由施万细胞传递至神经元胞体内，参与维持受损神经元的存活。其中 NGF 通过与神经元胞体内受体的特异性结合，起到保护受损的神经元存活，并促进蛋白质及微丝、微管的生物合成的作用[8,9]。NT-3 具有维持神经元活性的功能，NT-4/5 可以促进神经元生长、发育、分化与成熟，维持神经元存活及促进神经元损伤修复和再生[7,10]。神经元的恢复一般需要 4~6 周，如损伤较轻，则神经元的功能可以得到完全恢复，若损伤较为严重，即使伤后数月也不能恢复到正常的状态。

### 二、损伤近端轴突再生

轴突损伤后，损伤近端变性距离较短，仅限于一个或数个郎飞结范围。在轴突断裂的数个小时内，位于创伤变性区近侧的第一个郎飞结在神经元胞体的驱使下发出神经轴芽，开始了周围神经的再生。若损伤较为严重，周围神经的再生可以延迟至伤后数天，甚至数周[2]。随着再生的启动，再生轴突尖部的生长锥发出丝状伪足到达周围的微环境中，刚开始时这些新生的丝状伪足的分布较为杂乱，在神经元细胞内的肌动蛋白及肌球蛋白的表达上调后，丝状伪足开始变得具有方向性[3,5]。生长锥的向前生长运动依赖于其细胞膜上表达的特殊受体——神经生长因子受体（neurological growth factor receptor，NGF-R）的调控，通过接触介导或者神经生长因子的化学作用来促进生长锥的生长[9]。同时生长锥还可释放出一种蛋白水解激酶溶解基质，以便穿透组织向前推进[5]。基底膜中的主要成分层粘连蛋白、Ⅳ型胶原位于再生轴突所进行的通道上，可以与生长锥上相应受体识别、结合，为再生轴突提供黏附作用，指导轴突前进方向，维持生长锥前进的稳定性[11]。在神经元胞体的驱使下，损伤近端再生轴突以 2~3 mm/d

的速度向前生长并抵达损伤部位，其能否与损伤远段轴突进行准确联系取决于损伤轴突的性质与程度[12,13]。

### 三、损伤节段及损伤远端轴突再生

轴突损伤后，损伤节段及损伤节段以远轴突再生情况及神经功能的恢复情况跟神经内膜管完整性密切相关。轴突中断后，若神经内膜管完整性及连续性保留，损伤处及损伤以远的神经内膜管内施万细胞排列成柱状，轴突生长锥生长所遇的阻力减至最小，再生轴突必然生长进入原先其占据的管内，再生进展顺利，再生轴突最终抵达其原先支配的末梢器官。再生轴突与末梢靶器官重建联系后，施万细胞节段性包绕轴突，每一个施万细胞形成一个轴突系膜，重复环绕再生轴突构成多层髓鞘，即再髓鞘化。髓鞘出现于再生启动后的 7～15 天，再髓鞘化进展以此种方式沿神经纤维由近及远进行。随着髓鞘的节段化进行，施万细胞逐渐恢复郎飞结的排列，轴突直径在髓鞘出现后可逐渐增大恢复至原先直径[2,3]。神经纤维恢复至正常的结构特征和生理特性。在轴突再生的过程中，基底膜对轴突的定向生长起着重要的作用。基底膜的成分层粘连蛋白、纤维粘连蛋白及Ⅳ型胶原等可以促进施万细胞贴壁、黏附，是 Bungner 带形成的基础，有指导轴突再生方向和保护再生入基底膜管内的轴突不被巨噬细胞吞噬的作用[12,13]。此外施万细胞产生的 NGF 与基底膜层素、纤维连接素、神经节苷脂等基质成分共同作用，在再生轴突前方扩散形成一个浓度梯度，引导生长锥沿施万细胞膜表面向前生长，最终使再生轴突成熟与髓鞘化，与其靶器官建立联系，达到完全再生及功能恢复的目的[5,12,13]。

当神经内膜鞘受撕脱或切断，神经内膜管连续性丧失时，虽然再生轴突可由神经近端末梢长出，并生长至损伤部位，但由于缺少神经内膜管的定向性引导生长作用，再生轴突受阻于损伤部位的结缔组织，散乱分布于神经分离处的断端组织内，再生轴突与增殖的施万细胞、纤维组织混合一起，在近断端处形成球茎状神经瘤，不能抵达与其功能相关的终末器官重建联系，导致神经再支配恢复障碍，原有神经功能不能完全恢复[1,2,3]

## 第三节　有髓神经纤维损伤及再生的分子机制

### 一、有髓神经纤维损伤的分子机制

周围神经损伤时，细胞骨架肌动蛋白的重要调节子，GTP 结合蛋白 Ras 超家族的一个亚家族——Rho GTPase 的主要成员：RhoA、Rac、Cdc42 和 TC10 的表达明显上调，这些调节子与细胞表面受体结合后活化，引起细胞骨架蛋白磷酸化，造成肌动-肌球蛋白系统的收缩力的改变，收缩力变小，导致轴突塌陷[14]。轴突损伤后，神经元胞体产生的营养物质无法顺利通过损伤的轴突到达远端，损伤的轴突产生神经调节蛋白-1（Neuregulin 1，NRG-1）快速激活施万细胞上的 Erb2 受体，NRG-1 与 Erb2 受体相互作用，通过下调施万细胞内和髓鞘化相关的 PMP22、Krox-20、P0 及粘连素-32 基因的表达，减少相应蛋白的产生，使施万细胞与轴突的接触分离[7,14]；此外 NRG-1 与施万细胞结合后，还引起细胞内的 JNK/c-Jun 通路的激活，c-Jun 表达上调及磷酸化增加，引起髓鞘化所必需的结构基因如 MBP 和 P0 表达下降，两者使施万细胞与轴突的接触性下降，失去髓鞘化状态而进入增殖状态[7]。激活、增殖状态的施万细胞在损伤后的数小时内即可分泌大量的 TNF-α 及 IL-1α、IL-1β 等细胞因子，IL-1α、IL-1β 可以与周围成纤维细胞及血管内皮细胞表面上的白细胞介素-1 受体（interleukin 1 receptor，IL-1R）结合[7,15]。IL-1R 是 IL-1R/Toll 样受体超家族的成员之一，通过本身的细胞外结构域与细胞间质的 Toll 样/IL-1RA 结构域相连。IL-1α 及 IL-β 通过与 IL-1RJI 结合后引起 IL-1R 的活化，从而募集白细胞介素-1 受体副蛋白（interleukin 1 receptor accessory protein，IL-1 RAcP）形成一个 IL-1-IL-1R-IL-1RAcP 复合体，募集调节蛋白、髓样分化因子 88（myeloid differential factor 88，MyD88），MyD88 可以募集 IL-1R 相关激酶（interleukin 1 receptor-associated kinase，IRAK），从而活化转录因子 NF-κB，丝裂酶原活化蛋白激酶类（mitogen-activated protein kinases，MAPKs）（如 JNK 等），细胞外信号调控的激酶 1 及 2（extracellular signal-regulated kinase 1 and 2，ERK-1/2），p38 及 活 化 蛋 白 - 1（activating protein-1，AP-1）等，引起成纤维细胞及内皮细胞产生白细胞介素 - 6（interleukin 6，IL-6），粒细胞-巨噬细胞集落刺激因子（granulocyte-macrophage colony-stimulating factor，GM-CSF）及 LIF[15,16]。同时 TNF-α 及 IL-1α、IL-1β、IL-6，GM-CSF 及 LIF 也可以与细胞上相应的受体结合诱导施万细胞、成纤维细胞及血管内皮细胞产生趋化单核细胞蛋白 - 1（MCP-1）及巨噬细胞炎症蛋白 - 1α（macrophage inflammatory protein 1α，MIP-1α），这些细胞因子可以与血源性的单核细胞上的相应的受体结合，促进血源性的单核细胞穿过血管的内皮迁移至损伤处，并在载脂蛋白 E 及 MIP-1α 的作用下分化成为有吞噬作用的巨噬细胞[7,14,15,16]。活化的巨噬细胞与施万细胞一起发挥吞噬溃变的髓鞘的作用，还在损伤处释放出大量细胞因子如 IL-1、TNF、TGF 等，刺激施万细胞进一步增殖。此外活化后的施万细胞和巨噬细胞都表达半乳糖凝集素 3/MAC-2 蛋白，两者可以通过自分泌的作用来促进对髓鞘的吞噬作用，加速变性髓鞘的清除[7,14,17]。在轴突损伤后，激活状态的施万细胞还产生的大量的基质金属蛋白酶（matrix metal protein，MMP）、明胶酶 β、基质蛋白降解因子 - 1 和 MMP 组织抑制因子（tissue-inhibitor of metalloproteinase 1，TIMP-1）分布于周围的基底膜上[7,14]。活化巨噬细胞产生的 TNF-α 及 TGF-β 亦通过体内信号通路的活化上调 MMP 明胶酶 β mRNA 和 TIMP-1mRNA 的表达。在吞噬溃变的髓鞘过程中，TIMP-1 可以特异性地保护Ⅳ型胶原不被 MMP 明胶酶 β 降解，从而避免吞噬细胞对正常的基底膜的吞噬、清除，保持基底膜的完整，为后续轴突的生长提供必要的条件[14,18,19]。

轴突损伤后引起的逆行性反应可以引起神经元胞体的变化。损伤较严重时，损伤处靶源性 LIF 和 NGF 逆向转运减少或中断，继而神经元转录因子 c-Jun 减少、神经肽包括血管肠肽、神经肽 Y、P 物质产生下降，胞内 islet-1、ATFZ 和 NF-κB 等转录因子表达降低，神经元胞体内酶的活性下降，神经元胞体出现肿胀，尼氏体消失，线粒体水肿[4,17]。激活后的施万细胞大量分泌 TNF，TNF 通过与神经元胞体细胞膜上的高亲和力的跨膜受体肿瘤坏死因子 1 及 2（tumor necrosis factor receptors 1 and 2，TNFR1，TNFR2）结合，TNFR 受体上携带一种胞质死亡区域，该区域可以通过 Fas 相关死亡结构蛋白（fas associated protein domain，FADD），释放一种促凋亡信号[20]。此外，施万细胞还分泌一种与 TNF 家族成员类似的跨膜蛋白 Fas 配体（Fas ligand，FasL）可与损伤的神经元细胞膜上表达 Fas 受体（Fas ligand receptor，FasLR）结合，结合后的复合物可以募集细胞胞质信号蛋白——Fas 相关死亡结构蛋白（FADD）及前细胞凋亡蛋白酶 - 8（pro-caspase-8），形成死亡诱导信号复合物激发一系列下游的 Caspase 级联反应，引起各种底物如 PARA、Lamin、actin 及 fodrin 等的活化，使细胞及细胞核的形态变化，线粒体通透性的增加及细胞器肿胀，从而引起神经元细胞死亡[20,21]。其中 Caspases 家族的即早基因（immediate early genes，IEGs）在接受了外界信息后最先被活化，其编码的特异性 DNA 结合蛋白在神经元表面受体、胞质的第 2 信使系统及核内特异靶基因之间充当第 3 信使。IEGs 编码的蛋白可直接或间接激活了细胞内的限制性核酸内切酶，引发细胞凋亡[20,21]。

### 二、有髓神经纤维再生的分子机制

损伤严重的神经元胞体发生凋亡，损伤较轻的神经元胞体在历经胞体内酶的活性短暂地降低后可逐步恢复正常。损伤周围的施万细胞 JNK/c-Jun 通路被激活，除了介导施万细胞脱髓鞘化外，还可以上调多种神经元修复、营养及促进轴突再生的活性物质的表达，如神经生长因子（NGF）、脑源性神经生长因子（BDNF）及睫状神经营养因子（CNTF）、成纤维生长因子（FGF）及生长相关蛋白 - 43（GAP-43）等[7,14,22,23]。巨噬细胞在完成清除溃变的髓鞘后，其分泌的大量细胞因子，如 IL-1 等也通过与施万细胞表面的受体作用，参与到施万细胞内 JNK/c-Jun 通路的活化，共同促进神经生长物质的表达。这些神经营养因子通过与损伤处轴突胞膜上的一种 G 蛋白偶联受体——gp130 跨膜受体结合，通过内吞作用进入到胞内并被逆向转运至神经元胞体内，激活 JAK/Tyk 酪氨酸激酶及 STAT 转录因子，从而引起一系列的促进生长锥发芽及轴突延长的信号通路的活化[21,22,24]。其中 Ras/ERK 及 PI3K/Akt 信号通路的激活对轴突的生长起到了关键的作用。Ras/ERK 通路及 PI3 通路激活后可以引起与生长锥相关的基因的表达及蛋白的生长，如促进微管相关蛋白（microtubule associated protein 1B，MAP 1B）磷酸化成磷酸化微管相关蛋白（MAP 1B-phosphorylase，MAP 1B-P）；MAP 1B 在接近生长锥的部位含量明显升高，在磷酸糖原合酶激酶-3β（glycogen phosphate synthase 3β，GSK 3β）的作用下，MAP 1B 磷酸化为 MAP 1B-P。MAP 1B-P 有两种磷酸化形式，即 I 型和 II 型，可分别被单克隆抗体 150 及 125 识别后，通过激活下游的信号转导通路，促进神经轴突的骨架生长[25,26]。其中 I 型主要集中在轴突和生长锥内，以轴突远端为明显，动态调节细胞内骨架结构，以利于轴突的出芽和转向；II 型主要在神经元胞体及树突中浓度较高，同时也存在神经近端断端，主要起维持新生轴突的稳定性的作用[25,27,28]。此外，包括 GAP-43、丙氨酸烷化 C 激酶基质（myristoylated alanine rich C kinase substrate，MARCKS）及皮质细胞骨架伴随蛋白 23（cortical cytoskeleton-associated protein 23，CAP-23）在内的分子对也对轴突的生长起着重要的作用。GAP-43、MARCKS、CAP-23 与 PI（4，5）P27 共存于细胞膜上，能特异性结合 PI（4，5）P2、钙/钙调蛋白、蛋白激酶 C 和肌动蛋白，修饰 raft 募集信号分子，调节肌动蛋白细胞骨架的聚合、组构和解聚促进丝足和微小突起的形成，促进轴突外生；同时亦可通过和钙调蛋白的相互作用引导受体介导的钙内流转换成生长锥活动的信号[5,27,28]。以上神经营养因子及生长相关蛋白通过各种信号通路，共同促进损伤段近端生长锥的生长及延伸。在轴突向前生长的过程中，施万细胞大量表达神经细胞黏附分子 L-1（neural cell adhesion molecular L-1，N-CAM L-1）以及神经细胞黏附因子的多聚酸形式（neural cell adhesion molecular PBS，N-CAM PBS），当再生轴突的生长锥延伸与包含以上丰富的细胞外基质的基底膜接触时，生长锥顶端的微管蛋白解离，活化了整合素依赖的信号转导通路，黏附斑激酶（focal adhesion kinase，FAK）和桩蛋白（paxillin，Pax）酪氨酸磷酸化，导致细胞内蛋白质合成及黏附分子、肌动蛋白束重排，为生长锥进一步延伸和髓鞘形成、成熟奠定基础[7,14,]。此外，还与这些黏附因子通过直接的黏附作用来引导神经元的迁移、轴突成束化以及轴突延伸的路线，使神经纤维的延伸严格限制在 Bungner 带内，从而使轴突能够顺利到达远端的支配单位。

在轴突到达目的地后，开始了再髓鞘化过程。神经元胞体内的神经调节蛋白（NRG-1）的 III 型异构体 NRG1-III 产生增多，并被运输至轴突的末端，释放至周围的基质中。NRG1-III 与桩蛋白细胞胞膜上的受体结合，激活 ErbB2-ErbB3 受体酪氨酸激酶，通过介导 PI3K/PIP3/AKT 信号转导通路，上调与髓鞘形成密切相关的 PMP22、Krox-20、P0 及粘连素-32 基因的表达，促进施万细胞停止增殖并形成新的髓鞘。NRG1-III 激活后可以通过对信号通路的调节，控制再生髓鞘的厚度，使再生髓鞘逐渐由薄恢复至原来的厚度，在髓鞘化过程完成[7,14,29]。

## 第四节　无髓神经纤维的损伤及再生的病理生理

周围神经内除了有髓神经纤维，尚存在无髓神经纤维。无髓神经纤维的损伤后，损伤远端亦发生与有髓神经纤维类似的变性，称为沃勒变性，无髓神经纤维的变性及再生，许多方面与有髓神经相同。再生的无髓轴突也可以进入远段神经元先由有髓纤维占据的神经内膜管，但它们不能与功能相异的末梢器官重建联系，因而功能不能恢复。目前有关无髓神经纤维损伤及再生方面的研究较少，在此不做详细介绍。

## 第五节　周围神经损伤后靶器官变化

### 一、肌肉和运动终板

周围神经损伤后，运动神经元与肌纤维之间的复杂的冲动反应受到了破坏。失神经支配后，神经营养因子大量丢失，导致了受损神经所支配的肌肉形态结构、生理生化及新陈代谢发生了变化。最早的改变可出现在损伤后的数小时，包括神经终板肿胀、线粒体破坏及突触数量减少。失神经支配 2 个月左右，骨骼肌细胞的超微结构基本正常，肌纤维周围无明显增生的胶原纤维，仍可见运动终板，肌卫星细胞数量增多；在损伤后 6 个月，肌丝断裂，排列紊乱，细胞核体积缩小，染色质加深，细胞核骨髓，肌纤维周边出现较多的成纤维细胞核脂肪细胞及增生的胶原纤维；伤后 12 个月左右，运动终板结构消失，肌卫星细胞体积缩小，数量减少。肌肉逐渐萎缩，肌浆丧失，肌纤维体积缩小，结缔组织增生，肌肉变性并最终可被纤维、脂肪组织替代[30,31]。

## 二、感受器与感觉神经末梢

周围神经损伤后，随着损伤远端轴突发生沃勒变性，在伤后的 6～12 个月内，分布于皮肤的感觉神经末梢将逐渐崩解并消失。触觉小体在失神经支配后 30 周基本消失，触觉小体消失后不能再生，但其周围游离的神经末梢的形成可恢复其部分功能。而环层小体内的轴突末梢在神经切断后 3～4 周完全消失，但环层小体退变缓慢，故早期神经修复后，其功能可得到基本恢复。皮内感觉小体在伤后 5 个月内尚可基本保持原有的形态、结构和体积，此时如有再生神经纤维末梢长入感觉小体，则可重建突触联系并使皮肤感觉功能有所恢复，否则，感觉小体将于伤后 6 个月至 1 年逐步发生结构破坏、体积缩小，最后退化、消失[32,33,34]。

〔郑楚珊〕

# 参考文献

[1] MENORCA T S, FUSSELL J C, ELFAR, et al. Nerve physiology: mechanisms of injury and recovery [J]. Hand Clin, 2013, 29(3):317-330.

[2] BURNETT M G, ZAGER E L. Pathophysiology of peripheral nerve injury: a brief review [J]. Neurosurg Focus, 2004, 16(5):E1.

[3] STEFANO G, RAIMONDO S, RONCHI G, et al. Chapter 3: Histology of the peripheral nerve and changes occurring during nerve regeneration [J]. Int Rev Neurobiol, 2009, 87: 27-46.

[4] RADY M Y. Possible mechanisms for the interaction of peripheral somatic nerve stimulation, tissue injury, and hemorrhage in the pathophysiology of traumatic shock [J]. Anesth Analg, 1994, 78(4):761-765.

[5] KLIMASCHEWSKI L, HAUSOTT B, ANGELOV D N. The pros and cons of growth factors and cytokines in peripheral axon regeneration [J]. Int Rev Neurobiol, 2013, 108: 137-171.

[6] FREGNAN F, MURATORI L, SIMOES A R, et al. Role of inflammatory cytokines in peripheral nerve injury [J]. Neural Regen Res, 2012, 7(29):2259-2266.

[7] ROTSHENKER S. Wallerian degeneration: the innate-immune response to traumatic nerve injury [J]. Neuroinflammation, 2011, 8: 109.

[8] MCCALLISTER W V, MCCALLISTER E L, DUBOIS B, et al. Regeneration along intact nerves using nerve growth factor and ciliary neurotrophic factor [J]. Reconstr Microsurg, 2004, 20(6):473-481.

[9] EBADI M, BASHIR R M, HEIDRICK M L, et al. Neurotrophins and their receptors in nerve injury and repair [J]. Neurochem Int, 1997, 30(4-5):347-374.

[10] ENGLISH A W, CUCORANU D, MULLIGAN A, et al. Neurotrophin-4/5 is implicated in the enhancement of axon regeneration produced by treadmill training following peripheral nerve injury [J]. Eur J Neurosci, 2011, 33 (12):2265-2271.

[11] PODRATZ J L, RODRIGUEZ E, WINDEBANK A J. Role of the extracellular matrix in myelination of peripheral nerve [J]. Glia, 2001, 35(1):35-40.

[12] DE LUCA A C, LACOUR S P, RAFFOUL W, et al. Extracellular matrix components in peripheral nerve repair: how to affect neural cellular response and nerve regeneration? [J]. Neural Regen Res, 2014, 9(22):1943-1948.

[13] GONZALEZ-PEREZ F, UDINA E, NAVARRO X. Extracellular matrix components in peripheral nerve regenera-

tion [J]. Int Rev Neurobiol, 2013, 108: 257 - 275.

[14] GLENN T D, TALBOT W S. Signals regulating myelination in peripheral nerves and the Schwann cell response to injury [J]. Curr Opin Neurobiol, 2013, 23(6):1041 - 1048.

[15] KIM D, LEE S, LEE S J. Toll-like receptors in peripheral nerve injury and neuropathic pain [J]. Curr Top Microbiol Immunol, 2009, 336: 169 - 186.

[16] BOIVIN A, PINEAU I, BARRETTE B, et al. Toll-like receptor signaling is critical for Wallerian degeneration and functional recovery after peripheral nerve injury [J]. Neurosci, 2007, 27(46):12565 - 12576.

[17] ALLAN S M, ROTHWELL N J. Cytokines and acute neurodegeneration [J]. Nat Rev Neurosci, 2001, 2(10):734 - 744.

[18] PEREIRA J A, LEBRUN-JULIEN F, SUTER U. Molecular mechanisms regulating myelination in the peripheral nervous system [J]. Trends Neurosci, 2012, 35(2):123 - 134.

[19] WOOD M D, MACKINNON S E. Pathways regulating modality-specific axonal regeneration in peripheral nerve [J]. Exp Neurol, 2015, 265: 171 - 175.

[20] BASTIEN D, LACROIX S. Cytokine pahways regulating glial and leukocyte function after spinal cord and peripheral nerve injury [J]. Exp Neurol, 2014, 258: 62 - 77.

[21] UGOLINI G, RAOUL C, FERRI A, et al. Fas/tumor necrosis factor receptor death signaling is required for axotomy-induced death of motoneurons in vivo [J]. Neurosci, 2003, 23(24):8526 - 8531.

[22] BLOM C L, MARTENSSON L B, DAHLIN L B. Nerve injury-induced c-Jun activation in Schwann cells is JNK independent [J]. Biomed Res Int, 2014, 2014: 392971.

[23] BOYD J G, GORDON T. Glial cell line-derived neurotrophic factor and brain-derived neurotrophic factor sustain the axonal regeneration of chronically axotomized motoneurons in vivo [J]. Exp Neurol, 2003, 183(2):610 - 619.

[24] SCHWEIZER U, GUNNERSEN J, KARCH C, et al. Conditional gene ablation of Stat3 reveals differential signaling requirements for survival of motoneurons during development and after nerve injury in the adult [J]. Cell Biol, 2002, 156(2):287 - 297.

[25] NAMIKAWA K, HONMA M, ABE K, et al. Akt/protein kinase B prevents injury-induced motoneuron death and accelerates axonal regeneration [J]. Neurosci, 2000, 20(8):2875 - 2886.

[26] FRESNO V J, CASADO E, DE CASTRO J, et al. PI3K/Akt signalling pathway and cancer [J]. Cancer Treat Rev, 2004, 30(2):193 - 204.

[27] HENLEY J, POO M M. Guiding neuronal growth cones using $Ca^{2+}$ signals [J]. Trends Cell Biol, 2004, 14(6):320 - 330.

[28] BOUQUET C, SOARES S, BOXBERG Y, et al. Microtubule-associated protein 1B controls directionality of growth cone migration and axonal branching in regeneration of adult dorsal root ganglia neurons [J]. Neurosci, 2004, 24(32): 7204 - 7213.

[29] GAMBAROTTA G, FREGNAN F, GNAVI S, et al. Neuregulin 1 role in Schwann cell regulation and potential applications to promote peripheral nerve regeneration [J]. Int Rev Neurobiol, 2013, 108: 223 - 256.

[30] FUREY M J, MIDHA R, XU Q G, et al. Prolonged target deprivation reduces the capacity of injured motoneurons to regenerate [J]. Neurosurgery, 2007, 60(4):723 - 733.

[31] AN S, ZHANG P, PENG J, et al. Motor function recovery during peripheral nerve multiple regeneration [J]. Tissue Eng Regen Med, 2015, 9(4):415 - 423.

[32] BENZINA O, SZABO V, LUCAS O, et al. Changes induced by peripheral nerve injury in the morphology and nanomechanics of sensory neurons [J]. Biomed Opt, 2013, 18(10):106014.

[33] HADLOCK T A, SHEAHAN T, CHENEY M L, et al. Biologic activity of nerve growth factor slowly released from microspheres [J]. Reconstr Microsurg, 2003, 19(3):179 - 186.

[34] HOU S, NICHOLSON L, VAN NIEKERK E, et al. Dependence of regenerated sensory axons on continuous neurotrophin-3 delivery [J]. Neurosci, 2012, 32(38):13206 - 13220.

# 第五章　周围神经影像学检查

周围神经系统疾病的影像学检查手段主要包括 X 线、CT、超声和 MRI。随着 MRI 临床应用的普及，传统 X 线和 CT 检查因其软组织分辨率的限制，在周围神经病变的诊断中逐渐淡出视野。

## 一、X 线检查

（一）X 线平片

X 线平片检查简单、经济，但对周围神经损伤的诊断起辅助作用，以往对脑神经、脊神经进出孔道采取特殊位置进行摄片，通过观察神经行走的孔道结构周围骨质形态，有无骨折、骨质增生、韧带钙化、钙盐沉积等，间接判断走行于骨性孔道中的神经损伤，现今，X 线检查主要用于周围神经损伤可能伴随的一些骨关节骨折或脱位的检查。目前计算机 X 线摄影（computed radiography，CR）和数字 X 线摄影（digital radiography，DR），已基本取代了传统的 X 线摄片。

1. 脑神经 X 线检查

（1）嗅神经：经筛骨筛孔出颅，采用瓦氏位（Water method）投照，其技术要点：被检者坐于立式摄片架前，或俯卧于摄片台上，取后前位，两手平放于头部两侧，支撑固定，下颌部紧贴面板；头颅正中矢状面与面板垂直，并与面板中线重合；头部后仰，听眦线与面板夹角呈 37°；鼻尖置于探测器中心；中心线呈水平方向，经鼻尖垂直射入探测器中心[1,2]。

（2）视神经：经视神经管出颅，视神经管与头颅矢状面呈 35°～40°、与水平面呈 10°～15°，采用瑞氏位（Rhees method）投照，显示视神经管轴位影像，其技术要点：被检者俯卧位，头部转向被检侧，是颧骨、鼻骨、下颌骨三部分贴床面，被检者眼眶位于探测器中心位置，头部正中矢状面与床面呈 53°，听鼻线与床面正中线垂直，中心线通过被检者眼眶垂直射入探测器中心[1,2]。

（3）动眼神经、滑车神经、三叉神经：经眶上裂出颅，采用柯氏位（Caldwell method）投照，其技术要点：被检者俯卧于摄片床上，正中矢状面垂直于床面，并与床面中线重合，额部及鼻尖置于床面上，下颌内收，听眦线垂直于床面，鼻根对准探测器中心，中心线向足侧倾斜 23°，经鼻根部射入探测器中心。值得注意的是，三叉神经的另外两条分支上颌神经、下颌神经分别穿圆孔、卵圆孔出颅，由于圆孔、卵圆孔可因解剖变异大、骨影重叠而不易显示，曾经常采用颅底位投照显示[1,2]。

（4）面神经、位听神经：经内听道出颅，采用斯氏位（Stenever method）投照，其技术要点：被检者俯卧于摄片床上，肘关节屈曲，两手放于头两旁，脸转向对侧，外耳孔前 2 cm 处放于探测器中心，将额部、鼻尖、颧骨三点紧靠平板，头颅矢状面与平板呈 45°，听眦线与探测器垂直，中心线向头侧倾斜 12°，对准被检侧的枕外隆凸与外耳孔联线的中内 1/3 交点射入探测器中心[2]。

（5）舌咽神经、迷走神经、副神经：经颈静脉孔出颅，采用颏枕位投照。其技术要点：被检者俯卧于检查床上，下颌垫高约 20 cm，下颌尽量前伸，听鼻线与台面呈 45°，正中矢状面与台面中心垂直，中心线正对正中矢状面经过外耳孔后 1.5 cm 垂直射入探测器中心[2]。

（6）舌下神经：经舌下神经管出颅，采用斯氏位投照。

2. 脊神经 X 线检查　脊神经 X 线检查的重点是显示椎间孔，如果该区域骨折、骨质增生、韧带钙化、占位性病变等均可间接导致脊神经受压，其节段水平以下躯体运动、感觉功能将受影响。采用脊柱双斜位及正侧位投照，双斜位投照技术要点：被检者直立站立，双足稍分开，身体站稳，转动身体，使身体的正中面与探测器中心呈 45°，头向相应的左右前斜方向转动，使头的矢状面与探测器中心的平面平行，两眼平视，中心线垂直射入探测器中心。正位投照技术要点：被检者可取站立位和卧位，双上肢放于身体两侧，人体矢状面垂直台面，并与台面中线重合。颈椎、胸椎、腰椎中心线分别对准甲状软骨、胸骨角和剑突连线中点、第三腰椎垂直射入探测器中心。侧位投照技术要点：被检者可取站立位和卧位，人体矢状面与台面平行[1,2]。

3. 尺神经沟轴位　尺神经经过肱骨内侧髁尺神经沟到达前臂。技术要点：探测器垂直台面置于胸前，被检者取坐位，上臂前伸平放于台面，肘关节屈曲 140°～150°。上臂外旋 30°～50°，肱骨下端内缘相当于尺神经沟处放于探测器中心。中心线由前呈 30°，经尺神经沟射入探测器中心。

4. 冈上肌出口位　肩胛上神经经过冈上肌出口支配冈上肌。技术要点：被检者后前位站立，患侧肩部紧贴探测器，身体冠状面与探测器呈 55°～65°，患侧上肢自然下垂，掌心向前。中心线向足侧倾斜 10°～15°，经肩锁关节射入探测器中心[2]。

（二）脊髓造影

在 MRI 及 CT 尚未临床应用之前，怀疑脊神经根撕脱的患者，采取脊髓造影检查。脊髓造影，又称 X 线椎管造影，是将非离子型水溶性碘对比剂经腰椎穿刺注入脊髓蛛网膜下腔，通过改变患者体位，观察对比剂在椎管内的充盈形态与流动情况来发现或诊断椎管内病变的一种检查方法。

## 二、CT 检查

CT 设备发展十分迅速，至目前多层螺旋 CT（multislice spiral computed tomography，MSCT）临床应用已十分广泛。MSCT 的密度、时间分辨率大幅提升，Z 轴分辨率更高，达到各向同性的成像，结合强大的图像后处理技术，能够更加直观地显示人体内部各组织结构及其相互关系。

（一）脑神经 CT 检查

脑神经 CT 检查一般采用容积扫描，扫描所得原始数据重建成薄层图像，进行多平面重建、三维立体显示，对脑神经出入颅骨的骨性孔道显示极佳，显示神经骨性孔道骨质结构的完整性，有无骨折、骨质破坏，邻近有无肿块压迫、侵蚀。尽管 CT 设备发展迅速，然而其成像原理还是依靠 X 线的衰减，成像方法单一，软组织分辨率不如 MRI。脑神经 MSCT 平扫技术要点：被检者仰卧于扫描床上，头置于头架中，下颌内收，头颅和身体正中矢状面与台面中线垂直，两外耳孔与台面等距，扫描基线为听眦线，采用容积扫描，重建图像层厚最薄可达 0.5 mm，重建间隔为层厚的 30%～50%，重建算法选软组织平滑算法和骨组织高分算法。获得薄层图像，进行图像后处理，采用骨组织高分辨算法图像进行多平面重建、曲面重建显示神经骨性孔道骨质结构详情，采用软组织平滑算法图像进行容积再现、仿真内镜等立体显示神经骨性孔道。

（二）脊神经节后段与肢体神经 CT 检查

脊神经节后段及肢体神经，由于 CT 上神经和周围软组织的密度差并不大，MSCT 结合图像重建技术可显示神经的行程及形态，但不能敏感检测神经内变性，因此脊神经节后段及肢体神经目前主要采用 MRI 检查或超声检查。脊神经节后段及肢体周围神经 MSCT 检查时，采取平扫，进行多平面重建或曲面重建，重建算法选软组织平滑算法，可显示神经的走行、形态，以及周围结构导致神经压迫等情况。

（三）脊神经节前段 CT 检查

脊神经节前段神经，采用 CT 脊髓造影（computed tomography myelography，CTM），CTM 将 CT 和脊髓造影相结合，将非离子型水溶性碘对比剂经腰椎穿刺注入脊髓蛛网膜下腔，通过改变患者体位后，进行脊柱 CT 检查，通过对比剂在脊髓蛛网膜下腔的充盈而衬托出神经根，观察脊髓位置，有无假性脊膜囊肿，判断脊神经节前损伤。由于 MRI 神经成像技术的发展，CTM 已逐渐少用，但在一些由于安全原因，如动脉瘤夹、人工心脏瓣膜置、心脏起搏器放置、血管支架等置放术后，不适合进行 MRI 检查情况下，或其他由于金属伪影导致 MRI 显示不清楚的情况，仍可以 CTM 检查为替代手段[3]。

　　CTM 结合了 CT 检查和脊髓造影两者的优点，既可以很清楚地显示骨质结构、韧带钙化、椎管狭窄、椎间盘病变等脊柱退变的情况，又可以很好地显示脊髓受压、变形、移位，以及前后神经根完整性，还可清楚地观察椎管与脊髓、神经根的局部关系，以及神经根撕裂导致对比剂外漏形成的假性脊膜囊肿等。但 CTM 仍然是有创性检查，和脊髓造影检查一样，在进行 CTM 检查时需向脊椎椎管内注入对比剂，存在患者对碘造影剂过敏、过敏性休克、粘连性蛛网膜炎以致椎管内感染等可能，严重者可引起患者瘫痪或死亡。因此，在选择时应当慎重；另外，它对脊髓内部的结构变化、脊髓缺血变性等表现显示方面不如 MRI 清楚[4]。

〔曾伟科〕

# 第二节　超声检查

　　近年来，随着超声（ultrasound，US）技术的发展和高分辨力的高频超声探头的出现，高频超声已成为检测周围神经及其病变的重要手段，可显示周围神经损伤的不同形态结构变化。与传统的神经电生理检查相比，高频超声无创、无辐射、实时动态观察、重复性好；虽然高频超声在检查深部神经病变方面不及 MRI，且存在着对操作者依赖性较强等缺点，但其检查费用低、耗时少、空间分辨率高、操作灵活，避免导致患者出现幽闭恐惧症，在表浅神经病变检测方面，高频超声具有一定的优势。

　　超声波是指声源振动频率 $>20\,000$ Hz 的机械波[5]。诊断超声常用的频率为 $2\sim20$ MHz。超声波在人体软组织平均声速为 $1\,540$ m/s。在声阻抗不同的介质中传播时，声波产生反射、散射、衍射、折射及多普勒效应，介质则吸收声波的能量，产生声衰减。目前所使用的超声诊断仪都是建立在回波基础上，其物理基础即人体组织的声阻抗有所不同，当声波穿过两种声阻抗不同的组织界面时，其回声产生相应变化，从而提取诊断信息。周围神经检查中超声波的轴向分辨率是关键性能指标。轴向分辨率是指沿声束轴线方向的分辨率。受探头发射的超声频率影响，频率越高，分辨力越高，但在体内易被吸收发生衰减而不易到达深部，故穿透性差。对于表浅神经，恰好可利用高频超声的优势而避开其不足。

　　高频超声神经检查最常见的临床指征为各种原因所致的周围神经卡压症，其次为临床怀疑为周围神经来源的软组织肿物。此外，创伤性神经瘤、尺神经异位等也可用超声进行评价。

## 一、超声检查方法

　　超声检查时，被检者根据检查部位采取平卧、俯卧位或侧卧位，肘部尺神经检查多采用坐位，进行下肢周围神经俯卧位扫查时，膝关节可轻度屈曲（$20°\sim30°$）[6]。根据周围神经所在部位及深度，尽量选用高频探头以便获得最佳分辨率，探测表浅部位的神经如尺神经、正中神经、桡神经等，可选用 $12\sim18$ MHz 探头；扫查部位较深的神经如股神经可选用 $7.5\sim10$ MHz 的探头，而如果扫查更深位置的坐骨神经近端则还可选用 $2\sim6$ MHz 的凸阵探头[7]。

　　超声检查时，首先要熟悉周围神经的解剖，掌握周围神经大体走行。应用高频超声探头直接循神经走行进行扫查，先沿神经短轴进行横断面上下扫查，确定为神经时，沿短轴 $90°$ 旋转探头，沿神经长轴进行纵断扫查。需注意神经与血管、肌腱、韧带回声的鉴别。一般而言，周围神经超声呈现为典型的网状结构，使其易与肌肉组织鉴别；筋膜纵切面缺乏线性强回声，回声不均匀，横断面呈扁平状，缺乏点状回声；肌腱横断面与周围神经相似，但回声稍强，且动态观察时可见肌腱运动，而周围神经相对恒定，内部线性回声清晰。大多数的躯体神经与外周血管伴行，故可利用彩色多普勒超声区分神经与血管，帮助寻找神经的走向和结构[8]。

　　在创伤性周围神经损伤中，可能合并广泛的皮下软组织水肿、神经肿胀以及正常周围组织结构的紊乱等，由于损伤处神经局部的正常解剖层次不清，增加了病变区异常声像图与神经解剖关系区分的难度，导致在病变区直接检查是否有神经损伤更为困难。因此，在创伤性周围神经损伤中，从损伤区附近相应解剖学标志处（如肌肉、血管、骨性标志等）的神经开始，横切面连续追踪，逐渐移行至损伤区域，往往较易明确异常声像图与神经的解剖关系[9]。周围神经往往对称分布，故相应扫查时还要注意与健侧对比。

正常周围神经长轴纵切时表现为束状结构，内部可见多条平行排列的低回声带，边界整齐，并以线状强回声分隔。低回声带为神经束，在神经内纵行排列，线状高回声为神经束之间的神经束膜。短轴位周围神经呈筛网状结构，其中低回声的神经束呈圆形，神经干周围被高回声的神经外膜所包绕[10]。神经的束状结构在大多数周围神经均可见到，探头频率越高，其束状结构越清晰。探头频率越低，神经受挤压（如穿过神经孔、骨纤维管等狭窄空间时）、神经位置深在或较纤细时，这种束状结构可变得模糊不清，甚至仅表现为低回声带。

（一）臂丛神经

在高频超声上，臂丛神经（brachial plexus）仅表现为均匀一致的低回声的带状结构而无线样强回声穿行其中[11]。首先在颈部胸锁乳突肌横向斜切扫查，找到前斜角肌中斜角肌之间的横切面，其间可见 4 个圆形低回声即为臂丛神经发出的根部，然后于臂丛神经根长轴扫查，观察神经的形态有无撕脱，周围血肿粘连情况，其次分别在锁骨上、下区内进行连续扫查。

（二）上肢神经

上肢神经主要包括正中神经、尺神经、桡神经等。扫查正中神经（median nerve）时，正中神经的上臂段在肱动脉旁，易识别，而前臂段则在深、浅屈肌之间显示；位于腕管内的正中神经可自腕部偏外侧开始[8]，在横断面上表现为椭圆形的网状结构，位于屈肌支持带与 2、3 指屈肌腱之间，拇长屈肌腱内侧。此处为腕管综合征的发生部位。正中神经其他部位的扫查以腕管处为基点，自下而上进行横断连续扫查。

扫查尺神经（ulnar nerve）时，可先从肘后部尺神经开始向下或向上追踪扫查，最好采用小探头，先短轴横切，后长轴扫描。尺神经在此部位走行于肱骨内上髁与尺骨鹰嘴之间形成的尺神经沟内，位置浅表，呈椭圆形结构，与内上髁骨皮质所产生的强回声相邻。在前臂位于尺侧腕屈肌及指深屈肌之间，在前臂下段与尺动脉伴行可作为超声定位标志[12]。

桡神经（radial nerve）扫查时，以桡神经沟作为解剖标志[13]。在上臂下 1/3 外侧、肱三头肌外侧头处扫查，横断面上表现为与肱骨紧邻的网状结构，然后以此处为基点，进行向上、向下追踪。

临床上最常见的周围神经卡压症是腕管综合征（carpal tunnel syndrome，CTS）。超声检查对于诊断 CTS 是非常实用的方法，特别是超声量化正中神经的截面积，具有较大优势。被检查者取坐位，肘部以下置于诊察床上，腕下垫一硬物使关节处于中立位，手掌稍旋前，手指自然伸展。腕管入口（豌豆骨水平）的确定：腕掌侧面中间腕横纹远侧约 1 cm，对向伸直小指的纵轴处为豌豆骨。腕管出口（钩骨钩水平）确定：豌豆骨下外侧 1 cm 处相当于环尺缘延线为钩骨钩。先将超声探头纵行扫描腕管，矢状位观察正中神经的形态、走行，是否有压迹以及神经受卡压的部位；然后，将超声探头横扫腕管，测量并记录正中神经外膜厚度、豌豆骨平面正中神经截面积[14,15]。

（三）下肢神经

下肢周围神经主要包括坐骨神经、胫神经、腓总神经、股神经、腓肠神经等。超声探查坐骨神经可在腘窝上方通过横断扫查进行寻找，坐骨神经位表现为典型的网状结构，位于腘动、静脉旁，股二头肌与半膜肌、半腱肌之间。以此为基点，向上追踪至臀大肌深面，向下追踪至腘窝顶端的胫神经与腓总神经分叉处[16]。

胫神经（TN）扫查时，可在腘窝处腘动、静脉旁或踝管处胫后动、静脉旁横断扫查寻找，均表现为典型的网状结构。胫神经一般伴行于胫后动脉[16]。

腓总神经（CPN）扫查时，腓总神经绕腓骨颈处位置表浅，易显示，将探头放置在腓骨头内侧横切可显示腓总神经横断面，探头旋转 90°，可显示腓总神经长轴，并可向上、向下沿神经走行方向显示神经约 10 cm[16]。

股神经扫查时，受检者取仰卧位，受检下肢自然平放于检查床上，将探头平行于腹股沟韧带，轻放置于腹股沟韧带和腹股沟褶之间，进行横切扫查，以股总动脉无回声为标志，在股三角区寻找股神经，呈筛网格状三角形略高回声结构，然后旋转探头 90°行股神经的长轴扫查。但股神经在进入股三角后，难以显示除隐神经外的其他分支[17,18]。

腓肠神经（sural nerve，SN）扫查时，探头置于小腿远段，首先显示位于腓肠肌内、外侧头的小隐静脉，在其外侧寻找呈中等回声、卵圆形的腓肠神经[16]。

### 二、超声新技术

近年来，一些超声新技术，由于能改善软组织对比度从而提高周围神经显像效果，在周围神经病变中应用引起重视[19]。

#### （一）超声复合成像（compound imaging）

超声复合成像是利用电子声束多角度偏移和数字化图像处理技术，同时发射和接收多个角度的超声波，多角度、多切面获取于常规图像加倍的信息量，大大提高了分辨率，减少多种伪像的干扰，使获取的图像更加细腻。图像合成后轮廓更清晰，可以更有效显示神经。

#### （二）组织谐波成像（tissue harmonic imaging，THI）

组织谐波成像是减少伪影的另一种方法。与常规超声技术不同，谐波成像可消除近场伪像和旁瓣的干扰，提高轴向分辨率及提高侧向分辨率，提高远场的图像质量。

#### （三）高分辨率超声（high resolution ultrasound，HRU）

高分辨率超声主要采用大于 15 MHz 的超声频率进行成像，获得几十微米量级的成效分辨率，是提高周围神经超声图像质量更好的方法。高分辨率超声成像的优势在于它实现组织穿透力与组织分辨率的平衡，同时使用变频探头，可以调节聚焦深度，提高图像质量，从而直观且较清晰地显示周围神经及其周围组织结构。因此，高分辨率超声在判断周围神经病变位置、形态学改变、病因诊断、术后复查等方面具有很高的价值，尤其是临床中诊断周围神经卡压症重要的影像学检查手段[20]。

〔曹明慧〕

## 第三节　MRI

周围神经 MRI 成像，又称磁共振神经成像（magnetic resonance neurography，MRN）。以肌电图（EMG）、躯体感觉诱发电位（SEP）和神经传导速度（NCV）为代表的电生理检查不能直观显示神经，更不能显示神经损伤的确切位置及其周围组织结构情况，而这些信息对于周围神经显微外科修复治疗十分重要。超声检查对表浅神经的检查具有一定的优势，但难以提供全面的神经显微外科修复治疗所需的信息。MRN 具有无电离辐射、软组织分辨力高的优势，且无成像深度的限制，可直观显示人体表浅和深部的神经，且能对周围神经损伤的部位、损伤程度及其周围组织进行直接观察。此外，对获得的 MRN 薄层图像进行后处理，还可以多角度、整体地观察神经病变及其与周围组织毗邻关系。MRN 已成为周围神经病变的首选影像学检查方法。近年来，随着 MRI 硬件和软件水平的提升，新成像序列和技术的开发和应用，MRN 的图像分辨力及信噪比越来越高，MRN 应用的范围越来越广。

目前，周围神经 MRN 成像技术主要为两大类，一类为基于 T2 加权成像（T2-weighted imaging，T2WI）的 MRN 技术；一类为基于扩散加权成像（diffusion weighted imaging，DWI）的 MRN 技术。基于 T2WI 的 MRN 图像分辨力高，临床上一般采用基于 T2WI 的 MRN 图像进行诊断，而基于 DWI 的 MRN 图像虽然较为直观，但分辨力较低，一般作为辅助诊断使用。由于周围神经结构细小，其信号强度与肌肉十分相近，周围往往有脂肪包绕、血管伴行，因此需要结合多种成像技术，尽量抑制神经周围脂肪组织、血管信号，以突出显示神经。高质量的 MRN 图像须具有如下特点：良好的对比度；均匀、完全的脂肪抑制；高分辨力图像（三维各向同性分辨力小于 1 mm）；较少伪影且尽量消除魔角伪影（magic angle artifact）[21]。

MRN 检查的适应证主要有以下 9 种。①神经丛成像：怀疑臂丛或腰骶丛神经病变；②神经松解术的术前计划：对于周围神经卡压症、胸廓出口综合征等疾病，应用 MRN 进行解剖评估及确认神经的形态异常等；③神经损伤分级：评估及区分单纯神经干损伤与创伤性神经瘤及神经断裂；④制订治疗计划：周围神经挤压伤的定性及范围的评估，如血肿、神经鞘瘤、转移瘤、肺上沟瘤对神经的压迫等；⑤鉴别放疗后改变与肿瘤复发所致神经损伤：局部放疗后出现神经丛病症状的病例；⑥弥漫性多发性神经病变患者出现不典型症状或症状加重：如慢性炎症性脱髓鞘性多发性神经病（chronic inflammatory demyelinating polyneuropathy，CIDP）、多灶性运动神经病（multifocal motor neuropathy，MMN）、淀粉样变性、淋巴瘤等；⑦术后评估：用于手术失败病例排除神经再次卡压/持续存在的卡压；⑧MRI 引导注射前：神经周围（麻醉药/糖皮质激素）注射，以及斜角肌/梨状肌（肉毒杆菌制剂）的药物注射；⑨慢性疼痛：慢性疼痛患者排除神经疾病。

### 一、基于 T2WI 的 MRN 成像技术

基于 T2WI 的 MRN 成像技术，主要是指结合了脂肪抑制的 T2W 成像技术。目前 MRN 常用的脂肪抑制技术有频率衰减反转恢复（spectral attenuated inversion recovery，SPAIR）、短时翻转恢复（short tau inversion recovery，STIR）和 mDixon 技术。SPAIR 由于采用了绝热脉冲而对 B1 场的不均匀性不敏感，所以几乎不产生射频脉冲伪影。而且，SPAIR 的信噪比及图像分辨力高且脂肪抑制彻底，但对 B0 场均匀性要求高[22]；STIR 受 B0 和 B1 场不均匀的影响小，但信噪比差，特异性吸收率（specific absorption rate，SAR）高[23]。mDixon 则兼具对 B0、B1 场不均匀和高信噪比的优点[23]。STIR 多用于神经丛成像，SPAIR 多用于四肢神经成像。近年来，mDixon 因为其稳定的脂肪抑制和优异的信噪比而备受青睐。但是，因为其采集时间长，目前仅广泛应用于 2D MRN 中[24]。

MRN 成像方案应以自旋回波类序列为主，并且包含 2D 和 3D 序列。2D 序列包括无脂肪抑制的 2D T1WI 和脂肪抑制的 2D T2WI 序列。使用无脂肪抑制 2D T1WI 的目的是在神经周围高信号脂肪的衬托下，能快速寻找到周围神经的确切位置，了解其大致行程。使用脂肪抑制 2D T2WI 成像主要是通过抑制神经周围脂肪信号，更好地观察神经本身的连续性及其有无信号异常改变，同时 2D T2WI 成像可以显著提高其分辨力，对神经束进行高分辨成像，显示神经束内部结构。但 2D T2WI 图像往往难以显示神经干或神经丛的全貌。采用脂肪抑制 3D T2WI 获得神经连续薄层图像，对获得的图像进行多平面重建（multiplanar reconstruction，MPR）和最大密度投影（maximum intensity projection，MIP）等后处理，可显示神经干或神经丛的全貌，弥补 2D T2WI 的不足。目前广泛用于 MRN 的 3D T2WI 序列为可变翻转角快速自旋回波（SPACE，Siemens；VISTA，Philips；CUBE，GE）序列。该序列具有以下特点：①基于 3D 快速自旋回波的高分辨力各向同性数据采集；②回波链长（100~250 个回波），回波间隔短（3~4 ms）；③具有非选择性重聚焦脉冲，重聚焦脉冲翻转角减小（固定或可变翻转角，30°~120°）；④高效率的相位编码策略。并行采集技术、部分傅里叶成像、短回波间隔和长回波链大大缩短了成像时间（5~10 min）。可变翻转角的重聚焦脉冲减少了人体的特殊吸收率（specific absorption rate，SAR）[25]。周围神经的 3D SPACE、VISTA、CUBE 扫描，需联合应用 STIR 等脂肪抑制技术，以获得神经薄层图像进行 MPR、MIP 等后处理，从而显示神经干或神经丛的全程。与 STIR 结合的 3D T2WI 宜在注射钆对比剂后采集，钆对比剂的引入缩短了血液的 T2 和 T1 值，T2 值的缩短使得其信号在长 TE 的 T2WI 中进一步衰减，T1 值的缩短使其与脂肪的 T1 值接近而被 STIR 序列抑制。故对比剂的引入不仅增强了神经与背景组织的对比，而且有效地抑制了血液信号[26]。

一般而言，MRN 成像主要在 3.0 T MR 扫描仪上进行。相对于 1.5T 扫描仪，3.0 T 在 MRN 成像方面具有明显优势，尤其是 3D 序列。3.0 T MR 扫描仪的信噪比是 1.5 T 的两倍，且 3.0 T MR 扫描仪梯度场的改进能实现薄层 3D 的扫描，此外结合并行采集技术能极大地缩短扫描时间，尤其是 3D

T2WI 扫描时间[21]。与 3 T 相比，1.5 T 磁场下人体组织的 T1 弛豫时间会缩短而 T2 弛豫时间会延长[21]。在采用 1.5 T MRI 进行 MRN 成像时，需注意对扫描序列的重复时间（repetition time，TR）和回波时间（echo time，TE）进行相应的调整，缩短 T1W 序列的 TR 和延长 T2W 序列的 TE，在采用 STIR 方式抑制脂肪时，需要缩短反转时间（inversion time，TI）。

在对周围神经进行 MRI 成像时，需要注意魔角伪影[27]。魔角伪影在肌腱、韧带和周围神经成像中常会碰到，在中等长度或短 TE 序列中，上述组织的信号强度与其走向和主磁场方向的夹角有关。肌腱、韧带和周围神经组织都是富含胶原且排列高度有序的组织，其中的水分被胶原紧紧束缚，水分子的氢质子偶极相互作用（dipole interaction）导致磁化矢量很快失相位（dephased），从而使得这些组织的 T2 弛豫时间较短。但是这种相互作用受到 $3\cos^2\theta-1$ 这个因子的调制（其中 $\theta$ 为组织走向与主磁场的夹角），这个因子越小，相互作用越弱，组织 T2 弛豫时间延长。当此因子接近或等于 0（即 $\theta=55°$ 或 125°）时，T2WI 就会表现为高信号[27]，造成神经损伤的假象（图 5-1）。魔角伪影多在走行迂曲的神经急剧转向时产生。

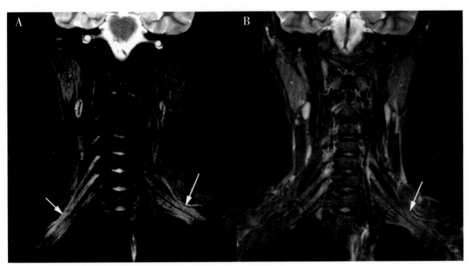

图 5-1　魔角效应所致臂丛神经异常高信号（A 中箭头所示），改变体位后异常高信号消失（B）

此外，对周围神经进行 MRN 成像的同时，对其所支配的肌肉也需加注意。肌肉失神经改变是神经损伤的间接征象[28,29]。失神经改变与神经损伤程度有关。在神经失用时，肌肉不会出现去神经改变，而在轴索断裂和神经断裂损伤时神经所支配肌肉发生去神经特征性改变，这有助于进一步定位周围神经损伤及判断损伤程度。肌肉失神经改变的急性期表现为 T2 和 T1 时间的延长[30]，一般发生在去神经支配后 24~48 h[31]；失神经肌肉慢性期改变，主要表现为肌肉的萎缩或脂肪浸润[30,31]。失神经肌肉的成像序列与周围神经相同，即脂肪抑制 T2WI 和非脂肪抑制 T1WI 序列，前者有助于观察肌肉信号的异常增高，后者有助于观察肌肉萎缩和脂肪浸润的情况[30,31]（图 5-2）。

（一）臂丛神经成像

臂丛神经由 C5~C8 的前支与 T1 神经根共同构成，长约 15 cm，穿行于前、中斜角肌之间。臂丛神经的扫描采用的序列主要为冠状位 2D T1WI，冠状位及横断位 2D 脂肪抑制 T2WI、冠状位 3D 脂肪抑制 T2WI 序列。冠状位扫描平面应与臂丛神经走行一致，平行于 C4~C7 椎体，这有助于显示臂丛神经节后段的全貌，并便于左右对比。由于臂丛神经周围存在的脂肪，不加脂肪抑制的 2D T1WI 可在高信号脂肪的衬托下勾画出臂丛神经的轮廓，便于对臂丛神经定位。脂肪抑制 T2WI 能够显示臂丛神经损伤后的高信号和神经根撕裂导致的假性脊膜囊肿，从而便于对臂丛神经损伤做出诊断。横断位 T2WI 序列覆盖范围应为 C4~T3，层面方向尽量平行于上述范围内的椎间隙。重 T2 加权序列可借助脑脊液与神经根的对比显示臂丛神经节前段神经前后根的完整性、脊髓移位及假性脊膜囊肿。除重 T2 加权序列

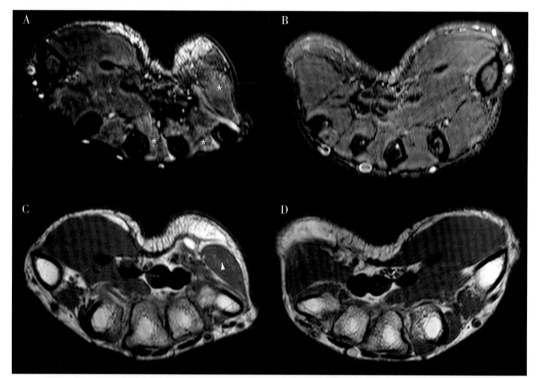

图 5 - 2　尺神经损伤导致的肌肉失神经改变。患侧脂肪抑制 T2WI（A）示鱼际肌和骨间肌异常高信号（＊）；T1WI（C）示鱼际肌萎缩（△）；B 和 D 为健侧的正常影像

外，还可采用液体敏感序列，如稳态进动结构相干（constructive interference in steady state，CISS）序列（图 5 - 3）、平衡式快速梯度回波（balanced fast field echo，bFFE）序列和稳态自由进动快速成像（fast imaging with steady state precession，FISP）序列及驱动平衡（driven equilibrium，DRIVE）技术[32]。横断位扫描不仅便于左右对比，还能清楚地显示神经前后根，弥补冠状和矢状位的不足[33]。矢状位扫描常作为辅助序列，可为正中矢状面和垂直于神经根的斜矢状面，前者便于不同水平节段神经节的比较，后者能清晰显示神经与邻近的肌肉和血管的关系[32]。由于人体颈椎生理曲度及体型的差异，有时冠状位很难在一个平面内显示臂丛神经节后段的全部走行，这时需使用 3D 脂肪抑制 T2WI 序列。

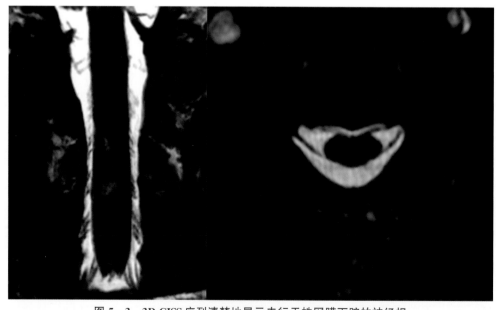

图 5 - 3　3D CISS 序列清楚地显示走行于蛛网膜下腔的神经根

3D 脂肪抑制 T2WI 序列常取冠状位，便于减少 3D 扫描的时间。3D 图像需要进行后处理，最常用的为 MPR，可调整层面方向，多角度观察臂丛神经的各个节段，其次为 MIP，可对臂丛神经走行区域进行薄层 MIP 重组，获得臂丛神经整体图像（图 5 - 4），必要时，还可以进行曲面重组（curved planar reformation，CPR）以显示所关注神经的全貌。

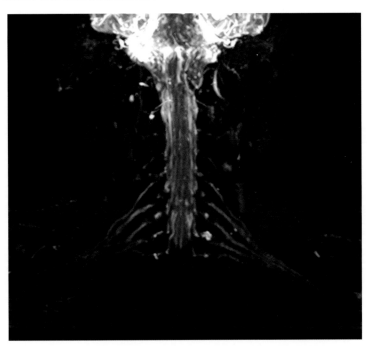

图 5 - 4　臂丛神经 3D SPACE STIR 序列的 MIP 重建图

（二）腰骶丛神经成像

腰骶丛包括腰丛和骶丛。腰丛由 T12 前支的一部分、L1～L3 前支及 L4 前支的一部分组成，位于腰大肌深面，腰椎横突的前方。腰丛的分支有髂腹下神经、髂腹股沟神经、股外侧皮神经、股神经、闭孔神经和生殖股神经，其中股神经为其最大分支。骶丛由来自腰丛的腰骶干和所有骶、尾神经前支组成，位于盆腔内，在骶骨和梨状肌的前面，髂血管的后方。骶丛的分支有臀上神经、臀下神经、股后皮神经、阴部神经和坐骨神经，其中坐骨神经为其最大分支，同时也是全身直径最粗大，行程最长的神经。

腰骶丛神经的扫描序列和层面与臂丛神经大致相同。腰丛和骶丛的 2D 序列宜分别以腰椎序列和骶骨为定位标志。冠状位和横断位层面方向分别沿着和垂直于上述定位标志[28]。3D 序列采用冠状位，范围覆盖腰骶神经根、神经干和各主要分支[34]。除了常规的 2D T1WI、2D 脂肪抑制 T2WI 和 3D 脂肪抑制 T2WI 序列，采用选择性水激励脂肪抑制技术（PROSET）的 3D 快速梯度回波（FFE）序列，也能很好地显示腰骶丛的神经根、神经节[35]。腰骶丛神经分支的成像，取决于这些神经的走行和粗细程度。闭孔神经位于腰大肌后内侧方，其在盆腔内几乎垂直下行，所以冠状和矢状面均能良好地显示其轮廓，由于周围丰富脂肪的衬托，其在横断位上也易辨认。髂腹下神经、髂腹股沟神经、生殖股神经以及臀上神经、臀下神经非常细小，正常情况下 MRN 显示困难，对于此类神经，MRN 的作用在于判断其走行区内有无肿块性病变以及神经本身有无异常增粗。对于比较粗大的神经，如坐骨神经，MRN 能清楚显示。

（三）上肢神经成像

上肢神经成像主要对象为正中神经、尺神经和桡神经。正中神经（median nerve）由臂丛内侧束（C8～T1 神经根）及外侧束（C5～C7 神经根）汇合而成，在上臂正中神经沿肱骨走行于腋动脉和肱动脉内侧，肱二头肌和肱肌之间以及肱二头肌肌腱下方，从 Struthers 韧带下方穿过，到达内上髁。在肘窝，80％的正中神经穿过旋前圆肌的两头之间，远端走行于指浅屈肌的纤维缘深面；在前臂，正中神经走行于指浅屈肌和指深屈肌之间；在腕部，正中神经经屈肌支持带深面通过腕管，走行于拇长屈肌和指浅屈肌肌腱之间，分终末支进入手掌。尺神经是臂丛内侧束的主要延续，其纤维主要来自 C8～T1 神经根，有时还有 C7 神经根参与。在上臂，尺神经穿过腋窝后沿肱三头肌内侧头的内侧缘下行，在肱肌与肱三头肌之间尺神经穿行于增厚的深筋膜下（Struthers 弓），在上臂后方继续下行肱骨内侧髁和尺骨鹰嘴的肘管，再向远端走行穿过屈肌间室的尺侧腕屈肌两个头之间，延尺动脉下行到达腕尺管（Guyon 管）。尺神经终端在距腕尺管近端约 12 mm 处分为运动支和感觉支。感觉支靠近尺动脉，相伴走行，运动支较深，在钩骨钩内侧面走行。桡神经是臂丛神经后束的延续，其神经纤维来源于 C5～T1 神经根，在腋窝，桡神经走行于腋动脉和肱动脉后方，背阔肌和大圆肌肌腱前方，沿上臂的后内侧向下行走，进入桡神经沟。然后沿桡神经沟从内侧绕肱骨背侧旋向外侧，在肱骨外上髁近端 10 cm 处穿越外侧肌间隔，直行于肱桡肌与肱肌之间，到达肱骨外上髁前方。在肱桡关节水平进入桡管。最后，桡神经在旋后肌腱膜近侧分为深、浅两支。浅表感觉分支沿前臂外侧面继续前行，位于肱桡肌深面。深支为运动支，又称骨间后神经（posterior interosseous nerve，PIN），沿着旋后肌肌腱边缘穿过旋后肌，经桡骨外侧绕至前臂后侧面下行，在拇长伸肌的前方到达手部背侧[36]。

正中神经、尺神经和桡神经三条神经贯穿整个上肢，卡压和外伤可以发生在其走行区的任何一个位置。由于正中神经、尺神经和桡神经行程长且走行弯曲，进行 MRN 时应尽量在临床检查及电生理检查的帮助下对神经损伤水平进行大致的定位，必要时可在体表部位进行标记，以方便 MRI 扫描时进行定位。扫描序列包括横断位无脂肪抑制的 2D T1WI、横断位 2D 脂肪抑制 T2WI、与神经干平行的冠状位或矢状位 2D 脂肪抑制 T2WI 以及脂肪抑制的 3D T2WI（图 5-5）。由于上肢神经常与血管伴行，采用不加脂肪抑制的 2D T1WI 能在脂肪间隙内识别出中等信号强度的神经，然后以此图像进行层面方向的定位，进行脂肪抑制的横断位 T2WI 扫描，观察神经损伤的异常信号改变，再进行与神经干平行的斜冠状位或矢状位脂肪抑制 T2WI 扫描，获得神经干纵向平面图像，观察神经的连续性、损伤范围等。由于神经干走行弯曲，采用与神经走行平行的斜冠状位或矢状位脂肪抑制的 3D T2WI 扫描，可减少 3D 扫描的时间，对获得的薄层图像进行 MIP 或 MPR 重组，可显示神经全貌，甚至如桡神经及尺神经的一些细小分支亦可显示。

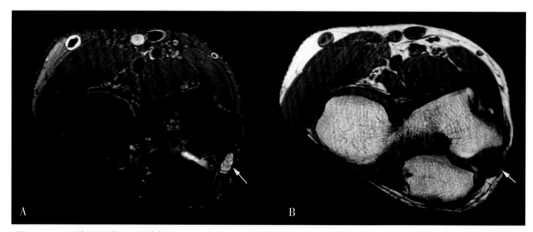

图 5-5 尺神经损伤：脂肪抑制 T2WI（A）示损伤节段信号异常增高；T1WI（B）示形态异常增粗

（四）下肢神经成像

下肢神经成像主要对象为股神经、坐骨神经、胫神经和腓总神经。股神经起源于腰神经后根（L2～L4），穿腰大肌纤维下行，穿行于腰大肌和髂肌之间，向远侧走行于腹股沟韧带下方，位于股管内最外侧。一旦到达腿部，即分出前股和后股。坐骨神经是全身最粗大的神经，其由 L4～S3 神经腹侧支构成，合并后形成 3 条不同的神经，分别为胫神经（TN）、腓总神经（CPN）和股后皮神经。坐骨神经经坐骨大孔出盆，在梨状肌下方下行时分为胫神经和腓总神经干，包绕于同一神经鞘内。坐骨神经进入臀部后沿大腿下行，在大腿下 1/3 处分为胫神经和腓总神经。前者近乎垂直向下，经腘窝后走行于腓肠肌两头之间，在比目鱼肌腱弓（或悬带）前方穿入小腿比目鱼肌深面下行，最后进跗管并发出两支终末分支——足底内侧神经和足底外侧神经。腓总神经沿腘窝外缘经股二头肌短头后方斜向下行，随后至腓肠肌外侧头表面和外侧，分出小腿的腓肠外侧皮神经。再向下，腓总神经绕过腓骨颈，在腓骨长肌两头之间的腓管内往下走行，大部分分为腓浅神经和腓深神经。腓浅神经（superficial peroneal nerve，SPN）沿着腓总神经直线走行。腓深神经（deep peroneal nerve，DPN）走行于腓骨前面，在腓骨颈处急转弯环绕腓骨颈，通过腓骨骨筋膜室，穿肌间隔进入前室内[37]。

下肢神经扫描序列及各序列的定位方法与上肢神经相同。由于坐骨神经比较粗大，层面定位比较容易，可优先选用冠状和横断位扫描，便于两侧对比。股神经及胫神经走行较直，在熟悉其解剖的情况下，扫描定位不难，而腓总神经走行迂曲，往往需要借助 3D 序列。

### 二、基于 DWI 的 MRN 成像

基于 T2WI 的 MRN 技术能够获得周围神经高分辨力图像，但由于神经周围存在脂肪且常与动脉和静脉血管伴行，尤其是臂丛和腰骶丛神经，这些区域的神经成像受到动脉搏动、静脉慢速血流的干扰，神经全貌的显示有时并不令人满意。由于 DWI 能一定程度抑制肌肉、血液信号，使得神经显示更为突出、直观，从而发展出了基于 DWI 的 MRN 成像技术。目前常用的基于 DWI 的 MRN 成像主要是背景抑制扩散加权成像（diffusion weighted imaging with background suppression，DWIBS）[38]。DWIBS 最早为模拟 PET 成像效果，直观显示肿大淋巴结。在颈部淋巴结成像时，发现 DWIBS 对臂丛神经有良好的成像效果[39]。后来，DWIBS 亦逐步应用于腰骶丛[40] 与四肢神经。DWIBS 的优势在于能够直观地显示神经丛的全貌（图 5 - 6）。但是，DWIBS 也存在诸多不足。首先，其空间分辨力较低。并且基于单次激发的 DWI 由于其长回波链而容易受磁场不均匀的影响，从而使获得的图像发生扭曲变形、信号不均乃至信号丢失[41]。长可变回波链分段读出（readout segmentation of long variable echo-trains，RESOLVE）技术将 k 空间在读出方向分为数段采集，缩短了回波间隙，改善了由长回波链造成的自旋失相，从而达到减少图像扭曲，提高图像分辨力和抑制磁敏感伪影的目的[42]。RESOLVE-DWI 在神经丛成像中已有报道并展现出良好的应用前景[43]，但其在四肢神经的应用鲜有报道。

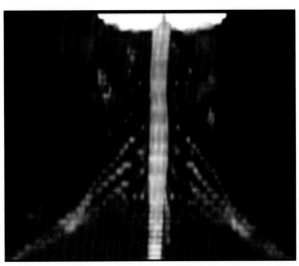

**图 5 - 6　DWIBS 的 MIP 重建图显示臂丛神经的全貌**

此外，将 DWI 与液体敏感序列相结合，如 DWI 与稳态自由进动快速成像（fast imaging with steady state precession，FISP）序列相结合而得到的 DW-PSIF 序列，也能够清晰显示神经。该序列既保留了 FISP 序列能清楚显示神经的优势，同时借助扩散加权技术抑制了神经周围液体（如血液和脑脊液）的信号[44,45]。为了获得良好的信噪比，该序列的 b 值往往设置在 $100 \ s/mm^2$ 以内[44,45]。

基于 DWI 的 MRN 影像，如常规的 DWIBS、RESOLVE-DWI 和 DW-PSIF，或是由于自身的缺陷，或是由于临床价值尚待进一步证实，目前仍然仅作为辅助诊断图像。

### 三、MRN 定量测量技术

周围神经 MRN 成像主要依靠神经的形态及信号强度来进行神经损伤的诊断，而信号强度的定性评价很难发现轻微、早期的神经病变。并且，定性评价有一定主观性且纵向可比性差，不利于神经修复的动态观察。此时，可辅助以 MRN 定量测量技术[46]。

T1 定量成像（T1 mapping）和 T2 定量成像（T2 mapping）可分别测量周围神经的 T1 和 T2 弛豫时间。周围神经发生损伤后，在变性阶段，其 T1 值和 T2 值均会延长，而在其后的再生过程中，其 T1 值和 T2 值会逐渐恢复[47]。T1 mapping 和 T2 mapping 能定量监测神经变性与再生的动态过程。在 MRN 中，T2 mapping 更具应用价值。T2 mapping 利用多自旋回波序列采集不同 TE 值时得到的图像，通过计算不同 TE 时组织信号强度的衰减，得到组织的 T2 值[24]。T2 mapping 在周围神经的炎症、卡压、损伤以及糖尿病周围神经病中均有应用[47-50]

磁化传递率（magnetization transfer ratio，MTR）也可用于定量评价周围神经损伤。磁化传递成像（magnetization transfer imaging，MTI）是基于自由水和结合水的相互交换，产生磁共振信号的是自由水，与大分子结合的质子虽不能产生信号，但其与自由水处于不断交换之中，当采用选择性的能级脉冲使结合水饱和后，结合水交换而来的自由水就不会产生 MR 信号。这样，运用和不运用磁化转移脉冲时，MR 信号就产生了差异，根据此差异可计算出磁化传递率：MTR（%）=（$M_o - M_s$）/$M_o$×100%，其中 $M_o$ 为某一体素未施加饱和脉冲时的信号强度，$M_s$ 为施加饱和脉冲后该体素的信号强度[51]。尽管目前还难以确定磁化转移效应在多大程度上取决于神经髓鞘的水，但可以肯定的是其在诊断神经损伤中具有一定的价值，特别是评价神经胶质完整性的价值[52]。

扩散张量成像（DTI）以水分子扩散的各向异性为理论基础，目前主要应用于中枢神经系统。近年来，DTI 在臂丛及周围神经干中的应用逐渐增多。在周围神经中，水分子沿着轴索的扩散速率快，而垂直于轴索方向的扩散速率慢，这为 DTI 在周围神经的应用提供了理论依据。DTI 的优势在于能够测量神经的各向异性分数（fraction anisotropy，FA）和表观扩散系数（apparent diffusion coefficient，ADC），为神经损伤早期诊断提供量化指标。其次，还可以通过设定 FA 和偏转角度的阈值来进行神经纤维束追踪，获得直观的扩散张量纤维束成像（diffusion tensor tractography，DTT）[53]。

### 四、MRN 新技术

#### （一）抑制脂肪和血液的新技术

脂肪和血液信号的抑制是 MRN 的关键，故目前的新技术主要体现在改善脂肪抑制和血液抑制的效果方面[54]。就脂肪抑制而言，频率偏移校准反转（frequency offset-corrected inversion preparation，FOCI）脉冲的引入进一步提升了 3D TSE-STIR 序列对 B0 和 B1 场的不敏感性，从而获得更加稳定的脂肪抑制效果[54,55]。多回波 3D TSE-mDixon 序列结合部分回波技术将同相位和反相位回波在一个 TR 中采集[56]，从而极大地缩短了采集时间，有助于 mDixon 在 3D MRN 中的广泛应用。血液抑制方面，采用小翻转角重聚焦脉冲的 3D TSE-mDixon 序列可有效抑制血液信号[56]。纳米氧化铁对比剂通过缩短血液 T2 值，从而达到抑制血液和凸显神经的目的[57]。三维神经鞘信号增强并背景抑制弛豫增强的快速采集对象（three-dimensional nerve-sheath signal increased with inked rest-tissue rapid acquisition of relaxation imaging，3D SHINKEI）序列是新型的高分辨力 3D STIR 序列[24]。该序列利用宽带宽的绝热反转脉冲改善脂肪抑制效果，同时结合可变翻转角技术和改良的运动敏感性驱动平衡（improved motion sensitized driven equilibrium）技术抑制血液，从而获得脂肪抑制均匀、对比度良好、无血液污染的神经影像[24,58]（图 5 - 7）。截至截稿之日，笔者未见引入和不引入对比剂的 SHINKEI 在神经影像的对比研究。SHINKEI 是以 3D STIR 序列为基础的，理论上讲，对比剂的引入可使 SHINKEI 的图像质量更佳。

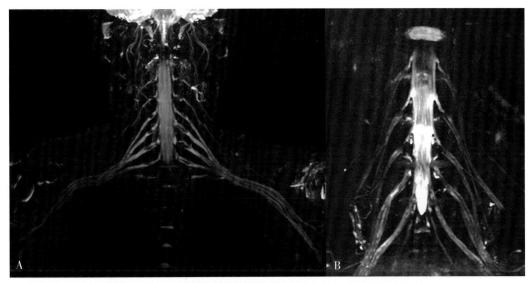

**图 5-7　SHINKEI 清楚地显示臂丛神经（A）和腰丛神经（B）**

（二）新型钆对比剂（gadofluorine M，Gf）

创伤性周围神经损伤后，小分子钆类对比剂增强扫描，损伤神经一般并不出现强化，因此小分子钆对比剂在周围神经损伤中价值有限，一般不予采用，除非怀疑存在肿瘤、放射性损伤等其他病变。近年来开发的新型对比剂最初被用于淋巴造影[59]，使用中发现 Gf 能特异性地聚集在沃勒变性的神经纤维中[60-62]，即能够特异性地显示病变神经。基于此，Gf 有望成为一种神经特异性钆类对比剂。

〔白志强〕

## 参考文献

[1]　石明国,王鸣鹏,余建明. 放射师临床工作指南［M］. 北京：人民卫生出版社，2013.

[2]　郑晓林，朱纯生. 现代 X 线投照技术学［M］. 西安：世界图书出版公司，2017.

[3]　YOSHIKAWA T，HAYASHI N，YAMAMOTO S，et al. Brachial plexus injury：clinical manifestations，conventional imaging findings，and the latestimaging techniques［J］. Radiographics，2006，10（26）：133-143.

[4]　WALKER A T，CHALOUPKA J C，DE LOTBINIERE A C，et al. Detection of nerve rootlet avulsion on CT myelography in patients with birth palsy and brachial plexus injury after trauma［J］. AJR，1996，167：1283-1287.

[5]　周永昌，郭万学. 超声医学［M］. 5 版. 北京：科学技术文献出版社，2006.

[6]　BOEHM J，SCHEIDL E，BERECZKI D，et al. High-Resolution Ultrasonography of Peripheral Nerves：Measurements on 14 Nerve Segments in 56 Healthy Subjects and Reliability Assessments［J］. Ultraschall Med，2014，35(5)：459-467.

[7]　CARTWRIGHT M S，WALKER F O. Neuromuscular ultrasound in common entrapment neuropathies［J］. Muscle Nerve，2013，48(5)：696-704.

[8]　JUNG I S，WALKER F O，CARTWRIGHT M S. Ultrasonography of Peripheral Nerves. Curr Neurol Neurosci Rep［J］. 2013，13(2)：328.

[9]　ZHU J，LIU F，LI D，et al. Preliminary study of the types of traumatic peripheral nerve injuries by ultrasound［J］. Eur Radiol，2011，21( 5 )：1097-1101.

[10]　PEER S，KOVACS P，HARPF C，et al. High-Resolution Sonography of Lower Extremity Peripheral Nerves［J］. Ultrasound Med，2002，21(3)：315-322.

[11]　WEI M，ZHU J. Progress of high frequency ultrasound in traumatic peripheral nerve injuries［J］. Chin J Med Imaging Technol，2011，27(6)：1299-1302.

［12］ BEEKMAN R，VISSER L H，VERHAGEN W I. Ultrasonography in ulnar neuropathy at the elbow：a critical re-
      view［J］. Muscle Nerve，2011，43（5）：627－635.

［13］ MENG S，TINHOFER I，WENINGER W J，et al. Ultrasound and anatomical correlation of the radial nerve at the
      arcade of Frohse［J］. Muscle Nerve，2015，51（6）：853－858.

［14］ ZISWILER H R，REICHENBACH S，VÖGELIN E，et al. Diagnostic value of sonography in patients with suspec-
      ted carpal tunnel syndrome：a prospective study［J］. Arthritis Rheum，2005，52（1）：304－311.

［15］ 赵亮，李大村，赵炳显，等. 超声检查在腕管综合征分期诊断中的应用及临床意义［J］. 中华手外科杂志，2008，24
      （1）：36－38.

［16］ SEOK H Y，JANG J H，WON S J，et al. Cross-sectional area reference values of nerves in the lower extremities u-
      sing ultrasonography［J］. Muscle Nerve，2014，50（4）：564－570.

［17］ LONCHENA T K，MCFADDEN K，OREBAUGH S L. Correlation of ultrasound appearance，gross anatomy，and
      histology of the femoral nerve at the femoral triangle［J］. Surg Radiol Anat，2016，38（1）：115－122.

［18］ 贺佳贝，张宇虹，苏本利. 高频超声检测正常成人股神经和隐神经的研究［J］. 中华临床医师杂志，2013，7（17）：
      65－67.

［19］ KOPF H，LOIZIDES A，MOSTBECK G H，et al. Diagnostic Sonography of Peripheral Nerves：Indications，Exam-
      ination Techniques and Pathological Findings［J］. Ultraschall Med，2011，32（3）：242－263.

［20］ 佟超，马玲玲，霍永鑫. 高分辨率神经超声对周围神经压迫综合征的诊断价值［J］. 影像研究与医学应用，2019，3
      （2）：124－126.

［21］ CHHABRA A，LEE P P，BIZZELL C，et al. 3 Tesla MR neurography-technique，interpretation，and pitfalls［J］.
      Skeletal Radiol，2011，40（10）：1249－1260.

［22］ LAUENSTEIN T C，SHARMA P，HUGHES T，et al. Evaluation of optimized inversion-recovery fat-suppression
      techniques for T2-weighted abdominal MR imaging［J］. Magn Reson Imaging，2008，27（6）：1448－1454.

［23］ DEL GRANDE F，SANTINI F，HERZKA D A，et al. Fat-suppression techniques for 3-T MR imaging of the mus-
      culoskeletal system［J］. RadioGraphics，2014，34（1）：217－233.

［24］ MARTÍN-NOGUEROL T，MONTESINOS P，HASSANKHANI A，et al. Technical update on MR neurography
      ［J］. Semin Musculoskelet Radiol，2022，26（2）：93－104.

［25］ MUGLER JP 3RD. Optimized three-dimensional fast-spin-echo MRI［J］. Magn Reson Imaging，2014，39（4）：745－
      767.

［26］ SNEAG D B，DANIELS S P，GEANNETTE C，et al. Post－contrast 3D inversion recovery magnetic resonance neu-
      rography for evaluation of branch nerves of the brachial plexus［J］. Eur J Radiol，2020，132：109304.

［27］ CHAPPELL K E，ROBSON M D，STONEBRIDGE-FOSTER A，et al. Magic angle effects in MR neurography
      ［J］. AJNR Am J Neuroradiol，2004，25（3）：431－440.

［28］ PETCHPRAPA C N，ROSENBERG Z S，SCONFIENZA L M，et al. MR imaging of entrapment neuropathies of
      the lower extremity. Part 1. The pelvis and hip［J］. Radiographics，2010，30（4）：983－1000.

［29］ SALLOMI D，JANZEN D L，MUNK P L，et al. Muscle denervation patterns in upper limb nerve injuries：MR ima-
      ging findings and anatomic basis［J］. AJR Am J Roentgenol，1998，171（3）：779－784.

［30］ FLECKENSTEIN J，WATUMULL D，CONNOR K E，et al. Denervated human skeletal muscle：MR imaging eval-
      uation［J］. Radiology，1993，187（1）：213－218.

［31］ ANDREISEK G，CROOK D W，BURG D，et al. Peripheral neuropathies of the median，radial，and ulnar nerves：
      MR imaging features［J］. Radiographics，2006，26（5）：1267－1287.

［32］ GRANT G A，BRITZ G W，GOODKIN R，et al. The utility of magnetic resonance imaging in evaluating peripheral
      nerve disorders［J］. Muscle Nerve，2002，25（3），314－331.

［33］ VARGASA M I，VIALLONB M，NGUYENA D，et al. New approaches in imaging of the brachial plexus［J］. Eur
      J Radiol，2010，74（2）：403－410.

［34］ CHHABRA A，ROZEN S，SCOTT K. Three-dimensional MR neurography of the lumbosacral plexus［J］. Semin
      Musculoskelet Radiol，2015，19（2）：149－59.

［35］ SHEN J，WANG H Y，CHEN J Y，et al. Morphologic analysis of normal human lumbar dorsal root ganglion by 3D

MR imaging [J]. AJNR Am J Neuroradiol, 2006, 27(10):2098 - 2103.

[36] CHALIAN M, BEHZADI A H, WILLIAMS E H, et al. High-resolution magnetic resonance neurography in upper extremity neuropathy [J]. Neuroimaging Clin N Am, 2014, 24(1):109 - 125.

[37] BURGE A J, GOLD S L, KUONG S, et al. High-resolution magnetic resonance imaging of the lower extremity nerves [J]. Neuroimaging Clin N Am, 2014, 24(1):151 - 170.

[38] TAKAHARA T, IMAI Y, YAMASHITA T, et al. Diffusion weighted whole body imaging with background body signal suppression (DWIBS): technical improvement using free breathing, STIR, and high resolution 3D display [J]. Radiat Med, 2004, 22(4):275 - 282.

[39] TAKAHARA T, HENDRIKSE J, YAMASHITA T, et al. Diffusion-weighted MR neurography of the brachial plexus: feasibility study [J]. Radiology, 2008, 249(2):653 - 660.

[40] TAKAHARA T, HENDRIKSE J, KWEE T C, et al. Difusion-weighted MR neurography of the sacral plexus with unidirectional motion probing gradients [J]. Eur Radiol, 2010, 20: 1221 - 1226.

[41] KOYASU S, IIMA M, UMEOKA S, et al. The clinical utility of reduced-distortion readout-segmented echo-planar imaging in the head and neck region: initial experience [J]. Eur Radiol, 2014, 24(12):3088 - 3096.

[42] PORTER D A, HEIDEMANN R M. High resolution diffusion-weighted imaging using readout-segmented echoplanar imaging, parallel imaging and a two-dimensional navigator-based reacquisition [J]. Magn Reson Med, 2009, 62 (2):468 - 475.

[43] ABDULAAL O M, MCGEE A, RAINFORD L, et al. Identifying lumbosacral plexus nerve root abnormalities in patients with sciatica using 3T readout-segmented echo-planar diffusion weighted MR neurography [J]. Insights Imaging, 2021, 12(1):54.

[44] CHHABRA A, SUBHAWONG T K, Bizzell C, et al. 3T MR neurography using three-dimensional diffusion-weighted PSIF: technical issues and advantages [J]. Skeletal Radiol, 2011, 40(10):1355 - 1360.

[45] ZHANG Z, MENG Q, CHEN Y, et al. 3-T imaging of the cranial nerves using three-dimensional reversed FISP with diffusion-weighted MR sequence [J]. Magn Reson Imaging, 2008, 27(3):454 - 458.

[46] GAMBAROTA G, MEKLE R, MLYNÁRIK V, et al. NMR properties of human median nerve at 3T: proton density, T1, T2, and magnetization transfer [J]. Magn Reson Imaging, 2009, 29(4):982 - 986.

[47] SHEN J, ZHOU C P, ZHONG X M, et al. MR neurography: T1 and T2 measurements in acute peripheral nerve traction injury in rabbits [J]. Radiology, 2010, 254(3):729 - 738.

[48] FELISAZ P F, POLI A, VITALE R, et al. MR microneurography and quantitative T2 and DP measurements of the distal tibial nerve in CIDP [J]. Neurol Sci, 2019, 400: 15 - 20.

[49] CHA J G, HAN J K, IM S B, et al. Median nerve T2 assessment in the wrist joints: preliminary study in patients with carpal tunnel syndrome and healthy volunteers [J]. Magn Reson Imaging, 2014, 40: 789 - 795.

[50] WANG D, WANG C, DUAN X, et al. MR T2 value of the tibial nerve can be used as a potential non-invasive and quantitative biomarker for the diagnosis of diabetic peripheral neuropathy [J]. Eur Radiol, 2018, 28: 1234 - 1241.

[51] NAKA H, IMON Y, OHSHITA T, et al. Magnetization transfer measurements of brain structures in patients with multiple system atrophy [J]. Neuroimage, 2002, 17(3):1572 - 1578.

[52] BALABAN R S, CECKLER T L. Magnetization transfer contrast in magnetic resonance imaging [J]. Magn. Reson. Q, 1992, 8(2):483 - 491.

[53] KHALIL C, BUDZIK J F, KERMARREC E, et al. Tractography of peripheral nerves and skeletal muscles [J]. Eur J Radiol, 2010, 76(3):391 - 397.

[54] KIJOWSKI R, FRITZ J. Emerging technology in musculoskeletal MRI and CT [J]. Radiology, 2023, 306(1):6 - 19.

[55] WANG X, GREER J S, DIMITROV I E, et al. Frequency offset corrected inversion pulse for B0 and B1 insensitive fat suppression at 3T: application to MR neurography of brachial plexus [J]. Magn Reson Imaging, 2018, 48(4): 1104 - 1111.

[56] WANG X, HARRISON C, MARIAPPAN Y K, et al. MR neurography of brachial plexus at 3.0 T with robust fat and blood suppression [J]. Radiology, 2017, 283(2):538 - 546.

［57］ QUELER S C，TAN E T，GEANNETTE C，et al．Ferumoxytol-enhanced vascular suppression in magnetic reso-
     nance neurography［J］．Skeletal Radiol，2021，50(11):2255－2266.

［58］ KASPER J M，WADHWA V，SCOTT K M，et al．SHINKEI-a novel 3D isotropic MR neurography technique:
     technical advantages over 3DIRTSE-based imaging［J］．Eur Radiol，2015，25(6):1672－1677.

［59］ MISSELWITZ B，PLATZEK J，RADUCHEL B，et al．Gadofluorine f: initial experience with a new contrast medi-
     um for interstitial MR lymphography［J］．MAGMA，1999，8(3):190－195.

［60］  BENDSZUS M，WESSIG C，SCHÜTZ A，et al． Assessment of nerve degeneration by gadofluorine M-en-
     hanced magnetic resonance imaging［J］．Ann Neurol，2005，57 (3):388－395.

［61］ STOLL G，WESSIG C，GOLD R，et al．Assessment of lesion evolution in experimental autoimmune neuritis by gad-
     ofluorine M-enhanced MR neurography［J］．Exp Neurol，2006，197(1):150－156.

［62］ WESSIG C，JESTAEDT L，SEREDA M W，et al．Gadofluorine M-enhanced magnetic resonance nerve imaging:
     Comparison between acute inflammatory and chronic degenerative demyelination in rats［J］．Exp Neurol，2008，210
     (1):137－143.

# 第六章　周围神经损伤的 X 线及 CT 表现

常规 X 线检查由于不能直接显示周围神经，对周围神经损伤的诊断仅能起辅助作用。在肢体创伤导致的周围神经损伤中，常规 X 线检查可用于了解肢体骨骼骨折、关节脱位、软组织肿胀与组织周围间隙的变化，在伴发于肢体骨折、关节脱位的周围神经损伤时，可通过骨折及脱位情况大致判断有无可能合并神经损伤。如臂丛神经损伤时，颈部及上胸部正、侧位 X 线检查，能提供颈椎、肩关节、肩胛骨、锁骨、肱骨及胸部信息，是否为开放性，有无骨折、脱位及异物等。臂丛神经损伤 X 线检查可出现颈椎向外侧倾斜，伴随的横突、第 1 肋骨近端或其他邻近臂丛的骨折。锁骨中段骨折、肱骨骨折和盂肱关节脱位可导致锁骨下臂丛神经损伤[1]。当腰骶丛神经损伤时，腰椎及骨盆正、侧位 X 线检查可显示腰椎及骨盆骨质增生、破坏、骨折及椎体滑脱情况。

在 MRI 尚未普遍应用于周围神经损伤检查时，X 线脊髓造影曾用于周围神经损伤的诊断。1947 年，Murphey 等[2] 进行了第 1 例临床怀疑臂丛神经损伤患者的颈椎脊髓造影，造影显示臂丛损伤患者呈外伤性脊膜囊肿改变。与当时临床手术探查仅能够发现神经根硬膜外的臂丛神经损伤相比，颈椎脊髓造影依靠神经损伤的间接征象，及外伤性脊膜囊肿，在判断神经节前撕脱方面具有重要价值。文献[2-5] 报道颈髓神经根撕脱的脊髓造影可表现为：①外伤性脊膜囊肿，最具特征表现，即沿受累神经根向外延伸至椎间孔方向，显示一窄颈的囊袋状膨出，其内充满对比剂。②因撕裂硬膜愈合导致神经鞘袖消失，对比剂柱外侧缘变直或变凹。③椎管内脑脊液囊状积聚、不断向腋窝方向延伸，导致脊髓和脊膜移位，此种改变可伴有或不伴有对比剂进入。④神经根鞘袖内神经根丝缺如或形态不规则。腰骶段脊神经损伤，多可伴发于骨盆骨折，脊髓造影可显示假性脊膜囊肿[6]。脊髓造影亦可清晰显示神经根袖囊肿（图 6-1），神经根袖囊肿是发生在神经根袖套处的囊性病变，曾被称为神经鞘膜囊肿或 Tarlov 囊肿，与硬脊膜和周围神经鞘之间的过渡处的蛛网膜下腔连通。

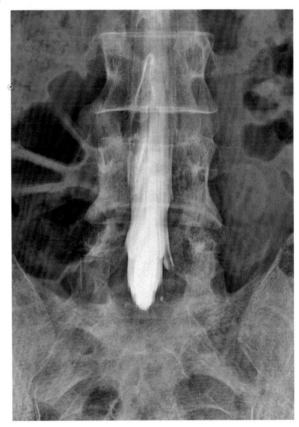

图 6-1　脊髓造影：神经根袖囊肿表现，可见 L5 左侧神经根袖内见含有对比剂的脑脊液积聚，形成囊袋状突起

与 X 线平片比较，CT 能够清晰地显示软组织结构和骨质改变。近年来，多层螺旋 CT（MSCT）有用于周围神经的报道。MSCT 分辨率提高，尤其是 Z 轴分辨率的提高，结合多平面重建（MPR）、曲面重建（CPR）等图像后处理技术，能够显示正常的神经根及其病变。MSCT 结合多平面重建技术可显示下肢神经，如胫神经及其分支的解剖学特征[7]。正常胫神经及其主要分支表现为密度略低于周围肌肉及血管的条索状影，粗细相对均匀且由近而远逐渐变细；较细的神经分支内部密度均匀，而部分胫神经主干内部显示为条束状结构，细条束影间可见线样脂肪密度影；神经周围可见线样或条状脂肪间隙。胫

神经及其主要分支走行一般较平直，仅有少数神经分支表现为起始部略呈弧形，但没有弯折、扭曲及波浪样表现。胫神经主要分支与主干夹角呈锐角，且一般不大于45°。胫神经与腓总神经分叉部外旋斜冠状面重建可以看到"人字征"，踝关节处斜矢状面重建同层显示足底内、外侧神经可表现为"二字征"。胫神经及其主要分支绝大部分走行于肌间隙间，且胫神经主干由腘动、静脉及胫后动、静脉相伴行，腓肠神经可见小隐静脉伴行。而在腰骶丛神经中，MSCT 及图像后处理技术可显示其走行的起止点、方向、大小、形态、张力状态及毗邻关系，由椎间盘突出或膨出导致的神经根变化可表现为突出椎间盘与神经根接触或接触的范围增大、神经根移位、神经根受压、神经根增粗、神经根走行方向变化、神经根 CT 密度减低、硬膜囊与神经根夹角增大及其周围组织继发性异常改变。随腰椎间盘突出或膨出时间的延长，受压的神经根可表现由增粗到变细[8]。

　　在传统 X 线脊髓造影的基础上，结合 MSCT 扫描，可进行 CT 脊髓造影（CTM）。CTM 较常规 X 线平片在检测周围神经节前段损伤方面取得了很大进步。CTM 在脊髓造影后进行，结合图像后处理技术，如 MPR、CPR，以及最大密度投影（MIP）、容积再现技术（volume rendering technique，VRT），主要应用于神经根节前段的损伤。CTM 横断面上，正常神经根前后根表现为脊髓两侧充盈缺损影，在颈髓和胸髓水平，呈线状或条状，在腰髓水平，呈短线状，其轮廓光滑，双侧对称分布，脊髓发出，在椎间孔处前后根汇合。在冠状位上，显示为脊髓双侧横行或斜行的，线状或条状、光滑充盈缺损影。神经根节前损伤 CTM 的直接征象为神经根缺损或缺失、神经根形态及走行异常；间接征象有脊髓形态异常以及创伤性脊膜囊肿，又称假性脊膜囊肿。脊髓形态学异常，包括脊髓中心偏移 1.5 mm 以上、蛛网膜下腔不对称等。创伤性脊膜囊肿是神经根损伤的重要依据，表现为沿神经根走行区分布的大小不等的囊状影，其内为对比剂充盈，有时可见液－液平面，当神经损伤严重时，部分囊肿可沿椎间孔进入椎管外椎旁软组织内。脊膜囊肿出现、硬膜囊壁不完整，往往提示神经前后根单纯性或全部撕脱[9-11]。CTM 可以更为清晰地显示神经根袖囊肿的位置（图 6 - 2）。Walker 等[12] 报道 CTM 诊断臂丛神经根损伤敏感度可达 95%，特异度达 98%。李娜等[13] 报道 MSCT 薄层扫描及图像三维重建技术可提高 CTM 对臂丛神经节前损伤诊断的特异度。

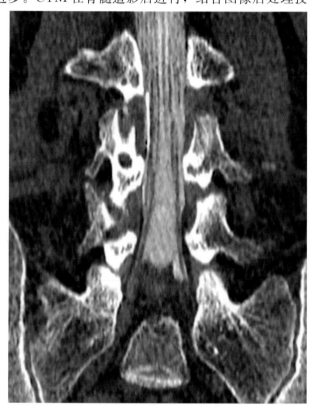

图 6 - 2　L5 左侧神经根袖囊肿 CTM 表现：神经根袖内见含有对比剂的脑脊液积聚，囊袋状扩张，边缘可见低密度的神经根

〔王东烨〕

# 参考文献

[1]　FERRANTEV M A. Brachial plexopathies：classification，causes，and consequences [J]. Muscle Nerve，2004，30(5)：547 - 568.

[2]　MURPHEY F，HARTUNG W，Kirklin J W. Myelographic demonstration of avulsion injury of the brachial plexus [J]. AJR，1947，58：102 - 105.

［3］　DAVIES E R，SUTTON D，BLINGH A S. Myelegraphy in brachial plexus injury ［J］. Br J Radiol，1966，39(461)：362－371.

［4］　YEOMAN P M. Cervical myelography in traction injuries of the brachial plexus ［J］. Bone Joint Surg Br，1968，50(2)：253－260.

［5］　NAGANO A，OCHIAI N，SUGIOKA H，et al. Usefulness of myelography in brachial plexus injuries ［J］. Hand Surg Br，1989，14(1)：59－64.

［6］　CHIN C H，CHEW K C. Lumbosacral nerve root avulsion ［J］. Injury，1997，28(9－10)：674－678.

［7］　张彦，刘胜全，李晓楠，等. MSCT 重组同层显示胫神经及其分支的影像表现及解剖特点探讨 ［J］. 临床放射学杂志，2014，33(6)：909－911.

［8］　林井副，梁英魁，张燕群，等. 腰神经根 HRCT 同层显示重建与腰椎间盘突出和/或膨出整体关系影像学的诊断价值 ［J］. 中华医学杂志，2007，87(22)：1545－1548.

［9］　MORRIS R E，HASSO A N，THOMPSON J R，et al. Traumatic dural tear：CT diagnosis using metrizamide ［J］. Radiology，1984，152(2)：443－446.

［10］　MARSHALL R W，DESILVA R D. Computerisad axial tomography in traction injuries of the brachial plexus ［J］. Bone Stag Br，1986，68(5)：734－738.

［11］　DOI K，OTSUKA K，OKAMOTO Y，et al. Cervical nerve root avulsion in brachial plexus injuries：magnetic resonance imaging classification and comparison with myelography and computerized tomography myelography ［J］. Neurosurg，2002，96(3 Suppl)：277－284.

［12］　WALKER A T，CHOLOUPKA J C，DE LOTBINIERE A C，et al. Detection of nerve rootlet avulsion on CTM in patients with birth palsy and brachial plexus injury after trauma ［J］. Am J Roentgenol，1996，167(5)：1283－1287.

［13］　李娜，屈辉，白荣杰，等. 脊髓造影后 64 排螺旋 CT 诊断臂丛神经节前损伤 ［J］. 中国医学影像技术，2007，23(11)：1693－1696.

# 第七章　神经丛的正常表现及损伤 MRI 表现

## 第一节　臂丛神经正常表现及损伤 MRI 表现

臂丛神经是由颈 5～8 神经前支和大部分胸 1 神经前支组成，其经斜角肌间隙向外走行，经锁骨下动脉后上方和锁骨后部进入腋窝。其中第 5、第 6 颈神经前支组成上干，第 7 颈神经前支为中干，第 8 颈神经前支和第 1 胸神经前支的大部分形成下干，出斜角肌间隙后每干又分为前、后两股，上干和中干的前股组成外侧束，下干的前股为内侧束，三干的后股组合为后束。三束在胸小肌后方分别从外、内、后侧包绕腋动脉。临床上根据神经节的位置可以将臂丛分为节前和节后两部分，神经节之前的硬膜囊内神经根称为臂丛神经节前段，神经节后椎管以外称为臂丛节后段，两者的治疗方案不同。依据臂丛神经和锁骨的空间关系，节后部分可分为锁骨上段、锁骨后段和锁骨下段。神经根外有结缔组织膜包裹，称为神经根袖，位于神经根出硬脊膜处延伸至神经根外膜融合部位，神经根袖与硬膜腔相通，解剖上形成"衣袖"样结构，故称为神经根袖。

臂丛神经损伤（brachial nerve injury）的原因除极少数为锐器导致的直接切割伤外，多数为闭合性牵拉伤，常为高速运动中头或肩部被撞击，或高处坠落头、肩部着地，或重物压砸颈、肩部，暴力使患者头肩分离，可造成弓弦样跨行于颈与肩部的臂丛神经受过度牵拉而损伤，这种暴力主要造成臂丛神经上、中干损伤，若暴力较重或持续时间较长，可累及下干，甚至造成全臂丛神经损伤或根性撕脱伤，此种外伤导致的臂丛神经损伤，具有从 C5～C8 至 T1 神经根，或上、中、下干损伤呈梯度减轻的一般规律。当上肢受到过度上举或外展牵拉暴力，如患肢被高速运转的传送带绞伤，其受伤机制为暴力使上肢与躯干分离造成臂丛神经损伤，通常从 C5～C8 至 T1 神经根，或上、中、下干损伤呈梯度加重的趋势[1,2]。婴儿臂丛神经损伤也较常见，主要是在分娩过程中胎儿的臂丛神经因受到头肩分离暴力作用而发生的牵拉性损伤，多由难产、臀位助产或手术操作不当引起[3]。其他少见原因包括肿瘤压迫、药物或物理化学及医源性因素对臂丛神经的损伤等。

临床上对外伤后出现上肢运动及感觉障碍，首先应考虑到臂丛神经损伤的可能，需仔细询问受伤原因及过程。若上肢重要神经（腋神经、肌皮神经、桡神经、正中神经及尺神经）中任意 2 条以上神经同时损伤（非切割伤），手部 3 条重要神经任何 1 条损伤合并肩或肘关节功能障碍（被动活动正常），或合并前臂内侧皮神经损伤（非切割伤），尤其是曾受到使头肩分离或上肢过度上举或外展牵拉暴力，常常发生臂丛神经损伤，临床查体再结合 MRN 及电生理检查，多数臂丛神经损伤可明确诊断。

### 一、臂丛神经的 MRI 检查

臂丛神经走行与其周围的血管、脂肪、肌肉等组织关系十分复杂，颈前两侧的颈动静脉会产生搏动伪影；正前方的喉咽、气管等组织含气，受检者呼吸、吞咽运动造成会产生磁敏感伪影和运动伪影；此外，颈胸部肌肉、锁骨、肺尖胸膜等在呼吸过程中有一定的运动伪影；同时，臂丛神经与周围组织结构紧密，如果采用不恰当的背景抑制技术，则可能会造成神经本身信号减低。由于以上因素均会影响臂丛 MRI 图像的显示效果，因此在规避各种伪影影响下，尽可能地提高神经组织对比度并抑制背景信号是臂丛 MRI 扫描的要点。

臂丛神经 MRI 扫描的常用序列：①2D 冠状位不加脂肪抑制的 T1WI。②2D 横断位 T2WI。③2D

冠状位脂肪抑制 T2WI 或 STIR 序列[4]。冠状位能显示臂丛神经的根、干、股的全貌，是臂丛神经 MRI 扫描最重要的扫描方位。横断位能显示臂丛神经根，是臂丛神经节前段损伤的重要扫描方位。在脂肪抑制 T2WI 或 STIR 序列上，臂丛神经成像为高信号，薄层序列可进行多平面重建及曲面重建，对臂丛损伤的显示效果好。STIR 序列此序列对神经内水分改变的敏感性显著高于 FSE 序列，即使大视野扫描边缘部分的压脂效果也较好。④3D 序列，如脂肪抑制的 3D 重 T2WI、3D-STIR 序列[5]，是 STIR 序列的进一步发展，它具有更均匀的脂肪抑制效果和更高的空间分辨率，可以实现大视野扫描，并能进行各向同性的重建，对显示臂丛神经节后段效果良好。新的 3D 技术，如 NerveView 序列，结合 VISTA、高带宽 STIR、MSDE 技术，能抑制血流缓慢的小血管、淋巴结等长 T2 值组织信号，突出显示臂丛神经，而其结合 Gd-DTPA 增强扫描更能显著改善背景抑制效果[6]；3D-FIESTA-c 序列：为三维稳态进动快速成像，是一种平衡式稳态自由进动序列，图像的信号强度取决于组织 T2 与 T1 的比值，是水成像技术的一种，扫描速度快，在神经系统成像上不产生脑脊液运动伪影，臂丛神经节前段部分呈脑脊液衬托下的等信号丝状结构，边缘清楚、锐利，可以清晰地显示各股神经根，而其曲面重组图像可以连续显示神经的走向，MIP 图像也可以显示臂丛神经根袖。有报道该序列对节前神经根的显示率为 100%；3D-FSPGR 序列：在该序列上，臂丛神经节后段表现为周边呈稍低信号、中心呈高信号，周围为高信号的脂肪组织。该序列可以较清晰地显示臂丛神经与周围斜角肌、锁骨下动脉及腋动静脉的毗邻关系，也容易区分邻近的锁骨、肋骨及肺尖等结构。⑤扩散加权成像（DWI）序列，如背景抑制扩散加权成像（DWIBS）序列，是在 STIR-EPI 基础上结合 DWI 技术而成，对血流背景信号的抑制更为彻底。但由于抑制了自由水的信号，所以节前神经根显示不佳，但在颈肩部由于 DWIBS 对血管及其分支抑制良好，更有利于显示神经走行[7]。DWIBS 序列在神经丛的显示方面有独特的优越性，能够较好的显示正常人的臂丛和腰骶丛，但其分辨率仍不够高，对肢体的细小的周围神经显示难度大[8]。⑥DTI：DTI 是 DWI 技术的进一步扩展，因其在 6 个以上方向上施加扩散敏感梯度场，可以反映水分子沿神经纤维长轴的运动情况[9]。其 FA 值、MD 值、RD 值与 AD 值能早期、敏感地反映神经损伤及修复的情况[10]，目前用在神经丛，对 MRI 的硬件性能要求高。由其延伸的 DTT 技术能直观立体地显示神经纤维束的情况，可作为诊断的参考（图 7-1）。

## 二、正常臂丛神经的 MRI 表现

冠状位能全程显示臂丛神经从颈部至腋窝逐渐汇合的根、股、干结构。在冠状位 T1WI 上，臂丛神经显示为连续、均匀的低信号束状影，周围环以均匀高信号的纤维脂肪结缔组织，其中 T1 和 C8 神经根尤其容易辨认，T1 神经根位置、形态相对固定，总是贴近肺尖上方呈水平走行，此征象在臂丛神经根、股、干损伤的定位中非常有价值[11]。在脂肪抑制 T2WI 或 STIR 冠状位上，神经则显示为稍高信号，其中点缀以压脂后的低信号结缔组织间隙的束状结构。薄层 T2WI 或 STIR 横断位不仅可以显示臂丛神经节前段，在高信号脑脊液的衬托下，表现为与脊髓相连的细线状低信号结构，还可以清楚显示臂丛神经节后段。基于 3D 重 T2WI 的 MRN 图像通过冠状位重建和薄层 MIP 处理后，能在同一冠状位层面中连续显示臂丛神经节及节后的上、中、下干，表现为从颈部向锁骨下及腋窝等处集聚的条状较高信号影[5]。一些水成像敏感技术，如 3D-FIESTA 序列，尤其适用于观察臂丛神经节前段，可清晰地显示脊神经前、后根从脊髓腹、背侧沟发出后在神经节处汇合的影像，表现为周围高信号脑脊液衬托出的低信号丝状结构，边缘清楚锐利，随后神经根由内上向外下逐渐聚合成束，向椎间孔汇集，与脊髓纵轴的夹角自第 5 颈神经起向下至第 1 胸神经逐渐减小。在 DWIBS 上，脂肪及肌肉的背景信号被完全抑制，臂丛神经节及节后段能被突出显示，表现为从颈部向腋窝向上臂逐渐汇合、增粗的条状结构，轮廓光滑，走行自然，呈稍高信号（图 7-2）。在 DTI 序列中，正常臂丛神经的 FA 值为 $0.31 \pm 0.09$，RD 值为 $(1.75 \pm 0.51)\ mm^2/s \times 10^{-3}$。[10]

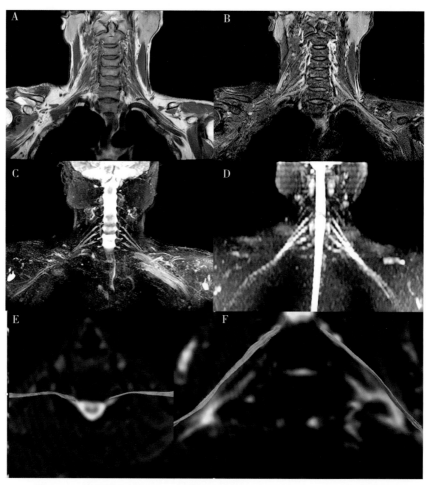

图 7-1　常用臂丛神经 MRI 扫描序列图像：A. T1WI；B. T2W-STIR；C. 3D-T2WI-STIR；D. DWIBS；E. 颈神经根的 DTI 成像（横断位）；F. 颈神经根的 DTI 成像（冠状位）[10]

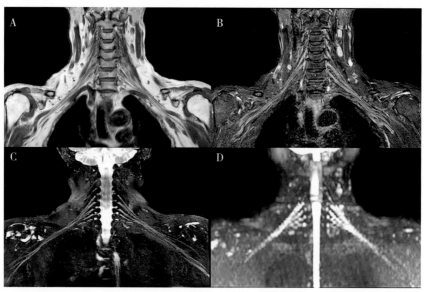

图 7-2　正常臂丛神经 MRI 表现：可见正常臂丛神经粗细均匀，走行自然，在 T1（A）为连续、均匀的低信号束状影，周围可见高信号影环绕；在 T2 脂肪抑制序列（B）及 3D 脂肪抑制 T2WI 序列（C）上为条状稍高信号影；在 DWIBS（D）上呈边界清楚的稍高信号

### 三、臂丛神经损伤的 MRI 表现

#### （一）不同节段臂丛神经损伤

臂丛神经损伤主要分为节前段损伤和节后段损伤，两种损伤合并存在的为混合型损伤。

1. **臂丛神经节前段损伤的 MRI 表现**　①神经根消失或离断。T2WI 上臂丛神经节前段在高信号脑脊液衬托下显示为低信号，脊神经前、后根缺失或者离断，在横断位及冠状位 T2WI 上可见神经根信号消失，主要见于损伤较为严重的患者。②神经根增粗、迂曲、走行僵硬，无法连续追踪至椎间孔。③神经根袖形态异常，表现为神经根袖末端尖角变钝、消失、整个神经根袖消失或神经根袖尖端向外延伸，原因可能为神经根袖撕脱致瘢痕形成[12]。④椎管内脑脊液聚集及假性脊膜囊肿形成，其原因为硬脊膜撕裂，椎管内脑脊液从蛛网膜下腔沿臂丛神经根流出至硬膜或椎管外，当同时周围软组织挫伤，使脑脊液局限包裹，表现为椎管内脑脊液聚集的囊状高信号，称为假性脊膜囊肿，其形态多样，可表现为圆形、哑铃状、带状等。但是假性脊膜囊肿并非臂丛根损伤的特异性表现[13]，某些神经根损伤并不伴有脊膜囊肿，而有假性脊膜囊肿的出现也不代表神经根一定有损伤，因此仍需仔细观察神经根是否存在或者完整。⑤硬脊膜增厚，表现为 T2WI 上椎管内脑脊液积聚与正常蛛网膜下腔之间的线状低信号，它往往预示着严重的根性撕脱。硬脊膜增厚异常与脊膜囊肿形成，常合并出现，但并非所有脊膜囊肿都伴有脊膜增厚，与损伤的严重程度有关[14]。⑥脊髓损伤，脊髓损伤常伴有节前段损伤，均见于损伤严重的患者。脊髓挫伤表现为相应神经根连接处脊髓 T2WI 信号强度的增高。脊髓变形则多是由于脊髓受暴力牵拉后，神经根或束状韧带断裂所致。⑦脊髓移位，脊髓偏移超过 1.5 mm 向健侧移位，常是患侧神经根断裂、囊肿脊髓的推压；而向患侧移位可能是局限纤维瘫痕牵拉所致[15,16]（图 7-3）。

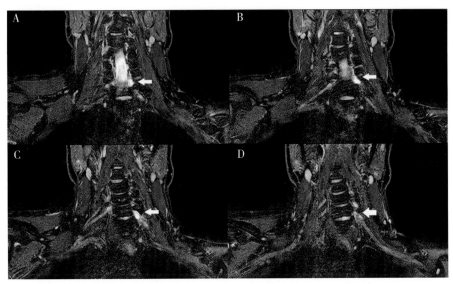

**图 7-3　臂丛神经节前损伤 MRI 表现**：可见在 T2 压脂序列上（A～D：T2WI-STIR），左侧臂丛神经根袖（C8）见一高信号囊袋状膨起（箭头），形成假性脊膜囊肿，提示神经根损伤

2. **臂丛神经节后段损伤的 MRI 表现**　①神经干肿胀及 T2WI 信号强度增高，其原因为神经干损伤处充血水肿，沃勒变性和黏液变性，神经组织的含水量增加所致，常发生在损伤的急性期，损伤时间多在 1 个月内。②神经干连续性中断、结构消失，是由于损伤导致神经部分或完全性断裂，当神经根完全断裂，断端可卷曲回缩。③神经干走行僵直，多发生于臂丛神经损伤后期，由于神经不完全断裂，局部出血、机化、包裹，最后导致神经纤维化，表现为神经走行僵硬，局部呈不规则片状稍低或等信号，患者往往损伤时间较长，常在 1 年以上。④邻近结构的异常，臂丛神经损伤可伴有周围肌肉、颈椎旁肌肉的损伤，在急性期可表现为肌肉及韧带水肿、血肿形成，后期可表现为肌肉萎缩，积液形成或脂肪变

性。⑤在DWIBS序列上，损伤段神经较健侧增粗，信号强度明显增高。⑥在DTI序列中，臂丛神经急性期时，损伤段及其远段的FA值减低，RD值升高；DTT纤维束三维重建可见纤维束不连、稀疏减少、受压移位等征象（图7-4）。

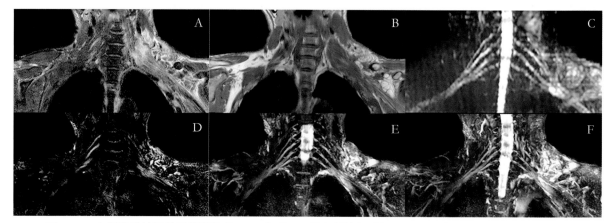

图7-4  左侧臂丛神经节后段损伤的MRI表现：可见左侧神经增粗，边界不清，在T2压脂序列（A）上信号增高，其周围肌肉组织信号亦增高；在T1不压脂序列（B）上神经根肿胀，边界欠清，其周围高信号结缔组织消失；在DWIBS（C）上神经增粗，信号增高；通过T2压脂序列的3D神经成像（D～F）后，神经的损伤显示得更加清楚，可见神经增粗，信号明显增高，周围软组织水肿，信号亦增高

当臂丛神经同时存在节前损伤及节后损伤时，为混合型损伤，其MRI表现为上述神经节前损伤及节后损伤的综合表现（图7-5）。

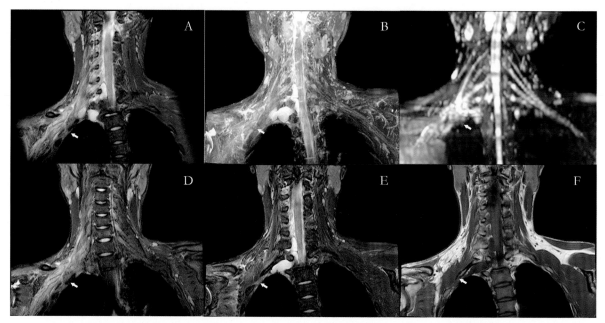

图7-5  臂丛神经混合损伤MRI表现：可见右侧臂丛神经全程肿胀，增粗，在脂肪抑制T2WI上（A、D、E），信号明显增高，T1神经根鞘膜囊肿形成，神经周围软组织信号亦呈片状增高，在脂肪抑制3D T2WI神经成像上（B），右侧臂丛神经全程信号增高；在DWIBS上（C）神经肿胀、信号增高被更加清楚地显示出来；而在T1WI序列上（F）损伤臂丛神经全程肿胀，其神经周围结缔组织的高信号消失，神经束结构显示不清

（二）不同类型臂丛神经损伤

1. 牵拉伤  牵拉伤是臂丛神经损伤是最常见的类型，成人的外伤性臂丛神经损伤多为此种类型；此外，婴儿的臂丛神经损伤也多为生产时过度牵拉所致，在这类产伤中，大多受累的为锁骨水平以上的臂丛神经，尤其是C5～C7，偶尔也会C5～T1臂丛神经全部受累[17]。

臂丛神经牵拉伤可累及节前段、节后段，严重时节前段和前后段同时受累，且臂丛神经损伤往往为多个神经束、多个神经根、多个水平受累的特征。节后段损伤时表现为相应位置神经纤维的肿胀、增粗，脂肪抑制 T2WI 上信号强度增高，往往增高的信号累及神经束纵向范围较广，边界不清，T2 mapping 定量测量损伤段神经的 T2 值明显升高，且神经肿胀程度与 T2 信号增高的程度与损伤程度成正比。牵拉伤时，由于神经轴突的损伤和断裂，在 DTI 成像中，受损神经的 FA 值及 AD 值出现升高，RD 值下降，以上可作为损伤评价的参考，其中 FA 值和 RD 值的参考意义较大。臂丛神经牵拉伤常常合并周围肌间隙及肌肉的水肿，表现为周围肌肉及间隙的 T2WI 信号强度弥漫增高。在慢性损伤时，神经损伤严重处可见到创伤性神经瘤形成（图 7-6）。

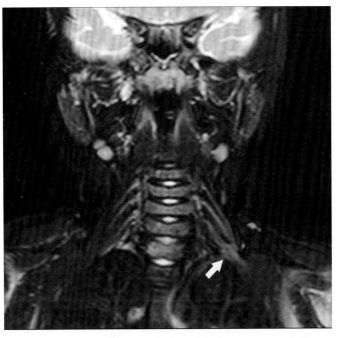

图 7-6　左侧臂丛神经牵拉伤后神经瘤形成 MR 表现：3 岁男童，出生时左侧臂丛神经牵拉伤，现可见左侧臂丛神经（C8）肿胀，在 T2 压脂序列上信号增高，并局部神经瘤形成（箭头）

2. 挤压伤　外伤性的臂丛神经挤压伤常常由碾压或异物、骨折后骨块的挤压所致，与牵拉伤类似，表现为受损段及受损远段神经的肿胀与信号增高，但范围较牵拉伤累及的神经束上下范围局限。

其他更为常见的挤压伤缘于周围病变结构的压迫（图 7-7）。当邻近肿瘤性病变累及臂丛神经走行区时，如肺尖部的肺上沟瘤等，可对臂丛神经进行压迫和浸润，可表现为与肿块紧贴、分界不清、受推挤并移位等，其 T1WI 为低或等信号，T2WI 呈不均匀高信号，MRN 图像可表现为高信号的神经中断。而淋巴瘤等侵犯臂丛神经时，可表现为神经被肿块包绕，弥漫肿胀、高信号，强化明显。

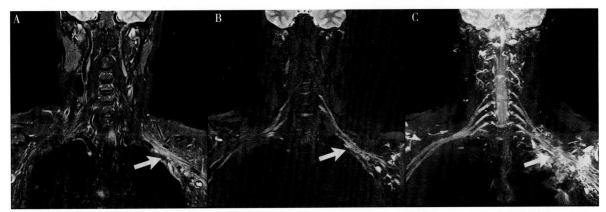

图 7-7　左肩术区臂丛神经粘连 MRI 表现：可见臂丛神经增粗，T2 压脂序列（A、B）上信号增高，与周围神经分界不清；3D 神经根成像（C）可见术区结构紊乱，与臂丛神经分界不清

颈椎退变椎体边缘骨质增生或 C4/C5～C7/T1 颈椎间盘突出时，会对 C5～T1 脊神经根造成不同程度的压迫。横断位上可见侧隐窝狭窄，神经根受压。急性期时可见受压段及远段的神经根肿胀、T2WI 信号强度增高，增强后局部明显强化。矢状位上则可见受压神经的横截面积增大。DTI 上，受压远段的神经组织，FA 值增高，RD 值（径向扩散系数）降低；扩散张量纤维束成像（diffusion tensor tractography，DTT）可对神经纤维进行三维重建，受损神经纤维表现为稀疏、分散、推压移位等[10]。臂

丛神经的医源性损伤常常由麻醉阻滞、插管穿刺、手术时器械损伤等造成，其 MRI 表现与上述牵拉或挤压伤类似，表现为损伤段及损伤以远段的肿胀和 T2 信号增高，部分较轻的损伤神经本身可无异常表现，但周围肌间隙和肌肉可有水肿表现。

胸廓出口综合征（thoracic outlet syndrome）是由斜角肌肥厚、过度外展、肋骨、肩胛骨、颈肋、锁骨骨折、肩项受压、严重静脉血栓、异常畸形血管、胸大肌喙突部、第 1 肋骨等原因引起的胸廓出口受压产生一系列神经和/或血管受压的临床表现。胸廓出口综合征一般见于臂丛神经、锁骨下动脉、静脉三者其一或其二受压，尤其以臂丛神经受压多见。臂丛神经和锁骨下动静脉容易受压部位有 4 处，即前中斜角肌、颈肋、肋锁间隙、胸大肌喙突部。MRI 上表现为受压神经的 T2WI 信号强度增高，临近解剖间隙中的脂肪消失，时间长者可伴有临近肌肉的炎性样改变甚至纤维化[18]（图 7-8，图 7-9）。

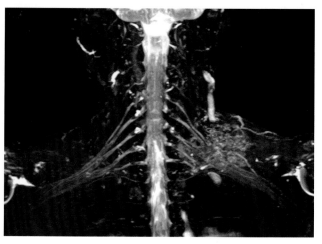

图 7-8　左侧锁骨上窝血管畸形压迫臂丛神经 MRI 表现：可见左侧锁骨上窝处不规则状血管畸形，病灶与左侧臂丛神经关系密切，左侧臂丛神经受压迫，在脂肪抑制 3D T2WI MRN 成像中表现为受压神经信号增高，邻近肌肉组织信号增高，结构不清

3. 横断伤　横断伤在臂丛神经中相对少见，常发生于切割、穿通伤，是最严重的创伤类型，常导致神经的部分或完全断裂。MRI 可直接显示神经断端的不连续，神经断端由于神经离断发生

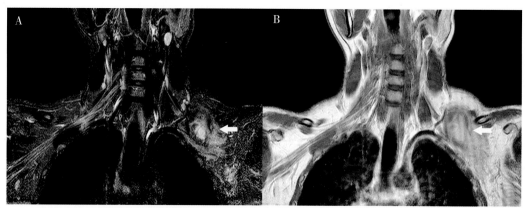

图 7-9　左侧锁骨上窝肿物压迫左侧臂丛神经 MRI 表现：左侧锁骨上窝可见一不规则形肿块，在脂肪 T2WI 上（A）为不均匀高信号，肿物压迫左侧臂丛神经（箭头），受压迫臂丛神经肿胀，信号增高，增强后（B）受压迫臂丛神经呈轻度强化

回缩、卷曲，急性期可见神经连续性中段，断端两侧及远段神经组织明显肿胀，断裂处神经组织空虚，神经间由液体填充的水样信号，有时还可见到肉芽组织形成。在神经发生横断性损伤后，神经再生并修复其断端间的缺失部分。在慢性期，神经的断端周围可形成由再生轴突、血旺细胞及纤维组织等构成的神经瘤。神经瘤表现为脂肪抑制 T2WI 或 STIR 序列上的高信号，边界清楚，当周围有粘连或瘢痕形成时，可表现为形态不规则，边界不清的神经结节，其直径可以超过邻近正常神经的管径大小（图 7-10）。

4. 医源性损伤　臂丛神经的医源性损伤原因主要包括周围结构手术时损伤、肩关节复位时的牵拉或挤压、硬膜外麻醉或神经丛阻滞时的注射损伤、针灸的针刺伤、胸腔或颈部插管时的意外损伤等，以上实际也可归结为特殊原因所致的牵拉伤或挤压伤。注射损伤时还需考虑到药物本身对神经组织的损伤作用，如麻醉药物可造成局部轴索的损伤与中断[19]。当针刺伤累计神经束膜内时，损伤程度加重。与前

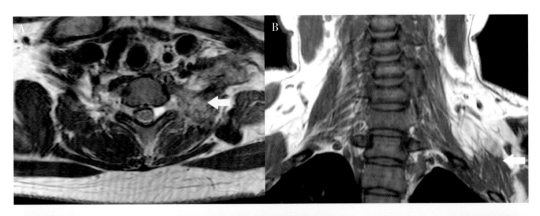

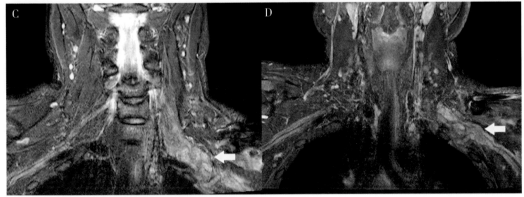

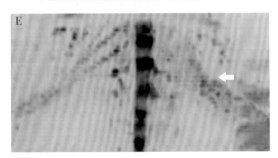

图 7‑10　左侧臂丛三干断裂 MRI 表现：可见左侧臂丛损伤神经增粗，连续性中断，
T2WI（A）及脂肪抑制 T2WI 上（C～D）信号增高，T1WI（B）上损伤神经信号稍低，其周
围结缔组织高信号影消失；在 DWIBS 上（E）可见臂丛局部结构紊乱，连续性中断

述的挤压伤和牵拉伤相似，医源性损伤的神经截断会出现肿胀及信号增高，但有时可 T1WI 及 STIR 上可均无异常表现，仅表现为增强后神经外膜的轻度环形强化。患者的就医过程的诊疗病史和臂丛神经的损伤症状是诊断的重要提示。

## 第二节　腰骶丛神经正常表现及损伤 MRI 表现

骶丛神经是由腰骶干、第 1、第 2、第 3 骶神经前支及第 4 骶神经前支的一部分融合而成，呈上宽下窄的三角形，其下方合成扁带状的坐骨神经起始部，而后延续为坐骨神经；腰骶干是由第 4 腰神经前支的一部分和第 5 腰神经前支的全部组成。位于腰大肌深面、贴近髂骨翼，在盆腔内位于骶筋膜前方，骶髂关节内侧，经髂总动静脉后方下降入小骨盆，与第 1 骶神经前支汇合组成大的上束丛；第 2、第 3、第 4 骶神经根通过 4 对骶神经孔进入盆腔并相互融合成一个小的下束丛。

骶丛神经在盆腔内有 4 个分支：臀上神经、臀下神经、阴部神经和股后皮神经。骶丛神经干位于骶骨及梨状肌前面，髂内动脉后方，在坐骨大孔处汇聚构成坐骨神经，骶丛略呈三角形，尖向坐骨大孔下部集合。梨状肌有助于正确识别骶丛神经周围相关结构的解剖关系，是确认骶丛神经与坐骨神经具体解剖定位的简易而重要标志。臀上动脉夹在腰骶干与第 1 骶神经或第 1 与第 2 骶神经之间，经梨状肌下孔穿至臀部，这些血管与神经有结缔组织鞘紧密包裹，并附着于盆壁，梨状肌将骶丛神经分为三个解剖段落：腰骶干和第 1 骶神经近侧段到梨状肌上缘为根段；位于梨状肌前方的骶丛神经为丛段；梨状肌下缘以后及坐骨大孔内的骶丛神经包括坐骨神经近端为干段[20]。

腰骶丛神经损伤（lumbosacral plexus injury）临床较为少见，主要因其位于骨盆内，与臂丛神经易受到牵拉移位、撕裂撕脱损伤不同，其受到稳定的骨盆骨性结构保护，对一般外伤作用力的抵抗力较强。只有发生了威胁生命的高能量损伤，如严重的骨盆骨折、骨盆后环断裂移位时才出现腰骶丛损伤。骶骨骨折属于骨盆后环损伤，易致腰骶丛神经损伤。骶骨骨折按 Denis 分型可分为三型，Ⅰ 型：骶骨翼区骨折，骨折通过骶骨翼，无骶孔区及骶管的损伤；Ⅱ 型：骶孔区骨折，骨折通过一个或数个骶孔，可累及骶骨翼，但不累及骶管；Ⅲ 型：骶管区骨折，骨折通过骶管，可累及骶骨翼及骶孔区，骶骨横形骨折亦属于该型。其中 Ⅱ 型和 Ⅲ 型骨折常常合并腰骶丛神经损伤，此类损伤多为牵拉或挤压伤[21]。另外，除了骨盆骨折，腰骶丛也可由火器伤、刺伤等穿透性损伤致伤，常导致神经断裂，多合并腹、盆腔内脏器官与大血管多种损伤。骶腰丛外伤性损伤的诊断要点是：暴力损伤后，有下肢肌力减退、反射消失、感觉障碍，但不能用单一神经根或周围神经损伤所致解释，损伤平面位于骨盆内。所有涉及骶髂关节的骨盆骨折患者只要病情允许，均应进行全面的神经检查。电生理学、MRN 在评价、确诊患者伤情中起着重要作用。

除骨盆骨折外，腰骶丛神经损伤还可见于盆腔其他结构的挤压伤，如肿瘤压迫、骶前区变异的髂总动脉嵌压、妊娠后期或分娩时受胎头或产钳压迫等。另外，骶丛神经损伤还可见于肿瘤切除、骨盆手术中的医源性损伤等。

## 一、腰骶丛神经的 MRI 检查

垂直冠状位、水平横断位及骶骨长轴冠状位是显示腰骶丛的最佳方位，其中骶骨长轴冠状位的定位方法为：在脊柱正中矢状位层面上，以 S3～S4 椎间盘为中心，垂直骶骨长轴得到轴位像，在轴位像上以梨状肌长轴及骶骨外缘与股骨头中心连线为准得到骶骨的斜冠状位像[22]。

腰骶丛神经 MRI 扫描的常用序列：①选择性水激励脂肪抑制技术（PROSET）。该序列为三维快速梯度（3D FFE）序列结合选择性地抑制脂肪的信号，对脊神经根的显示有独特的优势，可清晰显示腰骶丛神经硬膜囊、神经根鞘的外形以及脊神经根的节内段、神经节和部分节后神经的形态结构，能良好地评价该神经丛的根段、丛段、干段，对腰骶丛神经的显示率达到 100%，是目前腰骶丛神经成像的常规序列[23,24]。②在 DTI 序列中，正常骶丛神经的 FA 值为 $0.22 \pm 0.04$，RD 值为 $(1.15 \pm 0.44)$ $mm^2/s \times 10^{-3}$。[25] ③其余序列与臂丛神经类似（图 7-11），对于 DWIBS 序列而言，腰骶丛成像效果受到多种因素影响，如肠内容物、肠管蠕动、呼吸运动等多种因素影响，其成像效果往往不及臂丛 DWIBS 成像效果。

## 二、正常腰骶丛神经 MRI 表现

正常骶丛及近段坐骨神经在横断面 T1WI 上，表现为特征性的点簇状形态，周围被高信号的脂肪包绕；在 STIR 横断位上坐骨神经的束状结构呈蜂窝样高信号散布在低信号的脂肪与连接组织内；而在冠状位上呈相应的细条纹状结构[26]。在骶管及骶孔处，神经硬膜囊内存在脑脊液，硬膜囊外存在脂肪，从而高信号的脂肪及脑脊液将神经衬托出轮廓，显像清晰。骶孔外盆区的丛段骶神经，其外周仍然存在高信号脂肪，远段神经为近段神经的自然延续，组成骶丛的腰骶神经均走行自然、流畅，腰骶干紧贴骶骨岬，各骶神经在近端紧贴上方骨柱而在出骶孔时紧贴下方骨柱。各骶神经管清晰展现，由上到下骶神经管逐渐变小，骶神经由上到下、由近段到远段逐渐变细，信号均匀一致（图 7-12）。

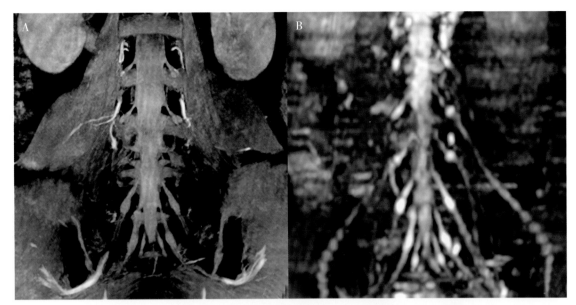

图 7‑11　腰骶丛 MRI 神经成像常规序列：A. PROSET；B. DWIBS

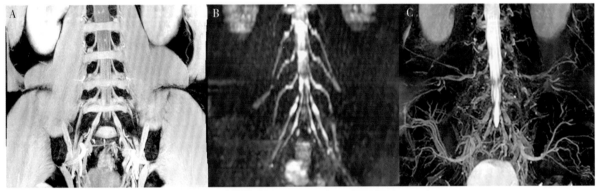

图 7‑12　正常腰骶丛 MRI 表现：正常腰骶丛神经呈连续性的线条状，大小均匀，信号均匀，由上向下走行，在 PROSET 上（A）为高信号，在 DWIBS（B）上显示更加清楚，可见线状高信号影，与脊髓相连；脂肪抑制 3D T2WI MRN（C）可清楚显示腰骶丛神经的走行及分布，呈均匀的较高信号

### 三、腰骶丛神经损伤的 MRI 表现

（一）骶骨骨折合并的腰骶丛神经损伤

腰骶丛神经损伤后的 MRI 征象与臂丛神经损伤后类似。对于后骨盆骨折，尤其是骶骨骨折的患者，应特别仔细观察骨折区附近是否为腰骶丛神经走行区，仔细观察神经根的走行、直径、神经根周围软组织及骨性通道的改变。神经根损伤时的 MRI 表现：①损伤部位的骶神经周围脂肪组织消失，与未损伤部位存在鲜明对比。②损伤部位的骶神经出现异常的增粗或变细，急性期可见神经异常增粗、脂肪抑制 T2WI 上局部信号强度明显增高，慢性期则神经变细萎缩，信号强度减低。③周围神经的条纹状结构消失。④骨折的压迫及移位致骶神经管管径狭窄，骶神经卡压。⑤骨块的压迫及移位致骶神经走行不自然、不流畅，甚至出现成角。⑥骶神经根囊肿形成。⑦当神经根或干完全离断时，可见连续性中断，断端可出现挛缩、粘连甚至神经瘤形成（图 7‑13）

（二）腰骶丛神经挤压性损伤

盆腔内的肿瘤、异常血管常常可以压迫腰骶丛神经，神经丛受累时的 MRI 表现与臂丛神经受压时类似，表现为神经组织被推压移位、扭曲变形，当有肿块时可表现为肿块与神经紧贴、分界不清，部分肿瘤（如淋巴瘤）可表现为包绕神经组织。受累的神经组织受压部位变形移位，但远段可以肿胀增粗，

T1WI 为低或等信号，T2WI 呈不均匀高信号，3D-STIR 序列可表现为受压处高信号的神经中断，以远段增粗、信号增高（图 7 - 14）。DTI 上，受压段及以远段神经组织的 FA 值降低，RD 值升高。

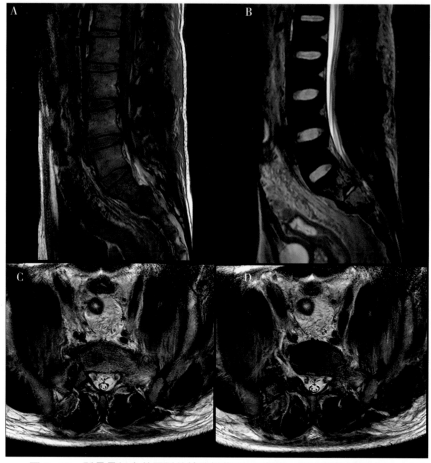

图 7 - 13　骶骨骨折合并腰骶丛神经损伤 MRI 表现：可见骶骨骨折（S1~S2 水平），断端向后压迫马尾神经丛及腰骶丛神经根，T1WI（A）上受压神经增粗，矢状位 T2WI（B）上可见神经根信号增高；横断面上 T2WI（C~D）可见右侧骶丛神经根受骨折断端压迫，信号增高

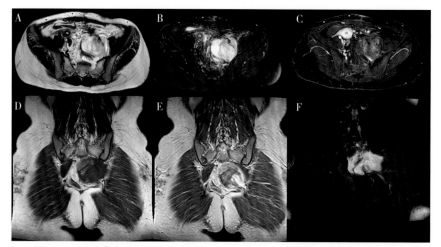

图 7 - 14　滑膜肉瘤累及骶丛神经根 MRI 表现：可见盆腔内软组织肿块（滑膜肉瘤），肿瘤累及左侧骶骨及骶丛神经（A，D：T2WI；B：T2-STIR；C，F：T1 压脂增强；E：T1 增强）

〔陈玥瑶〕

# 参考文献

［1］　郭伟平，胡润保，王建国. 交通事故引起臂丛神经损伤的机制分析 ［J］. 中国实用医药，2013，8(28)：122 - 123.

［2］　MORAN S L，STEINMANN S P，SHIN A Y. Adult brachial plexus injuries：mechanism，patterns of injury，and physical diagnosis ［J］. Hand Clin，2005，21(1)：13 - 24.

［3］　SHENAQ S M，BULLOCKS J M，DHILLON G，et al. Management of infant brachial plexus injuries ［J］. Clin Plast Surg，2005，32(1)：79 - 98.

［4］　DU R，AUGUSTE K I，CHIN C T，et al. Magnetic resonance neurography for the evaluation of peripheral nerve, brachial plexus，and nerve root disorders ［J］. Neurosurg，2010，112(2)：362 - 371.

［5］　KJELSTRUP T，COURIVAUD F，KLAASTAD O，et al. High-resolution MRI demonstrates detailed anatomy of the axillary brachial plexus. A pilot study ［J］. Acta Anaesthesiol Scand，2012，56(7)：914 - 919.

［6］　YAMABE E，NAKAMURA T，OSHIO K，et al. Peripheral nerve injury：diagnosis with MR imaging of denervated skeletal muscle—experimental study in rats ［J］. Radiology，2008，247(2)：409 - 417.

［7］　TAKAHARA T，IMAI Y，YAMASHITA T，et al. Diffusion weighted whole body imaging with background body signal suppression (DWIBS)：technical improvement using free breathing，STIR and high resolution 3D display ［J］. Radiat Med，2004，22(4)：275 - 282.

［8］　高立，梁碧玲，张赟，等. 背景信号抑制弥散加权成像在臂丛神经影像诊断的应用 ［J］. 中山大学学报(医学科学版)，2007，28(3)：322 - 326.

［9］　TAGLIAFICO A，CALABRESE M，PUNTONI M，et al. Brachial plexus MR imaging：accuracy and reproducibility of DTI-derived measurements and fibre tractography at 3. 0-T ［J］. EUR RADIOL，2011，21(8)：1764 - 1771.

［10］　CHEN Y Y，LIN X F，ZHANG F，et al. Diffusion tensor imaging of symptomatic nerve roots in patients with cervical disc herniation ［J］. Acad Radiol，2014，21(3)：338.

［11］　CARANCI F，BRIGANTI F，LA PORTA M，et al. Magnetic resonance imaging in brachial plexus injury ［J］. Musculoskelet Surg，2013，97(2)：181 - 190.

［12］　QIN B，GU L，LIU X，et al. Value of MRI in diagnosis of obstetrical brachial plexus palsy pre-ganglionic injury ［J］. Zhongguo Xiu Fu Chong Jian Wai Ke Za Zhi，2008，22(12)：1455.

［13］　张德春，顾立强，向剑平，等. 高分辨率 MRI 诊断臂丛根性撕脱伤的临床研究 ［J］. 中华显微外科杂志，2011，(5)：379 - 381，445.

［14］　高明勇，梁碧玲，许扬滨，等. 臂丛神经根损伤的 MR 诊断及其应用价值 ［J］. 中华创伤杂志，1999，15(2)：151 - 152.

［15］　HAYASHI N，MASUMOTO T，ABE O，et al. Accuracy of abnormal paraspinal muscle findings on contrast-enhanced MR images as indirect signs of unilateral cervical root-avulsion injury ［J］. Radiology，2002，223(2)：397.

［16］　杨翁勃，虞聪，赵秋枫. MRM 在臂丛神经节前损伤诊断中的运用 ［J］. 中华手外科杂志，2008，24(4)：239 - 242.

［17］　CARANCI F，BRIGANTI F，LA PORTA M，et al. Magnetic resonance imaging in brachial plexus injury ［J］. Musculoskelet Surg，2013，97(2)：181 - 190.

［18］　SUREKA J，CHERIAN R A，ALEXANDER M，et al. MRI of brachial plexopathies ［J］. Clin Radiol，2009，64(2)：208 - 218.

［19］　RUSSELL R. Neurological complications in obstetric regional anaesthesia ［J］. Int J Obstet Anesth，2000，8(8)：323 - 325.

［20］　李成利，赵斌. 骶丛神经的 MRI 断面影像评价 ［J］. 中国医学影像学杂志，2000，8(1)：72.

［21］　顾立强，张景僚，王钢，等. 骨盆骨折合并腰骶丛损伤的诊治 ［J］. 中华创伤骨科杂志，2002，4(3)：174 - 177.

［22］　包雪平，顾美芳. 腰骶部神经根和神经节 MR 成像技术探讨 ［J］. 医学影像学杂志，2012，22(3)：417 - 420.

［23］　李春梅，宦怡，赵海涛，等. MR PROSET 序列在腰骶神经根病变中的应用 ［J］. 临床放射学杂志，2005，24(10)：858 - 861.

［24］　常英娟，魏光全，宦怡，等. 磁共振 PROSET 技术在诊断脊神经根病变中的价值 ［J］. 实用放射学杂志，2004，20(5)：454 - 456.

［25］ VAN DER JAGT P K，DIK P，FROELING M，et al. Architectural configuration and microstructural properties of the sacral plexus：a diffusion tensor MRI and fiber tractography study ［J］. Neuroimage，2012，62(3)：1792 - 1799.

［26］ GRANT G A，GOODKIN R，MARAVILLA K R，et al. MR neurography：diagnostic utility in the surgical treatment of peripheral nerve disorders ［J］. Neuroimaging Clin N Am，2004，14(1)：115 - 133.

# 第八章　周围神经干正常表现及损伤后 MRI 表现

　　MRI 能够清晰显示正常及损伤周围神经的走行、粗细，分支等结构及信号变化特点[1]，并能直观显示损伤神经的具体部位、损伤程度及其周围组织的改变，是周围神经损伤的首选影像学检查方法[2-4]。

## 第一节　神经干的正常 MRI 表现

　　在 MRI 上，正常周围神经的形态取决于扫描层面和神经走行方向之间的关系，神经的信号强度主要与神经内脂肪成分（主要为髓磷脂）及水分（主要为轴浆及神经脉管内水分）的含量有关。在沿神经纵向走行的长轴位不压脂 T1WI 上，正常周围神经表现为条状等信号，周围可见高信号脂肪围绕，信号强度与周围肌肉相近，而在横轴位不压脂 T1WI 上，神经表现为圆形或类圆形等信号结构；长轴位脂肪抑制 T2WI 上表现为光滑、粗细均匀的条状稍高信号，在比较粗大的神经干，如坐骨神经，MRI 可显示其内部神经束结构，胫神经、腓总神经及腓肠神经三束呈线状、连续、光滑的稍高信号。由于四肢周围神经常与血管伴行，且两者粗细相近，因此周围神经需与邻近的血管区分。在高分辨率横断位不压脂 T1WI 上，在神经束内及神经周围脂肪组织的高信号衬托下，神经的束状结构通常表现为蜂窝样，神经外围呈晕轮样的高信号。由于神经上下走行连续，动脉的流空效应及静脉的流入增强现象，使得 T1WI 序列非常有助于辨别神经，并将其与周围淋巴结及血管结构区分开（图 8-1，图 8-2）。静脉注射 Gd-DTPA 对比剂后，由于正常神经存在完整的血-神经屏障，通常不发生强化，也有助于区分周围神经与伴行的血管。正常神经干 MRI 特点见表 8-1。

　　对于四肢周围神经，可以通过使用内径较小的表面线圈，提高 MRN 的分辨力。研究报道，使用临床型 1.5TMRI 及环形表面线圈[5-6]，能够清晰显示兔坐骨神经形态，直径 2～3 mm，与肌肉相比，在 T1WI 及 T2WI 不压脂图像上，正常的坐骨神经表现为条状等信号，在脂肪抑制 T2WI 上，表现为条状稍高信号。其中，在脂肪抑制 T2WI 上可对坐骨神经干的直径进行准确测量，并能够清晰分辨胫神经、腓总神经、腓肠肌神经、股后皮神经、臀后皮神经等坐骨神经细小分支（图 8-3）。

表 8-1　周围神经 MRN 一般特点

| 特点 | 正常神经 | 异常神经 |
| --- | --- | --- |
| 管径（粗细） | 与邻近动脉管径相仿，由神经近端到远端逐渐变细 | 局限性或弥漫性增粗、肿胀，管径大于邻近动脉管径 |
| 信号强度 | 与骨骼肌相比，T1WI 及 T2WI 图像呈等信号，T2WI 压脂图像呈稍高信号 | 局限性或弥漫性信号增高，可与邻近静脉血管信号强度相仿 |
| 神经束形态 | 均匀的蜂窝状结构 | 单根或多根神经束增粗或断裂 |
| 边缘及走行 | 外周以脂肪组织为背景，边缘光滑，走行自然，无扭曲 | 局限性或弥漫性扭曲，或连续性中断 |
| 强化 | 一般无，但可在无血-神经屏障区域出现，如背侧神经根节 | 出现在血-神经屏障被破坏的区域，如肿瘤或感染性神经病变 |
| 周围脂肪背景 | 存在、清晰 | 模糊 |

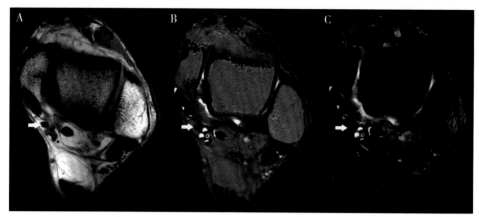

图 8‑1　正常胫神经 MRI 表现：在横轴位 T1WI（A）上，胫神经表现为类圆
形等信号结构（箭头），神经外围脂肪组织呈晕轮样高信号，在 T2 mapping（B）及
脂肪抑制 T2WI 上（C），胫神经呈类圆形低信号（箭头），边界清楚

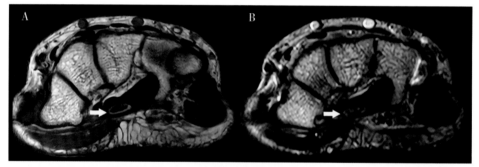

图 8‑2　正常正中神经 MRI 表现：在横轴位 T1WI（A）上，正中神经表现为
类圆形稍低信号结构（箭头），其内神经纤维呈蜂窝样，神经外围脂肪组织呈晕轮
样高信号；在 T2WI（B）上，正中神经呈类圆形稍低信号（箭头），边界清楚

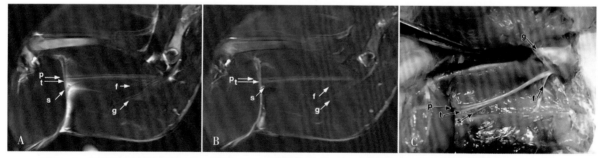

图 8‑3　正常兔坐骨神经的 MRI 图像：（A）脂肪抑制 3D T2WI MRN 显示正常坐骨神经干，由三束神经组
成：胫神经（t）、腓神经（p）和腓肠神经（s）。臀后神经（g）和股后皮神经（f）的细支也清晰可见。（B）神
经束在 T2WI 中表现为线性等信号，而在脂肪抑制的三维 T2WI 上表现为高信号。（C）MRN 显示的坐骨神经形
态与大体解剖一致[6]

## 第二节　周围神经干损伤的 MRI 表现

　　在 MRN 上，周围神经干损伤包括直接征象及间接征象。直接征象表现为损伤神经干走行迂曲，神
经束肿胀或正常形态结构的消失，弥漫性或局限性增粗，T2WI 上神经束信号增高，损伤处继发性神经
瘤形成；间接征象包括，神经周围肌肉等软组织纤维化、血肿及受累神经所支配的肌肉发生失神经变化
等[2-3]。弥漫性或局限性神经增粗、神经肿胀与 T2WI 上神经信号增高是各种类型神经损伤的共性表
现。在神经没有出现明显 T2WI 信号增高的情况下，神经束扭曲、正常形态消失或部分神经束的肿胀同

样提示神经存在损伤。

　　周围神经损伤 T2WI 信号增高的确切原因尚未完全清楚。在动物实验研究中，啮齿类动物周围神经 T2 弛豫时间被认为与髓磷脂、轴突及轴突外水分子含量 3 种成分有关[7]，而神经内膜或/和神经束膜水肿，神经静脉性充血，神经机械性损伤所致的轴浆流动阻滞，血-神经屏障的微环境改变以及受损神经远段的沃勒变性可能是损伤神经 T2WI 信号异常增高的原因[3,8]。

　　周围神经干损伤 MRI 表现与损伤程度有关。神经失用损伤（对应 Sunderland Ⅰ 度损伤）是周围神经损伤中最轻的类型，在组织学中，其表现为损伤神经髓鞘一过性的反应性丢失。在 MRN 上，神经失用损伤可无异常表现，或表现为损伤神经一过性的轻度增粗及脂肪抑制 T2WI 上信号的轻度增高，而这种形态及信号异常，仅局限于损伤段神经[2]。在轴索断裂损伤（对应 Sunderland Ⅱ 度损伤）中，损伤远段神经发生沃勒变性，而神经束膜及神经外膜等支持结构仍旧保持完整。轴索断裂损伤常表现为神经的增粗及 T2WI 信号增高，由于沃勒变性，这种 T2WI 信号异常通常累及损伤处及损伤远段神经。另外，轴索断裂损伤还可以表现为神经边缘模糊及部分神经束的断裂。典型的轴索断裂损伤中，损伤的神经周围可见神经瘤形成，这是由于神经再生的出芽过程中，再生的神经纤维不能够沿着断裂神经束的方向继续生长，局部扭曲缠绕，与损伤处神经束内及其周围的纤维成分共同形成瘤样的神经结节，包绕损伤处近端及远端未受累的神经，从而使神经重新保持其完整的连续性[1]。在 MRN 上，神经瘤表现为神经损伤处的局限性瘤样膨大，边界清晰，T2WI 常呈较高信号，而局部神经束正常结构消失。神经断裂伤（对应 Sunderland Ⅴ 度损伤）中，神经全层完全性断裂。在急性期，MRN 可以清晰显示神经连续性的中断，脂肪抑制 T2WI 上表现为神经断端间的窄带状液体信号；在神经断裂伤的亚急性期及慢性期，神经断端可出现纤维化改变，表现为 T2WI 上神经断端间的低信号软组织结构[1]。在神经断裂损伤中，神经断端周围亦可见神经瘤形成。

　　神经干损伤的 MRI 信号强度及形态学变化与创伤类型有关。周围神经损伤常见的为牵拉伤、挤压伤或横断性损伤。在临床中，周围神经损伤常同时混杂多种损伤类型。一般情况下，挤压伤或横断伤，所造成的神经干形态及信号异常往往局限于损伤处及损伤处远段神经，而牵拉伤所致神经干损伤范围往往较弥漫，损伤神经的形态学及信号异常可累及神经干较长范围[6]。神经瘤常多见于横断伤及牵拉伤。在单侧神经损伤程度较轻，无法明确诊断时，与同侧或对侧正常神经相比，患侧神经 T2WI 信号增高及神经形态的异常对于做出正确诊断至关重要。

　　周围神经挤压伤常见原因主要包括占位性病变（如肿瘤、假性动脉瘤或血肿等）、骨折脱位以及位于骨纤维管道内的病变压迫邻近神经所致。管道是周围神经以及伴行肌腱及血管通过关节和骨骼时所形成的解剖上的狭窄通道，其底部通常由骨骼构成，顶部由横向增厚的深筋膜、支持带和肌腱构成。周围神经发生病变与否取决于神经在管道内或邻近肌筋膜间室内的压力程度。典型的神经挤压伤常见于腕管综合征，因正中神经走行于由骨骼及筋膜组成的空间相对密闭的管道内，当因外力压迫管道或因管道内病变压迫神经，致管道内容积相对减小，从而引起相应的神经卡压症状。神经挤压伤也常发生于邻近骨骼表面的神经，此处的神经常因过度的外力作用而受到挤压[9]，如腓深神经走行于踝前区及足背中部，其邻近骨骼表面，易受外力的压迫而出现神经挤压性损伤[10]。其他的神经挤压伤也可见于橄榄球及武术运动员的尺神经、腋神经及脊柱副神经损伤或某些骨良性肿瘤患者的四肢周围神经卡压伤等[9-11]。大部分的神经挤压伤比较轻微，致病时间较短，呈自限性，去除压迫因素后，短期内即可完全恢复，此类损伤较少采用 MRN 检查。然而，长期反复的轻微挤压同样可造成神经组织结构的异常，MRN 表现为创伤部位神经纺锤样增粗，脂肪抑制 T2WI 上神经束的信号增高（图 8-4）。

　　神经牵拉伤常因关节活动度过大或反复扭伤所致，典型者见于车祸或产伤所致的臂丛神经的牵拉性损伤。此外，严重的膝关节扭伤或脱位亦可致腓总神经的牵拉性损伤[9]。在典型的神经牵拉伤中，被牵拉的神经因水肿表现为弥漫性的增粗及 T2WI 的信号增高，脂肪抑制 T2WI 上神经肿胀及异常信号的范围常可累及很长一段神经。在轻微的神经牵拉伤中，损伤神经的粗细相对正常或仅略有增粗。当神经牵拉伤比较严重时，可以发生周围神经的撕脱与断裂，MRN 显示为神经束的部分或完全性撕裂。

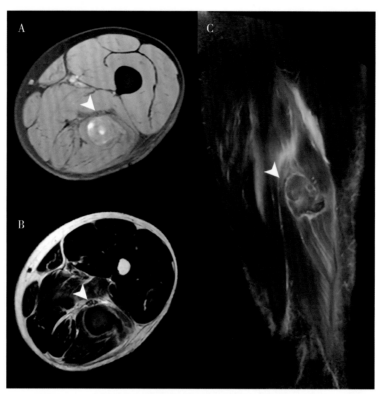

图 8-4　坐骨神经压迫性损伤 MRI 表现：大腿刀刺伤后，半腱
肌形成血肿，血肿与坐骨神经关系密切并压迫坐骨神经（箭头），在
脂肪抑制 T1WI（A）上可见不均匀高信号血肿；T2WI（B）及脂肪
抑制 T2WI（C）上可见肿胀坐骨神经信号增高，其周围肌肉组织可
见片状高信号水肿改变

横断伤最常见由于切割、穿通伤所致，是最严重的神经创伤类型，常导致神经的部分或完全断裂。
MRN 可直接显示神经断端的不连续，神经断端由于神经离段发生回缩、卷曲，神经断端间由液体填充
的水样信号，有时还可见到肉芽组织形成。在神经发生横断性损伤后，神经再生并修复其断端间的缺失
部分，在慢性期，神经的断端周围形成由再生轴突，施万细胞及纤维组织等构成的神经瘤。神经瘤表现
为 T2WI 及 STIR 序列上的高信号，边界清楚，当周围有粘连或瘢痕形成时，可表现为形态不规则，边
界不清的神经结节，其直径可以超过邻近正常神经的管径大小（图 8-5）。

## 第三节　肌肉失神经变化

受累神经所支配肌肉在神经损伤后可发生失神经改变。自神经损伤后 24 小时开始，肌肉即可出现
急性去神经支配的 MRI 表现，表现为 T2WI 压脂及 STIR 序列上肌肉内弥漫性的信号增高，与肌肉水
肿的 MRI 表现相仿。这种去神经支配相关的肌肉信号异常被认为与局限或弥漫性液体成分的分布异常
有关，而并不代表真正意义上的肌肉水肿。神经损伤后亚急性期（即损伤后数周至数月），肌肉出现严
重的类水肿样改变，T1WI 上表现为低信号，T2WI 上表现为弥漫性高信号。此外亦可见到轻度的脂肪
变性，表现为 T1WI 上的散在斑片状稍高信号。神经损伤的慢性期（即神经损伤后数月至数年），肌肉
出现显著的脂肪变性及萎缩，T1WI 上表现为弥漫性的高信号，T2WI 表现为混杂信号，患侧肌肉体积
常较对侧肢体正常肌肉体积缩小。值得注意的是，当出现显著的肌肉脂肪变性及肌肉萎缩时，就意味着
神经的不可逆性损伤[12]，因此在神经损伤后应重视使用 MRI 早期发现去神经支配所导致的肌肉改变。去
神经支配所致的肌肉病变在急性期需要与外伤所致肌肉水肿鉴别，失神经肌肉病变的范围与受累神经支配
肌肉区域严格一致，局限于去神经支配区域肌肉，无筋膜水肿及皮下水肿等征象，此外，还需注意与系统

性或代谢性肌病、肌炎、肌肉废用性改变、肌肉扭伤或者放射性肌炎相鉴别[2,13]（图 8 - 6，图 8 - 7）。

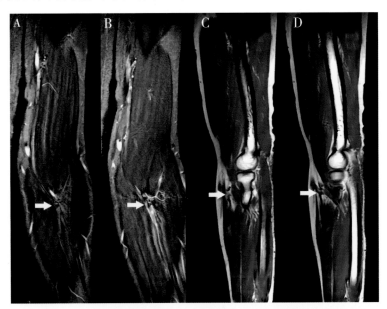

图 8 - 5　桡神经深支横断伤 MRI 表现：外伤后桡神经深支发生横断伤，表现为神经连续性中断（箭头）：在脂肪抑制 T2WI 上（A、B）损伤神经中断，信号增高，其神经周围软组织水肿，呈条片状信号增高；在 T1WI（C、D）上神经肿胀，呈稍低信号

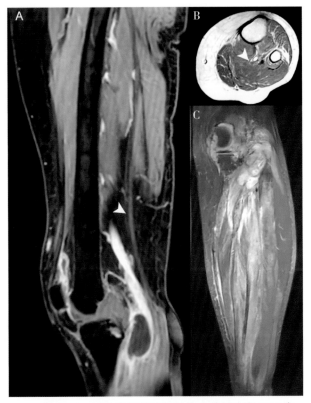

图 8 - 6　坐骨神经损伤致肌肉失神经改变 MRI 表现：左膝关节滑液囊肿压迫其后方坐骨神经（箭头），坐骨神经变性，其所支配的小腿肌群发生变性，在 PDW（A）、T2WI（B）及脂肪抑制 T2WI 上（C）表现为沿肌群分布的弥漫性高信号

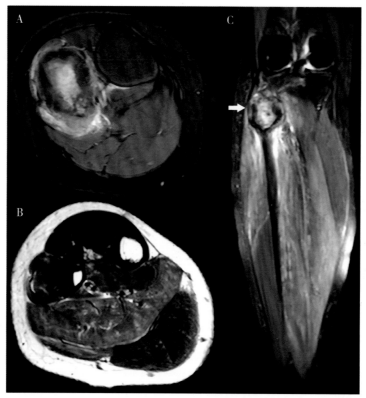

图 8-7　腓总神经损伤致肌肉失神经改变 MRI 表现：右侧腓骨上段骨巨细胞瘤压迫腓总神经（箭头），腓总神经损伤导致其支配的小腿肌肉失神经改变，在 T1WI 压脂序列（A）上受累肌肉呈弥漫性稍低信号，在 T2WI（B）及脂肪抑制 T2WI（C）上可见肌肉呈弥漫性片状稍高信号

## 第四节　神经干损伤后再生的 MRI 表现

周围神经损伤后具有一定的再生能力。然而，Sunderland Ⅳ度以上的神经损伤基本无自行恢复的可能，必须要进行外科手术治疗。神经的外科修复需在损伤后尽快进行，如错过最佳治疗时间窗，损伤神经周围瘢痕组织的形成或神经断端的错位可阻碍神经再生的进程，显著降低神经修复效果，从而导致神经所支配器官的萎缩、麻木、感觉或（及）运动功能丧失。

MRN 能够准确评价神经端端及端侧缝合术后神经断端吻合情况，神经移植术后移植物的形态，神经导管植入术后导管的位置及神经修复术后的各种并发症，如血肿、脓肿或神经周围的纤维化等[3]。更重要的是，MRN 能够用于术后评估周围神经损伤的修复情况，同时监测外科修复后周围神经的再生过程[2,3]。

神经横断伤、牵拉伤及挤压伤均可表现为损伤处及损伤远段神经的肿胀增粗及 T2WI 上信号异常增高。在神经再生的过程中，因损伤的严重程度不同，各种损伤类型所致的神经肿胀程度，损伤后神经的形态以及信号恢复随时间变化规律各有不同。一般情况下，在周围神经损伤的急性期，损伤段神经 T2WI 信号异常增高在损伤后第 3～14 天达到高峰，随后损伤神经高信号开始逐渐减低，并根据损伤方式的不同，一般于损伤后第 7～10 周后逐渐恢复至正常水平[14,15]。大鼠坐骨神经横断伤经神经外膜缝合后，损伤后第 3 天损伤处及其远段神经即表现出明显的肿胀和 T2WI 信号增高，损伤处及其远段神经于损伤后第 8 周左右恢复至正常粗细，同时信号恢复至正常范围，而损伤处近段神经的形态及信号异常改变不明显（图 8-8）[16]。兔坐骨神经牵拉伤后，损伤后第 1 天开始损伤处及其远段神经表现为显著增

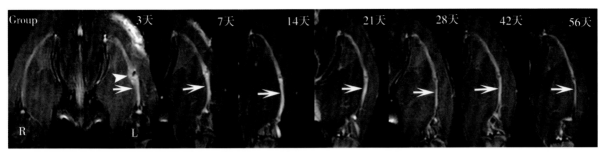

图 8-8　大鼠坐骨神经横断伤缝合后 T2WI 压脂序列上表现：坐骨神经横断伤后可见神经肿胀，T2WI 信号增高，随后神经肿胀逐渐消退，T2WI 高信号逐渐减低，损伤处及其远段神经于术后第 8 周左右恢复至正常粗细，同时信号恢复至正常范围，而损伤处近段神经的形态及信号异常改变不明显[16]

粗和 T2WI 上信号异常增高，第 7 天时达到峰值。损伤处远段的肿胀神经在损伤后的 10 周内逐渐恢复至正常粗细，神经的高信号约于损伤后第 4 周恢复至正常水平；受牵拉处神经在 10 周内逐渐恢复至正常粗细，在第 10 周仍保持高信号；损伤处近段神经于术后也表现出轻度的肿胀及信号增高，于术后 3 周恢复至正常粗细，信号于术后 2 周内恢复正常水平[6]。兔坐骨神经挤压伤后，损伤处神经表现为明显地增粗、肿胀，损伤后 1 周时信号增高，2 周时达高峰，4 周时开始下降，8 周时明显下降[17]。

　　MRI 上神经 T2WI 信号强度可以被用来监测神经损伤修复术后的神经再生情况[16,18-20]。轴突变性，特别是神经肿胀，髓磷脂的快速更新及快速脱髓鞘所伴随的炎症反应被认为与损伤神经 T2WI 信号的增高有关[14,21]。然而，与测量信号强度相比，神经 T1 及 T2 弛豫时间，尤其是 T2 弛豫时间（又称 T2 值）是监测神经损伤及其修复的更为敏感的指标[6]。T2 值的变化不仅与神经轴突的变化呈现时间相关性，也与髓鞘化进程密切相关。在正常的神经组织中，髓磷脂、轴突及轴突外的水分等 3 种因素被认为与 T2 值的增高有关[22]。正常神经的 T2 值为 40～53 ms，神经牵拉伤、横断伤及挤压伤模型中损伤处及损伤远段神经的 T2 值可达到 85～100 ms[6,14,23-24]。周围神经横断伤模型中，神经 T2 值的变化能敏感地反映神经变性及再生过程[16]，坐骨神经切断后维持神经中断的状态，神经远段表现为持续的 T2 值增高。坐骨神经挤压伤与不缝合的横断伤在 T2 值上的改变具有不同的规律，挤压伤后 T2 值增高至正常神经 T2 值的 3 倍后，持续下降并于 30 天后恢复至正常水平，但不缝合横断伤模型中神经 T2 值 42 天内始终处于高于正常值的 4～5 倍水平，直到髓鞘碎片完全清除，T2 值才急剧下降达正常水平[25]。T2 值从高恢复到正常的过程中，神经轴突经历了从退变到再生并与断端连接的过程，轴突的再生沿着施万细胞形成的细胞柱进行，进而发生再髓鞘化[26]。

　　动物实验研究表明[5-6]，1.5T 临床型 MRI 上兔正常坐骨神经的 T2 值为（40±2）ms（36～43 ms）[5]。在坐骨神经牵拉伤模型中，牵拉段及牵拉处远段神经的 T2 值在损伤后快速上升，至损伤后第 3 天达到峰值，随后快速下降，至损伤后第 2 周后表现为缓慢下降。T2 值的最高峰发生于牵拉段神经的第 3 天［T2 值达到（79±3.7）ms］，而在损伤后第 10 周，牵拉段神经的 T2 值仍表现为轻度增高。在牵拉处远段神经，T2 值在损伤后第 10 周仍轻度高于正常值水平，而在牵拉处近段神经，T2 值在损伤后第 1 周即可恢复正常[6]。此外，牵拉段及牵拉处远段的神经 T2 值与神经功能具有相同的时间变化规律，神经损伤及修复过程中神经 T2 值的变化与其功能的恢复有关[6]。而在大鼠坐骨神经横断伤模型中，损伤处远段神经的 T2 值在损伤后快速上升，至损伤后第 3 天达到峰值［T2 值达到（73.5±5.5）ms］，此后逐渐下降，并于第 6 周左右逐渐恢复至正常水平。大鼠坐骨神经的功能恢复及组织学中神经再生的规律均与神经 T2 值的变化规律一致，提示了神经 T2 值可以用来监测神经损伤术后的神经功能恢复情况[16]。神经 T2 值的定量测量，有望成为既能评价神经损伤的严重程度，又能监测神经修复过程的重要工具[6,16]。

　　除了动态监测 T1 及 T2 弛豫时间，磁化传递率（MTR）及 DWI 也能敏感检测神经损伤及其再生过程。神经组织微观结构的变化如脱髓鞘、炎症性改变及轴索脱失等是导致 T1 及 T2 弛豫时间延长，MT 效应减弱以及弥散系数 ADC 降低的主要原因[27-28]。如今，在 3.0T MRI 上，包括 T1 及 T2 弛豫时

间、质子密度及 MTR 等，已经逐渐被用于人体周围神经损伤后修复的监测[29]。除此之外，DWI 及
DTI 也逐渐被应用于人体周围神经损伤的诊断[30]，DTI 较其他定量测量手段，能无创地监测轴突损伤
及损伤后的神经纤维变性及再生过程，其敏感性更高，但其成像质量受到多种因素的影响[31-33]。

〔张　翔〕

# 参考文献

[1]  CHHABRA A, WILLIAMS E H, WANG K C, et al. MR neurography of neuromas related to nerve injury and en-
     trapment with surgical correlation [J]. AJNR Am J Neuroradiol, 2010, 31(8):1363 - 1368.

[2]  CHHABRA A, ANDREISEK G, SOLDATOS T, et al. MR neurography: past, present, and future [J]. AJR Am J
     Roentgenol, 2011, 197(3):583 - 591.

[3]  THAWAIT S K, WANG K, SUBHAWONG T K, et al. Peripheral nerve surgery: the role of high-resolution MR
     neurography [J]. AJNR Am J Neuroradiol, 2012, 33(2):203 - 210.

[4]  THAWAIT S K, CHAUDHRY V, THAWAIT G K, et al. High-resolution MR neurography of diffuse peripheral
     nerve lesions [J]. AJNR Am J Neuroradiol, 2011, 2(8):1365 - 1372.

[5]  SHEN J, WANG H Q, ZHOU C P, et al. Magnetic resonance microneurography of rabbit sciatic nerve on a 1. 5-T
     clinical MR system correlated with gross anatomy [J]. Microsurgery, 2008, 28(1):32 - 36.

[6]  SHEN J, ZHOU C P, ZHONG X M, et al. MR neurography: T1 and T2 measurements in acute peripheral nerve
     traction injury in rabbits [J]. Radiology, 2010, 254(3):729 - 738.

[7]  PELED S, CORY D G, RAYMOND S A, et al. Water difusion T(2), and compartmentation in frog sciatic nerve
     [J]. Magn Reson Med, 1999, 42(5):911 - 918.

[8]  SPRATT J D, STANLEY A J, Grainger A J, et al. Te role of diagnostic radiology in compressive and entrapment
     neuropathies [J]. Eur Radiol, 2002, 12(9):2352 - 2364.

[9]  TAGLIAFCO A, ALTAFNI L, GARELLO I, et al. Traumatic neuropathies: spectrum of imaging findings and post-
     operative assessment [J]. Semin Musculoskelet Radiol, 2010, 14(5):512 - 522.

[10] TOTH C. Peripheral nerve injuries attributable to sport and recreation [J]. Phys Med Rehabil Clin N Am, 2009, 20
     (1):77 - 100.

[11] GOCMEN S, TOPUZ A K, ATABEY C, et al. Peripheral nerve injuries due to osteochondromas: analysis of 20 ca-
     ses and review of the literature [J]. Neurosurg, 2014, 120(5):1105 - 1112.

[12] BENDSZUS M, KOLTZENBURG M, Wessig C, et al. Sequential MR imaging of denervated muscle: experimental
     study [J]. AJNR Am J Neuroradiol, 2002, 23(8):1427 - 1431.

[13] CHHABRA A. Magnetic resonance neurography-simple guide to performance and interpretation [J]. Semin Roent-
     genol, 2013, 48(2):111 - 125.

[14] CUDLIP S A, HOWE F A, GRIFFITHS J R, et al. Magnetic resonance neurography of peripheral nerve following
     experimental crush injury, and correlation with functional deficit [J]. Neurosurg, 2002, 96(4):755 - 759.

[15] ZHANG H, XIAO B, ZOU T, et al. Clinical application of magnetic resonance neurography in peripheral nerve dis-
     orders [J]. Neurosci Bull, 2006, 22(6):361 - 367.

[16] LI H J, ZHANG X, ZHANG F, et al. Enhanced repair effect of toll-like receptor 4 activation on neurotmesis: as-
     sessment using MR neurography [J]. AJNR Am J Neuroradiol, 2014, 35(8):1608 - 1614.

[17] 李新春，陈健宇，梁碧玲，等. 兔坐骨神经急性挤压伤的 MRI 与病理学对比初步研究 [J]. 中华放射学杂志，
     2004, 38(2):133 - 138.

[18] BEHR B, SCHNABEL R, MIRASTSCHIJSKI U, et al. Magnetic resonance imaging monitoring of peripheral nerve
     regeneration following neurotmesis at 4. 7 Tesla [J]. Plast Reconstr Surg, 2009, 123(6):1778 - 1788.

[19] VALENTINE H L, DOES M D, MARSHALL V, et al. Multicomponent T2 analysis of dithiocarbamate-mediated
     peripheral nerve demyelination [J]. Neurotoxicology, 2007, 28(3):645 - 654.

[20] VARGAS M E, BARRES B A. Why is Wallerian degeneration in the CNS so slow? [J]. Annu Rev Neurosci,

2007，30：153－179.

[21] MEDING J，URICH M，LICHA K，et al. Magnetic resonance imaging of atherosclerosis by targeting extracellular matrix deposition with gadofluorine[M]. Contrast Media Mol Imaging，2007，2(3)：120－129.

[22] WEBB S，MUNRO C A，MIDHA R，et al. Is multicomponent T2 a good measure of myelin content in peripheral nerve? [J]. Magn Reson Med，2003，49(4)：638－665.

[23] LIAO C D，ZHANG F，GUO R M，et al. Peripheral nerve repair：monitoring by using gadofluorineM-enhanced MR imaging with chitosan nerve conduits with cultured mesenchymal stem cells in rat model of neurotmesis [J]. Radiology，2012，262(1)：161－171.

[24] CHENG L N，DUAN X H，ZHONG X M，et al. Transplanted neural stem cells promote nerve regeneration in acute peripheral nerve traction injury：assessment using MRI [J]. Am J Roentgen，2011，196：1381－1387.

[25] AAGAARD B D，LAZAR D A，LANKEROVICH L，et al. High-resolution magnetic resonance imaging is a noninvasive method of observing injury and recovery in the peripheral nervous system [J]. Neurosurgery，2003，53(1)：199－203.

[26] PARRINELLO S，NAPOLI I，RIBEIRO S，et al. EphB signaling directs peripherial nerve regeneration through Sox2-dependent Schwann cell sorting [J]. Cell，2010，143(1)：145－155.

[27] 周翠屏，沈君，陈丽娜，等. 兔坐骨神经牵拉伤的磁化传递成像与病理对比 [J]. 中国医学影像技术，2012，28(6)：1055－1059.

[28] STANISZ G J，MIDHA R，MUNRO C A，et al. MR properties of rat sciatic nerve following trauma [J]. Magn Reson Med，2001，45(3)：415－420.

[29] GAMBAROTA G，MEKLE R，MLYNÁRIK V，et al. MRN properties of human median nerve at 3 T：proton density T1 T2，and magnetization transfer [J]. Magn Reson Imaging，2009，29(4)：982－986.

[30] CHEN Y Y，LIN X F，ZHANG F，et al. Diffusion tensor imaging of symptomatic nerve roots in patients with cervical disc herniation [J]. Acad Radiol，2014，21(3)：338－344.

[31] LEHMANN H C，ZHANG J，MORI S，et al. Diffusion tensor imaging to assess axonal regeneration in peripheral nerves [J]. Exp Neurol，2010，223(1)：238－244.

[32] SHEIKH K A. Non-invasive imaging of nerve regeneration [J]. Exp Neurol，2010，223(1)：72－76.

[33] TAKAGI T，NAKAMURA M，YAMADA M，et al. Visualization of peripheral nerve degeneration and regeneration：monitoring with diffusion tensor tractography [J]. Neuroimage，2009，44(3)：884－892.

# 第九章　内脏神经丛 MRI 成像

　　内脏神经（visceral nerve）又称自主神经或植物神经（autonomic nerve），指分布于内脏器官表层，负责控制内脏器官功能的神经网络，主要由交感神经和副交感神经组成，调节内脏、心血管和腺体的分泌，控制与调节动、植物所共有的新陈代谢活动，不受人的意志控制和支配，也不支配动物所特有的骨骼肌[1]。内脏感觉神经的感觉神经元位于脑、脊神经节内，分布在内脏和心血管等处的内感受器，此种感受器将感受到的刺激，经内脏感觉神经传递到各级中枢，也可传达到大脑皮质，但是内脏感觉比较模糊。中枢根据传递来的信息，通过内脏运动神经，调节着内脏器官的活动[2-4]。内脏神经丛包括迷走神经丛（vagus plexus）、椎前交感神经节（prevertebral sympathetic ganglia）、回肠系膜神经丛（mesenteric plexus）、前列腺神经丛（prostatic plexus）等[4]。内脏神经丛损伤，会引起相应支配的内脏功能障碍、自主神经失调等一系列异常表现。

## 第一节　内脏神经功能及损伤

### 一、内脏神经丛的功能

　　内脏神经丛控制内脏器官的运动、血流、内分泌和痛觉等，维持机体内部的稳态和平衡（图 9-1）[4,5]，主要包括以下几个方面：

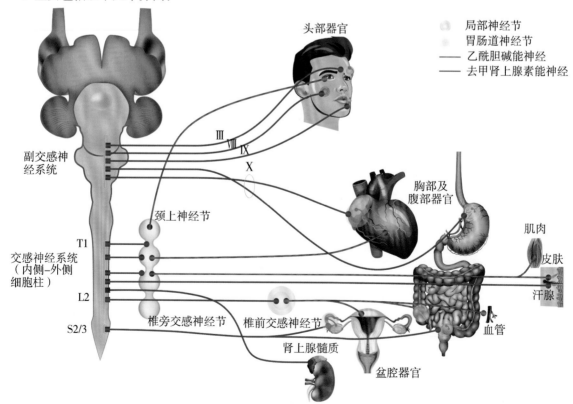

**图 9-1　交感及副交感神经系统基本组成部分**

1. 调节器官功能　内脏神经丛通过交感神经和副交感神经分支，控制内脏器官的运动、分泌和血管收缩等功能。交感神经通常促进器官活动，如增加心率、扩张支气管，抑制胃肠道运动；而副交感神经则具有相反的作用，如减慢心率，增加胃肠道运动。这样的调节能够使内脏器官的功能保持平衡[6-8]。

2. 血压调节　内脏神经丛通过调节血管的舒缩和心脏的收缩力，参与调节血压。交感神经的活动可引起血管收缩和心率增加，增加心输出量和提高血压；副交感神经则对血管和心脏产生相反的作用，通过血管舒张和减慢心率来降低血压[7]。

3. 内分泌调节　内脏神经丛与内分泌系统密切相关，可以通过神经-内分泌途径影响内分泌腺体的活动和激素的释放。例如，交感神经可刺激肾上腺髓质释放肾上腺素和去甲肾上腺素等激素，而副交感神经则可促进胰岛素的分泌[9]。

4. 痛觉传导　内脏神经丛也参与内脏器官痛觉的传导。当内脏器官受到损伤或炎症刺激时，神经丛中的感觉神经将疼痛信号传递回大脑，产生相应的疼痛感觉[10]。

### 二、内脏神经丛损伤原因

内脏神经丛损伤可能由多种原因引起，包括外伤、手术、炎症、肿瘤、神经系统疾病或放射治疗等[11]。以下是一些可能导致内脏神经丛损伤的情况：

1. 外伤　严重的外伤，如车祸、跌倒或创伤性手术，可能会损伤内脏神经丛。

2. 手术　某些手术可能涉及内脏神经丛的解剖或操作，例如肠道手术、肾脏手术或盆腔手术，可能导致神经丛损伤。

3. 炎症　某些炎症性疾病，如腹膜炎、胰腺炎或盆腔炎，可能引起内脏神经丛的炎症损伤。

4. 肿瘤　在内脏器官或附近发生的肿瘤（如胃癌、胰腺癌、前列腺癌等）可能对周围的神经丛造成压迫或侵犯。

5. 神经系统疾病　某些神经系统疾病，如多发性硬化症或自主神经功能障碍，可能会导致内脏神经丛的功能异常或受损。

### 三、内脏神经丛损伤的影响

内脏神经丛损伤后的危害因受损的神经丛和受影响的器官而异[6-11]。一些可能的后果包括：

1. 内脏功能障碍　受损的内脏神经丛可能导致相关内脏器官的功能障碍，如消化系统的紊乱、排尿控制问题或性功能障碍。

2. 疼痛　内脏神经丛的损伤可能导致慢性内脏疼痛，影响患者的生活质量。

3. 自主神经失调　受损的内脏神经丛可能干扰自主神经系统的正常调节，导致血压、心率、消化和排泄功能等方面的问题。

4. 感觉异常　受损的内脏神经丛可能导致感觉异常，如麻木、刺痛或过敏反应。

5. 其他并发症　根据损伤的具体情况，还可能伴有其他并发症，如感染、出血或器官功能衰竭等。

内脏神经丛损伤的严重程度和后果因个体情况和具体损伤而异。在面对可能的内脏神经丛损伤时，及早地评估、诊断和治疗非常重要，以便最大限度地减少可能的危害和提高患者的生活质量。

## 第二节　盆腔内脏神经的解剖

盆腔神经丛包括肠系膜下丛（inferior mesenteric plexus，IMP）、上腹下丛（superior hypogastric plexus，SHP）、盆内脏神经（pelvic splanchnic nerve，PSN）、神经血管束（neurovascular bundle，NVB）、阴部神经或前列腺神经[12]（图 9 - 2）。PSN 包含腹下神经（hypogastric nerve，HGN）、盆丛（pelvic plexus，PP）、盆腔神经（pelvic nerve，PEL）3 个主要分支。

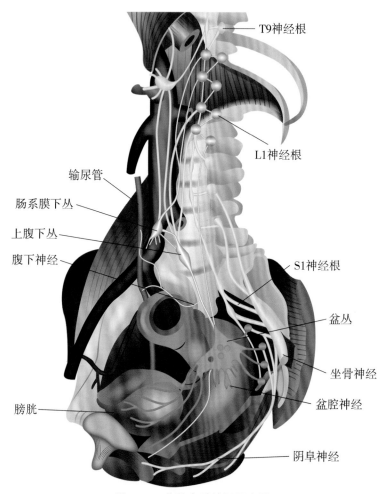

T9神经根

L1神经根

输尿管

肠系膜下丛

上腹下丛

腹下神经

S1神经根

盆丛

坐骨神经

盆腔神经

膀胱

阴阜神经

**图 9-2 盆腔内脏神经示意图**

1. 肠系膜下丛（IMP） 是一组由神经纤维构成的网状结构，分布在下肠系膜区域，肠道的末段，与结直肠、直肠等相关，主要负责供应和调控下肠的神经活动。

IMP 在盆腔内有着重要的功能和作用，包括：

（1）神经传导：IMP 与下肠管壁上的感觉神经纤维和自主神经纤维相连。它传递来自盆腔内脏器官的感觉信号和控制下肠的运动和分泌。

（2）调节肠道功能：IMP 通过调节下肠的神经活动，影响肠道的蠕动、平滑肌收缩和分泌等生理过程。它对下肠的正常运动和排便起到重要的调节作用。

（3）疼痛传导：当下肠内发生炎症、肿瘤或其他疾病时，IMP 可以传递疼痛信号，引起下腹部的疼痛感。

2. 上腹下丛（SHP） 是指一组位于盆腔内骶骨前区域的神经纤维结构，由来自腰骶神经丛的神经纤维组成。上腹下丛位于盆腔内脏器官的上方，主要与下腹部和盆腔的神经供应相关。它的主要功能是调控和供应位于盆腔内的器官，如子宫、直肠、膀胱等。

SHP 在盆腔内的功能和作用包括：

（1）神经传导：SHP 通过与下盆腔丛、骶丛和其他盆腔神经结构相连，传递神经信号到子宫、直肠、膀胱以及盆腔其他器官。它起到调节这些器官的神经活动的作用。

（2）调节器官功能：SHP 对于盆腔内脏器官的正常功能有重要影响。它通过调节平滑肌的收缩、分泌以及血流等生理过程，维持盆腔内器官的正常运作。

（3）疼痛传导：当盆腔内的器官发生炎症、肿瘤或其他疾病时，SHP 可以传递疼痛信号，引起下腹部或盆腔区域的疼痛感。

3. 盆内脏神经（PSN）　是起源于骶丛，并通过与盆腔内的器官相连，提供神经供应和调节。PSN 主要分布在盆腔内的器官，包括生殖器官、直肠等。它负责传递神经信号和控制这些器官的功能。PSN 包括 HGN、PP、PEL 等多个分支。

HGN 是 PSN 的一个重要分支，又称盆腔交感神经。它起源于腰骶骼神经干的骶丛，并沿着骶骨和坐骨之间的间隙进入盆腔，在盆腔的后侧向下分布。HGN 负责传递交感神经信号，参与调节内脏器官的功能，如尿道、直肠、子宫和阴道等。

PP 是 PSN 的另一个重要分支，又称盆腔神经网。它由盆腔内的神经丛形成，包括来自骶丛的神经丝和来自腰骶丛的神经丝。PP 负责提供对盆腔器官的主要副交感神经供应，如子宫、阴道、直肠和尿道等。盆腔丛位于骶丛和下腹丛之间，主要分布在盆腔内的各种组织和器官周围。它与多个神经结构相连，包括骶丛、下腹丛、阴部神经以及其他盆腔内的神经。

PEL 是从 PSN 中分离出来的一个主要分支，负责提供附着于骨盆腔内各个器官的神经供应，包括直肠、尿道、会阴等。PEL 由多个神经结构组成，其中包括下腹神经、会阴神经、坐骨神经等。这些神经纤维汇集在一起形成盆腔神经，通过与盆腔内的器官相连，传递感觉和运动信号。

盆内脏神经对于盆腔内器官的功能和调节起着重要作用，包括以下方面：

（1）神经传导：盆内脏神经传递来自盆腔内器官的感觉信息到中枢神经系统，并从中枢神经系统传递运动指令和调节信号到盆腔内器官。它使盆腔内各组织能够与中枢神经系统进行双向通信。

（2）调节器官功能：盆内脏神经对盆腔内器官的功能具有调节作用。它通过调节平滑肌的收缩、血管的舒缩以及分泌物的产生等生理过程，影响盆腔内器官的正常运作。

（3）生殖和排泄功能：盆内脏神经直接与生殖和排泄系统相关。它对生殖器官、直肠等的神经供应和调节起着重要作用

4. 神经血管束（NVB）　是指一组同时包含神经和血管的结构。在人体中，这种束状结构常常出现在特定区域，如盆腔、腋窝和颈部等。

神经血管束通常由以下 3 个主要成分组成：

（1）神经：神经血管束中的神经成分可以是感觉神经、运动神经或自主神经的一部分。它们承担着传递神经信号的功能，将感觉信息传递至中枢神经系统或从中枢神经系统发送控制运动或自主功能的指令。

（2）血管：是神经血管束中的另一个重要成分，包括动脉、静脉和毛细血管。这些血管负责为神经提供氧气和营养物质，并将废弃物从神经组织中清除。此外，血管还通过调节血流量，起到维持组织的稳态和代谢需求的功能。

（3）结缔组织：神经和血管之间常常由结缔组织包裹和连接在一起，形成一个整体的束状结构。结缔组织提供支持和保护，同时还起到连接和定位神经血管束的作用。

神经血管束在不同的部位具有不同的重要功能。例如，在盆腔中，神经血管束主要与前列腺和尿道相关，对勃起和排尿功能至关重要。

5. 阴部神经　是指位于女性阴部区域的神经结构，它们提供了对阴部和附近组织的神经供应。这些神经起源于盆腔的神经丛，并沿着盆腔壁和骨盆底部分布。负责传递阴部的感觉信息到中枢神经系统，并控制阴部附近的肌肉运动。它们在性刺激、排尿、排便和生殖等方面起着重要作用。

阴部神经包括以下几个主要的神经：

（1）髂腹股沟神经（ilioinguinal nerve）：这是一个腹股沟区域的神经，向下沿腹股沟走行并进入阴部区域。它提供了对阴蒂、大阴唇和小阴唇等区域的感觉供应。

（2）阴阜神经（pubic nerve）：这是最主要的阴部神经，它起源于盆腔，并通过骶骨孔进入骶骨区域。然后它沿着骶骨和坐骨之间的间隙进入阴道和会阴区域。阴阜神经提供了阴道、会阴、会阴肌肉和其他骨盆底肌肉的感觉和运动供应。

（3）会阴神经（perineal nerve）：这是一个分支神经，起源于阴阜神经。它负责为会阴区域的皮肤提供感觉神经供应。

6. 前列腺神经（prostatic nerve）　是男性特有的部分，它着重于控制前列腺的功能。它们通过膀胱底部的神经与膀胱神经丛相连。

## 第三节　盆腔内脏神经丛 MRN 成像

目前盆腔神经丛进行 MRI 成像的技术包括结合了脂肪抑制的 T2WI 成像技术、扩散加权成像（DWI）技术、抑制脂肪和血液信号的 MRN 等。脂肪抑制的 T2WI 成像技术能够提供良好的对比度及分辨率，脂肪抑制技术消除脂肪信号，增强了周围神经的信号强度，有利于病变的观察及诊断。DWI 技术能够更加直观显示周围神经病变，但其分辨率较低，目前主要结合 T2WI 等技术在临床应用。抑制脂肪和血液信号的 MRN 技术能够有效抑制脂肪及血液信号，有利于盆腔内脏神经丛成像。

采用 Philip 3.0 T 磁共振扫描仪，使用腹部多通道相控阵线圈，进行 3D-Nerve VIEW 检查，根据骶尾椎的不同倾斜角度确定扫描角度，可以进行盆腔内脏神经丛 MRI 成像，显示盆腔内脏神经各大分支，包括 SHP、PSN（HGN、PP、PEL）、NVB、阴部神经或前列腺神经等主要分支。在此基础上，结合使用 ITK SNAP 的 3D 计算功能，创建盆腔内脏神经的 3D 模型，用于构建直肠癌患者个性化术前内脏神经分布图，以确定 PAN 的走行和分布以及与肿瘤的位置关系，以便识别个体的解剖变异，便于进行内脏神经保护（autonomic nerve preservation，ANP）。

盆腔内的海绵体神经是由下腹下丛中盆内脏神经根部发出放射状的分支向膀胱、前列腺及生殖器走行的神经，在盆腔脏器表面交织成丛，为子宫阴道丛、前列腺丛及膀胱丛。海绵体神经在神经血管束中与阴部神经伴行，走行于 Denonvillier 筋膜两层之间，紧邻直肠韧带。由于 Denonvillier 筋膜两层之间的间隙为手术平面，且直肠分离需切断直肠韧带，故而神经血管束中海绵体神经和阴部神经损伤在直肠手术中较常见[13,14]。

全直肠系膜切除术（total mesorectal excision，TME）是 T1～T3 期的直肠癌患者首选的治疗方法[15,16]。盆腔内脏神经系统（pelvic autonomic nerves system，PANS）损伤是 TME 主要的并发症之一，PANS 损伤导致排尿和性功能障碍，影响直肠癌患者术后长期的生活质量[17]。TME 过程中胃肠外科医生仅凭解剖知识及临床经验保留 PANS，仍存在较大的挑战。虽然三维（three-dimensional，3D）腹腔镜和达芬奇机器人成像系统具有高分辨率和三维显示的特点。3D 腹腔镜和达芬奇机器人成像系统的放大视野使外科医生能够更好地观察筋膜间隙的分离，达芬奇机器人成像系统术后排尿和性功能障碍的发生率仍然很高，报告的发生率分别为 20%～30% 和 0～36%[18-20]。如何避免在 TME 中损伤 PAN 仍然是外科医生面临的技术挑战，而根据术前影像保存内脏神经已成为盆腔手术关注的焦点[14]。

既往直肠癌患者术中保留 PAN 主要依赖于外科医生的经验和术中的能见度评估，容易受到盆腔狭窄、丰富的脂肪组织及术中出血等因素的影响。当手术中看不到自主神经时，如果所有患者机械地、盲目地按固定方向保留自主神经，效果通常不理想。泌尿生殖功能障碍主要与 PAN 的神经纤维损伤有关，这通常是不可逆的[21]，对于腹下神经（HGN）、盆内脏神经（PSN）和盆丛（PP）的分布及走行存在变异应给予高度重视。Aurore 等[22] 研究发现 25% 的受检者可发现副 HGN，并观察到两种主要模式。在 56% 的标本中发现粗壮的神经束，而在 44% 的标本中看到松散的纤维网络与血管混合。PSN 穿过内侧血管汇入 PP，形态不明显，18% 的标本可见 S1 腹侧支为 PSN 的组成部分。通过 MRN 对 HGN 和 PSN 的位置及分布在直肠癌手术中避免内脏受损非常重要。Runkel 等[23] 发明了用于直肠癌手术的神经导向直肠系膜切除术（nerve-oriented mesorectal excision，NOME），以盆腔内脏神经作为标准化的筋膜平面导航的标志，保护盆腔内脏神经。

我们在 Philipe 3.0 T 磁共振扫描仪使用腹部多通道相控阵线圈进行 3D-NerveVIEW 检查。根据骶尾椎的不同倾斜角度确定扫描角度，然后使用 ITK SNAP 的 3D 计算功能创建基于二维分割的 3D 模型，构建直肠癌患者个性化术前内脏神经分布图，以确定 PAN 的走行和分布以及与肿瘤的位置关系，以便识别个体的解剖变异，便于进行内脏神经保护（ANP）。3D MRN 模型上可以清楚地看到 TME +

ANP 中 3 个易受损伤的部位：HGN、PSN 和 PP（图 9-3）。胃肠外科手术团队根据术前 MRN 图像的基础上，沿腹前神经筋膜（prehypogastric nerve fascia，PHGNF）与直肠固有筋膜之间的筋膜间隙量身定制分离入路，进行了神经定向的腹腔镜下 TME 手术，以保证 PAN 的完整保存（图 9-4、图 9-5、图 9-6）。术后 6 个月行 MRN 检查，并与术前结果进行比较。结果显示除女性患者的排尿功能外，

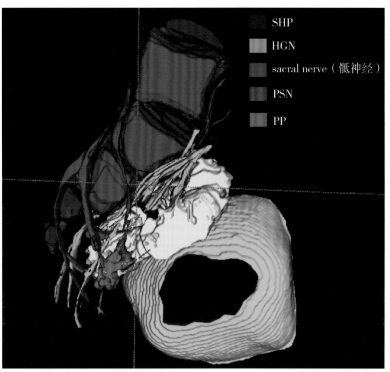

图 9-3  基于 MRN 图像的 3D 模型。可以区分以下结构：膀胱（靛蓝）、直肠（黄色）、骶骨（蓝色）、SHP（深红色）、HGN（绿色）、骶神经（红色）、PSN（紫色）、PP（粉红色）。SHP，上腹下丛；HGN，腹下神经；PSN，盆内脏神经；PP，盆丛[14]

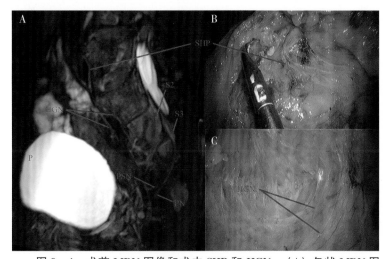

图 9-4  术前 MRN 图像和术中 SHP 和 HGN。（A）矢状 MRN 图像，SHP 可见，HGN 在骶骨岬分离。可以看到 S2 和 S3 通过椎间孔到达盆腔器官并发出两个主要分支。PSN 与 HGN 聚合形成 PP，另一个分支 PN 被分离。（B）SHP 在手术过程中是可见的。（C）当分离后壁和外侧后壁时，可以看到 HGN，其中三到五个主要分支向骨盆侧壁移动。SHP，上腹下丛；HGN，腹下神经；S2，第二骶神经；S3，第三骶神经；PSN，盆内脏神经；PP，盆丛；PN，阴部神经[14]

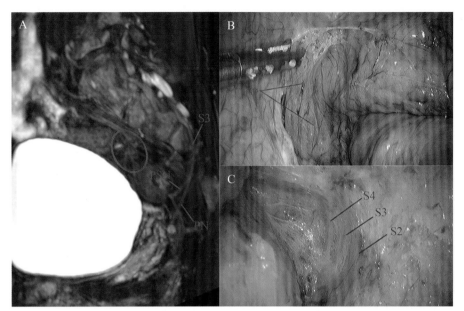

图 9‑5  术前 MRN 图像和术中 PP 和 PSN。(A) 矢状核磁共振成像：红色圆
圈区域是分布在网络中的 PP；S3 发出了 PSN 和 PN。(B) PP 在骨盆侧壁上可见。
(C) 当分离后外侧壁时可以看到 PSN。PP，盆丛；PSN，盆内脏神经；S3，第三骶
神经；PN，阴部神经[14]

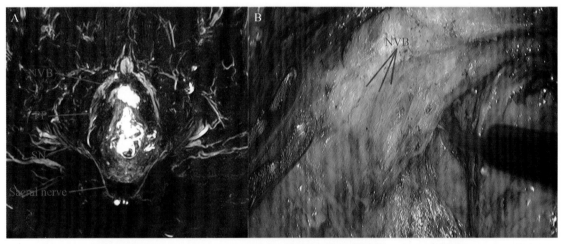

图 9‑6  术前 MRN 和术中 NVB。(A) MRN 显示骶神经和坐骨神经。PP 位于侧壁上，NVB 分为几
个分支；(B) 当分离前侧壁时可以看到 NVB。SN，坐骨神经；PP，盆丛；NVB，神经血管束[14]

术前行内脏神经 MRN 的患者术后泌尿生殖功能均明显优于术前未进行内脏神经 MRN 评估的患者。术
前内脏神经 MRN 的上腹下丛（SHP）、腹下神经（HGN）、盆丛（PP）、盆内脏神经（PSN）、神经血
管束（NVB）和阴部神经的显示率分别为 61％、93％、65％、93％、61％ 和 93％。术后 MRN 图像上
SHP、HGN、PP、PSN、NVB 和阴部神经的 POV 分别为 50％、89％、54％、91％、54％ 和 87％，与
术前 MRN 结果比较，差异无统计学意义[14]。

　　内脏神经 MRN 结果可作为完善手术的标准。如果 PAN 不能在术后 MRN 图像上显示，而在术前
MRN 图像上显示清楚，则可以查看手术录像，更准确地确定神经损伤的原因。因此，客观的 MRN 结
果可用于检验术中保留自主神经的效果，反映手术过程中的不足，促进 TME＋ANP[13]。直肠癌患者术
前进行盆腔内脏神经 MRN 检查，根据 MRN 图像制定个体化的手术计划，尤其要注意是否存在神经变
异。术中沿 PHGNF 与直肠固有筋膜间隙分离过程中，内脏神经丰富的区域需要更精细地操作。在分
离直肠后壁和侧壁时应特别注意腹下神经（HGN）、盆内脏神经（PSN）和盆丛（PP）的走行，在分

离前壁时应注意 NVB 的保护。

因此，基于术前 MRN 构建 PANS 的 3D 模型，有助于指导 TME + ANP，在保证直肠癌根治性切除的情况下尽可能保护盆腔内脏神经丛，降低术后泌尿生殖功能障碍的发生率。

〔杨泽宏〕

# 参考文献

[1] WEHRWEIN E A，HAKAN S O，BARMAN S M. Overview of the Anatomy，Physiology，and Pharmacology of the Autonomic Nervous System [J]. Compr Physiol，2016，6(3)：1239 - 1278.

[2] SIEGEL A，SAPRU H，BALTIMORE M D. Essential Neuroscience (2nd ed) [M]. Baltimore：Lippincott Williams Wilkins，2011.

[3] JANIG W. Integrative Action of the Autonomic Nervous System：Neurobiology of Homeostasis[M]. Cambridge：Cambridge University Press，2006.

[4] GIBBONS C H. Basics of autonomic nervous system function [J]. Handb Clin Neurol，2019，160：407 - 418.

[5] BENARROCH E E. Physiology and Pathophysiology of the Autonomic Nervous System. Continuum (Minneap Minn) [J]. 2020，26(1)：12 - 24.

[6] THOMAS G D. Neural control of the circulation [J]. dv Physiol Educ，2011，35(1)：28 - 32.

[7] BENARROCH E E. The arterial baroreflex：functional organization and involvement in neurologic disease [J]. Neurology，2008，71(21)：1733 - 1738.

[8] LEMBO A，Camilleri M. Chronic constipation [J]. N Engl J Med，2003，349(14)：1360 - 1368.

[9] BUIJS R M. The autonomic nervous system：a balancing act [J]. Handb Clin Neurol，2013，117：1 - 11.

[10] ARSLAN D，ÇEVIK I Ü. Interactions between the painful disorders and the autonomic nervous system [J]. Agri，2022，34(3)：155 - 165.

[11] SRINIVASAN S，WILEY J W. New insights into neural injury，repair，and adaptation in visceral afferents and the enteric nervous system [J]. Curr Opin Gastroenterol，2000，16(1)：78 - 82.

[12] ANDERSSON K E，CHOUDHURY N，CORNU J N，et al. The efficacy of mirabegron in the treatment of urgency and the potential utility of combination therapy [J]. Ther Adv Urol，2018，10(8) ：243 - 256.

[13] HANNA N N，GUILLEM J，DOSORETZ A，et al. Intraoperative parasympathetic nerve stimulation with tumescence monitoring during total mesorectal excision for rectal cancer [J]. Am Coll Surg，2002，195(4)：506 - 512.

[14] ZHONG G Y，YANG B，ZHONG J L，et al. Magnetic resonance neuroimaging promotes the preservation of pelvic autonomic nerves in laparoscopic total mesorectal excision：a comparative study [J]. Annals of Translational Medicine，2021，9(24)：1756.

[15] DURAN E，TANRISEVEN M，ERSOZ N，et al. Urinary and sexual dysfunction rates and risk factors following rectal cancer surgery [J]. Int J Colorectal Dis，2015，30：1547 - 1555.

[16] LANGE M M，VAN DE VELDE C J. Urinary and sexual dysfunction after rectal cancer treatment [J]. Nat Rev Urol，2011，8：51 - 57.

[17] LI L，BI Y，WANG L，et al. Identification and injury to the inferior hypogastric plexus in nerve-sparing radical hysterectomy [J]. Sci Rep，2019，9：13260.

[18] CELENTANO V，COHEN R，WARUSAVITARNE J，et al. Sexual dysfunction following rectal cancer surgery [J]. Int J Colorectal Dis，2017，32：1523 - 1530.

[19] MORELLI L，CECCARELLI C，DI FRANCO G，et al. Sexual and urinary functions after robot-assisted versus pure laparoscopic total mesorectal excision for rectal cancer [J]. Int J Colorectal Dis，2016，31：913 - 915.

[20] LUCA F，CRAIGG D K，SENTHIL M，et al. Sexual and urinary outcomes in robotic rectal surgery：review of the literature and technical considerations [J]. Updates Surg，2018，70：415 - 421.

[21] KIM J Y，KIM N K，LEE K Y，et al. A comparative study of voiding and sexual function after total mesorectal excision with autonomic nerve preservation for rectal cancer：laparoscopic versus robotic surgery [J]. Ann Surg Oncol，

2012，19：2485－2493.

[22]    AURORE V，RöTHLISBERGER R，BOEMKE N，et al. Anatomy of the female pelvic nerves：a macroscopic study of the hypogastric plexus and their relations and variations [J]. Journal of anatomy，2020，237：487－494.

[23]    RUNKEL N，REISER H. Nerve-oriented mesorectal excision（NOME）：autonomic nerves as landmarks for laparoscopic rectal resection [J]. Int J Colorectal Dis，2013，28：1367－1375.

# 第十章　周围神经放射性损伤的 MRI 表现

放疗是恶性肿瘤的主要治疗手段之一，随着肿瘤患者放疗后生存率的提高及生存期的延长，越来越多的放疗后并发症得以被发现并被认识。辐射诱发的周围神经病变（radiation-induced peripheral neuropathy，RIPN）是一种相对少见，但危害性极大的放疗后并发症，根据接受放疗的原发病灶部位不同，RIPN 可累及脑神经、神经干及神经丛，导致神经支配器官的感觉或/和运动功能障碍，严重影响患者的生活质量及预后。

脑神经及神经丛是 RIPN 的好发区域，前者多见于颅底肿瘤，如鼻咽癌等，放疗后的视神经或舌下神经损伤，后者最常见于乳腺癌、鼻咽癌放疗后的臂丛神经损伤[1-2]。磁共振神经成像（MRN）是 RIPN 首选的影像学检查方法，它不仅能够直观显示神经放射性损伤，还能够判断有无肿瘤复发及邻近结构有无伴发病变。

## 第一节　前组脑神经放射性损伤

前组脑神经，是头颅及五官恶性肿瘤患者常见的放射性损伤部位，其中最主要的为视神经（第 Ⅱ 对颅神经）放射性损伤。辐射诱发的视神经病变（radiation-induced optic neuropathy，RION）通常发生于视器及其邻近结构接受过放射治疗的颅内外肿瘤患者，如眼眶、鼻窦、鼻咽、垂体区肿瘤及颅咽管瘤患者，有时也可见于接受全脑放疗的原发性或继发性中枢神经系统肿瘤患者[3]。RION 通常发生于放疗后的第 12~18 个月，表现为无痛性单眼或双眼视物模糊和/或视野缺损[3-4]。当损伤主要累及视神经前部（筛板及筛板前的视神经）时，临床上出现前部缺血性视神经病变的相关症状，表现为视力的急剧下降，常伴有视乳头的水肿、渗液及出血。当损伤累及视神经的后部时，临床上将出现后部缺血性视神经病变的相关症状，首先表现为视力在数周之内逐渐减退，随后常伴有不可逆的视野缺失及视神经萎缩改变。其中，RION 以视神经后部及视交叉的损伤最为常见。

RION 常发生在放疗总剂量大于 50 Gy 或视器区域局部单次照射剂量大于 10 Gy 的患者[5]。然而，当放疗患者伴发糖尿病、高血压、血脂异常、库欣综合征等疾病，神经周围病变对视神经造成压迫，或者放疗患者同时接受辅助化疗等均可增加 RION 发生的风险。

目前 RION 的发病机制尚不完全明确，电离辐射导致正常视神经组织 DNA 结构的破坏及同时产生的自由基对神经造成的进一步损伤被认为与 RION 的发生有关[5]，其中血管内皮细胞及神经胶质细胞的损伤在 RION 中起到关键作用[6-8]。组织学上，RION 可表现为缺血所导致的神经脱髓鞘改变，星形细胞及内皮细胞的反应性增生，闭塞性动脉内膜炎及纤维蛋白样坏死等[9]。

MRI 能清晰显示视神经的走行、形态、大小及信号改变，并排除视神经及其周围组织的肿瘤及炎症性病变。正常视神经走行自然，粗细均匀，边缘光滑锐利，T1WI 上呈均匀的等信号，脂肪抑制 T2WI 上，在低信号球后脂肪的衬托下，视神经呈稍高信号，神经周围的蛛网膜下腔内见高信号脑脊液填充。冠状位视神经呈环状，横断位及矢状位呈线状，增强扫描正常视神经因完整的血-脑屏障存在而不发生强化。

RION 可以分为急性期及慢性期，急性期的视神经损伤在常规 T1WI 及 T2WI 上可与正常视神经表现相仿，或仅表现为病变视神经的轻度增粗、肿胀，然而增强扫描后，因为神经损伤所致血液-神经屏障的破坏，患侧视神经或视交叉通常可发生中等程度至显著强化（图 10-1，图 10-2）[5,10-12]。慢性期

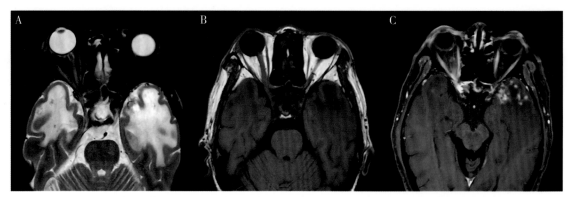

图 10-1　放射性视神经损伤 MRI 表现：鼻咽癌放疗后右眼视力下降，可见双侧视神经增粗，肿胀，右侧明显，在脂肪抑制 T2WI（A）上可见视神经信号增高，在 T1WI（B）上为低信号，增强后 T1WI 上（C）呈明显不均匀强化，右侧为明显。此外双侧颞叶可见片状异常信号，T2WI 上为高信号，T1WI 上为低信号，增强后左侧颞叶病灶内可见小结节状强化，符合放射性脑病

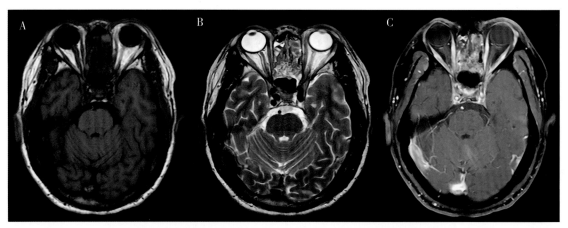

图 10-2　放射性视神经损伤的 MRI 表现：鼻咽癌放疗患者，可见双侧视神经明显增粗，走行稍扭曲，T1WI（A）上为低信号，T2WI（B）上信号增高，神经边缘可见高信号环绕，以右侧为明显；增强后 T1WI 上（C）双侧视神经呈轻度强化

的视神经损伤通常表现为视神经的萎缩及邻近的蛛网膜下腔增宽。虽然增强扫描神经及视交叉发生强化是急性期 RION 患者视路改变最重要的 MRI 特点[13]，但其同样可见于感染、非特异性炎症性疾病（如视神经炎）、多发性硬化、转移瘤及恶性肿瘤的软脑膜播散。这时需要结合患者有无视神经区的放疗病史来进行综合分析。此外，RION 需要与肿瘤复发相鉴别，当平扫 T1WI 及 T2WI 上视神经走行区及视交叉出现软组织肿块或结节，侵犯或压迫视神经及视交叉，增强扫描病灶发生强化时，则高度提示视神经及其周围结构的肿瘤性病变（图 10-3）。

## 第二节　后组脑神经放射性损伤

后组脑神经包括第Ⅸ（舌咽神经）～Ⅻ对（舌下神经）颅神经。头颈部恶性肿瘤及乳腺癌的放疗可导致后组脑神经的放射性损伤[2]。其中舌下神经是后组脑神经中最常发生放射性损伤的部位，也是继视神经之后，最容易发生放射性损伤的脑神经。放射性舌下神经损伤可发生于舌下神经的走行区域接受过放疗的患者，通常发生于头颈部或颅底部肿瘤的放疗后，尤其好发于鼻咽癌接受放疗的患者，潜伏期1～10 年（平均 64 个月）[2]。舌下神经的放射性损伤临床表现为舌下神经麻痹的相关症状，如舌偏侧萎缩，肌束震颤及伸舌偏斜等。

放射性舌下神经损伤的机制尚不明确，通常被认为与电离辐射对神经的直接损伤及放疗后所致脉管

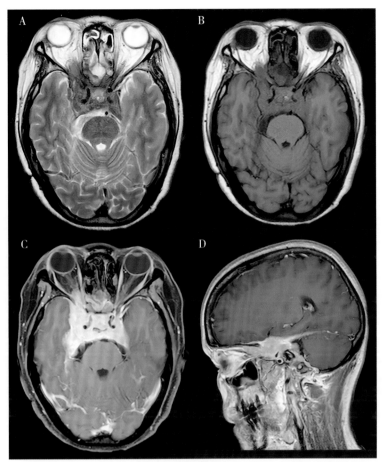

图 10 - 3 鼻咽癌复发累及右侧视神经：鼻咽癌患者，蝶鞍区、
海绵窦区及右侧眶尖可见软组织肿块，右侧视神经受累及，可见视
神经增粗，T2WI（A）上呈等、稍高信号，T1WI（B）上呈等信号，
增强后 T1WI（C、D）上可见病灶及受累视神经呈明显强化

炎与神经周围的纤维化所致的间接性损伤有关，而其中放疗所致的神经周围组织的纤维化对于舌下神经损伤起到了最为关键的作用[14-15]。在 MRI 上，因解剖结构的复杂性及目前 MRI 成像设备的限制，通过常规成像手段较难直接显示颅底及咽旁间隙内后组颅神经的形态，而舌下神经周围组织的纤维化可间接提示舌下神经损伤的诊断，通常表现为 T1WI 及 T2WI 上舌下走行区域内的条片状或形态不规则的低信号灶。然而，当 MRI 上出现强化的 T1WI 低信号，T2WI 稍高信号结节或肿块灶时，需排除肿瘤复发及淋巴结病变后，方能考虑放射性舌下神经损伤的诊断。

放射性舌下神经损伤可引起所支配舌肌的失神经损伤，与肢体肌肉失神经支配表现类似，可表现为舌的水肿样改变、脂肪浸润、舌萎缩及假性肥大等。舌的水肿样改变表现为舌的弥漫性 T2WI 上信号增高，T1WI 通常呈等或稍低信号，边界不清，神经支配区域的肌肉增强扫描通常不发生异常强化；脂肪浸润表现为舌的多发斑片状或弥漫性 T1WI 及 T2WI 上的高信号改变；舌的偏侧性或弥漫性缩小及增大，可分别见于舌萎缩及假性肥大，可间接提示视神经损伤的诊断[15]（图 10 - 4）。

## 第三节 臂丛神经放射性损伤

放疗诱发的臂丛神经病（radiation-induced brachial plexopathy，RIBP）以乳腺癌放疗患者最为常见，占所有臂丛神经放射性损伤患者的 40%～75%，其次常见于肺癌、淋巴瘤及鼻咽癌颈部淋巴结转移的放疗患者[2,16-17]。RIBP 通常发生在放疗后数月到数年，最常出现于放疗后 2～4 年[16]。

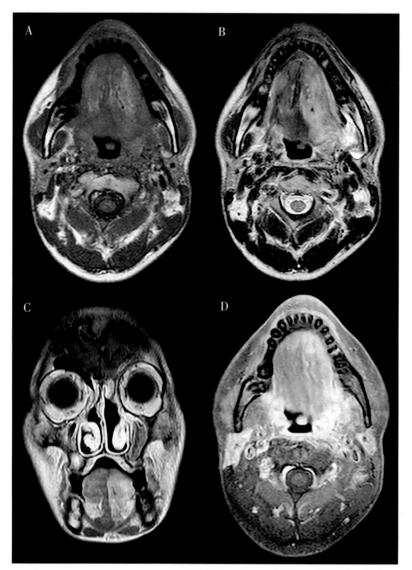

图 10-4　舌咽神经放射性损伤的 MRI 表现：鼻咽癌放疗患者，可见舌肌左份肿胀，信号不均匀，T1 不压脂序列（A）上呈稍高及稍低混杂信号，T2 不压脂序列（B）上为高及稍高混杂信号，增强后，不压脂序列（C）及压脂序列（D）上均呈明显强化

　　RIBP 因受损伤神经部位不同，表现出相应的临床症状，包括损伤神经所支配器官的感觉异常、疼痛及肢体乏力，通常感觉异常（表现为感觉倒错或麻痹）最先出现，随后才发生肢体的运动功能紊乱。晚期常引起神经损伤区域局部疼痛，皮肤增厚变硬或瘘道形成[18]。RIBP 是辐射剂量依赖性疾病，神经症状出现的早晚及严重程度与神经接受照射总剂量的高低有一定的相关性。此外，放疗前辅助化学治疗（简称化疗）所造成的神经毒性，放疗剂量分割技术的应用及患者存在潜在并发症等因素均可增加相关早期临床症状出现的概率[16]。

　　放疗诱发的周围神经病变通常可分为急性期及慢性期损伤。在急性期内，周围神经受到电离辐射作用后，受辐照的神经发生短暂性的电生理及生物化学变化，常伴随神经内微血管的直接损伤及神经血管通透性的改变，随后发生不同程度辐射诱发的纤维化（radiation-induced fibrosis，RIF）及特发性神经损伤[19]。在慢性期内，照射野内的组织结构发生破坏，表现为神经的脱髓鞘及轴索损伤、结缔组织损伤、神经及其周围组织的广泛纤维化等。由于神经血管网的广泛破坏使神经发生缺血性改变，神经损伤的慢性期可出现神经及周围组织代偿性的新生血管形成[18]。其中慢性期内，神经及其周围组织广泛的 RIF 对神经所造成的压迫是放疗诱发的周围神经病变发生的最主要因素[18]。几乎所有接受过放疗，尤其是晚期 RIBP 患者，其放射野内的神经周围组织均出现了不同程度的 RIF。RIF 是一个动态发展的过程，以放疗数年后渐进性加重为主要特点，而不同于一般慢性炎症所致的组织机化。

　　RIF 的病理生理机制尚未完全明了，被认为与神经血管的缺血缺氧性反应，内皮细胞的功能障碍及活性氧（ROS）与成纤维细胞介导的纤维化过程有关[20]。一般情况下，RIF 在组织学及临床中被分为 3 个阶段：第一阶段（接受放疗后的前几个月内）是纤维化开始前的非特异性炎症反应期，组织学中炎症反应导致血管内皮细胞屏障破坏，从而使成纤维细胞开始被激活，患者在临床上通常无症状，部分患者可表现为局部软组织的局灶性非特异性炎症反应。第二阶段（接受放疗后前几年）是组织结构的纤维化期，组织学中表现为成纤维细胞的激活及细胞外基质的堆积，临床上表现为软组织的炎症反应逐渐消失，局部软组织增厚、变硬，有时可见皮下毛细血管的扩张。第三阶段（接受放疗后 5～30 年）是纤维化晚期，组织学上表现为细胞外基质的致密化及反复重塑，临床上表现为软组织的萎缩及坏死，甚至可累及放射野周围的正常结构[20]。

　　由于放疗诱发的周围神经病变所致神经微血管损伤及 RIF 形成这一过程的不可逆性，以及放疗后损伤神经及周围解剖结构的复杂性，目前对于放疗诱发的周围神经病变尚无满意的治疗方法。然而，临床上可以通过及时准确地使用药物或进行物理治疗，减缓神经微血管损伤及 RIF 的进程[2]，从而减轻患者的临床症状，并改善预后。在 RIBP 患者的治疗过程中，除了控制神经炎症反应，并对其相关临床症状（如疼痛、感觉异常等）及伴发疾病（如糖尿病、高血压）进行适时干预的同时，准确评估神经损伤的程度及范围，尤其是判断神经及其周围结构有无纤维化形成以及纤维化的程度，对于治疗有着极为重要的指导作用。

　　MRN 以其良好的软组织分辨率，能够直接显示臂丛神经结构，并通过其形态及信号变化特点评价神经的病变范围及性质，成为臂丛神经病变的首选影像学诊断方法。恶性肿瘤患者放疗后出现臂丛神经损伤相关症状，需首先考虑肿瘤复发、转移及 RIBP 的可能。肿瘤复发或转移在 MRN 上表现为神经丛局限或弥漫性的非对称性增大，并伴有软组织肿块或结节形成，增强扫描肿块或结节发生不同程度强化，受侵或受挤压的神经可表现为 T2WI 上信号不同程度的增高，增强扫描发生均匀或不均匀强化[21]。放射性损伤的臂丛神经在脂肪抑制 2D T2WI、STIR 及 MRN 序列上表现为神经弥漫性肿胀及 T2 信号增高，神经信号增高通常按照辐射野区域呈弥漫性和对称性分布，增强扫描后显著强化，但通常无局灶性肿块或结节样强化灶出现（图 10-5，图 10-6）。此外，复发或转移的肿瘤性病变在随访过程中体积变化较快，而 RIBP 所致的弥漫性改变可在治疗后数月至数年无变化或变化极为缓慢。

　　RIBP 除了电离辐射对神经纤维及微血管的直接损伤作用外，放疗所致锁骨上窝及腋窝区域的纤维化也是临床相关症状出现的重要因素[18,22-23]。既往研究认为，锁骨上窝及腋窝的纤维化组织在 T1WI 及 T2WI 序列上均表现为低信号，这可能与 RIF 过程中神经周围结构逐渐模糊以及因神经血管束的破坏所导致的神经周围脂肪信号丢失有关[24-25]。然而，肿瘤组织在 T2WI 上通常呈稍高或高信号（不低于肌肉信号），根据这一信号特点，T2WI 序列通常被用于鉴别损伤神经周围组织纤维化与肿瘤的转移及复发[26-27]。近年来也有学者发现，RIBP 的纤维化组织不仅可以表现为低信号，少数 RIBP 患者神经周围的纤维化组织在 T2WI 上也可表现为高信号或稍高信号，增强后发生弥漫性强化[22,26,28-29]。这种 MRI 信号特征的出现可能与神经周围软组织的水肿，慢性血管损伤或炎症反应的持续性存在有关[22]。当神经周围的软组织内出现 T2WI 高信号或以高信号为主的混杂信号时，RIBP 还需与神经周围软组织感染及血肿鉴别，神经周围的软组织炎症通常表现为弥漫性的 T1WI 低信号，T2WI 高信号，边界模糊，增强扫描可呈现弥漫性的不均匀强化，当合并有脓肿形成时，脓肿壁可发生显著均匀强化，通常不会出现实质性的软组织肿块。而根据血肿出血时间的不同，神经周围组织的血肿常可呈现多变的 MRI 信号特点。这时，需要结合病灶本身形态学特点，合理应用 MRI 多参数成像进行综合判断，适时的穿刺活检及随访观察对于最终确诊非常必要。

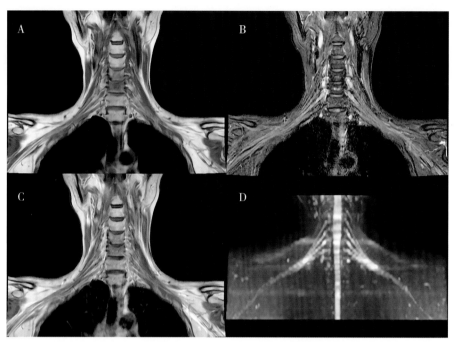

图 10-5　双侧臂丛神经放射性损伤 MRI 表现：鼻咽癌放疗患者，可见双侧臂
丛神经肿胀，增粗，在 T1WI（A）上为稍低信号，在脂肪抑制 T2WI（B）上为高
信号，增强后 T1WI（C）呈中度强化；在 DWI 上损伤的臂丛神经显示得更加清晰，
表现为弥漫性的信号增高

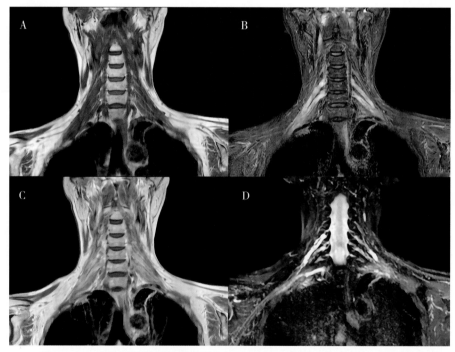

图 10-6　双侧臂丛神经放射性损伤 MRI 表现：鼻咽癌放疗患者，可见双侧臂
丛神经肿胀，增粗，在 T1WI（A）上为稍低信号，在脂肪抑制 T2WI（B）上为高
信号，增强后 T1WI 上（C）呈明显强化；在 MRN 成像上表现上损伤的臂丛神经显
示得更加清晰，表现为不均匀弥漫高信号

〔张　翔　毛家骥〕

# 参考文献

[1] ROGERS L R. Neurologic complications of radiation [J]. Continuum (Minneap Minn), 2012, 18(2):343 - 354.

[2] PRADAT P F, DELANIAN S. Late radiation injury to peripheral nerves [J]. Handb Clin Neurol, 2013, 115: 743 - 758.

[3] KLINE L B, KIM J Y, CEBALLOS R. Radiation optic neuropathy [J]. Ophthalmology, 1985, 92(8):1118 - 1126.

[4] PARSONS J T, BOVA F J, FITZGERALD C R, et al. Radiation optic neuropathy after megavoltage external-beam irradiation: analysis of time-dose factors [J]. Int J Radiat Oncol Biol Phys, 1994, 30(4):755 - 763.

[5] LESSELL S. Friendly fire: Neurogenic visual loss from radiation therapy [J]. Neuroophthalmol, 2004, 24(3):243 - 250.

[6] VAN DER KOGEL A J. Radiation-induced damage in the central nervous system: an interpretation of target cell responses [J]. Br J Cancer 1986, 7(7):207 - 217.

[7] HOPEWELL J W, VAN DER KOGEL A J. Pathophysiological mechanisms leading to the development of late radiation-induced damage to the central nervous system [J]. Front Radiat Ther Oncol, 1999, 33: 265 - 275.

[8] MEYER R, ROGERS M A, HORNSEY S. A reappraisal of the roles of glial and vascular elements in the development of white matter necrosis in irradiated rat spinal cord [J]. Br J Cancer, 1986, 7(1):221 - 223.

[9] MILLER N R. Radiation-induced optic neuropathy: still no treatment [J]. Clin Experiment Ophthalmol, 2004, 32(3):233 - 235.

[10] DANESH-MEYER H V. Radiation-induced optic neuropathy [J]. Clin Neurosci, 2008, 15(2):95 - 100.

[11] YOUNG W C, THORNTON A F, GEBARSKI S S, et al. Radiation-induced optic neuropathy: correlation of MR imaging and radiation dosimetry [J]. Radiology, 1992, 185(3):904 - 907.

[12] HUDGINS P A, NEWMAN N J, DILLON W P, et al. Radiation-induced optic neuropathy: characteristic appearances on gadolinium-enhanced MR [J]. AJNR Am J Neuroradiol, 1992, 13(1):235 - 238.

[13] GUY J, MANCUSO A, BECK R, et al. Radiation-induced optic neuropathy: a magnetic resonance imaging study [J]. Neurosurg, 1991, 74(3):426 - 432.

[14] CHENG V S, SCHULZ M D. Unilateral hypoglossal nerve atrophy as a late complication of radiation therapy of head and neck carcinoma: a report of four cases and a review of the literature on peripheral and cranial nerve damages after radiation therapy [J]. Cancer, 1975, 35(6):1537 - 1544.

[15] KING A D, AHUJA A, LEUNG S F, et al. MR features of the denervated tongue in radiation induced neuropathy [J]. Br J Radiol, 1999, 72: 349 - 353.

[16] KORI S H, FOLEY K M, POSNER J B. Brachial plexus lesions in patients with cancer: 100 cases [J]. Neurology, 1981, 31(1):45 - 50.

[17] HARPER C M, THOMAS J E, CASCINO T L, et al. Distinction between neoplastic and radiation-induced brachial plexopathy, with emphasis on the role of EMG [J]. Neurology, 1989, 39(4):502 - 506.

[18] DELANIAN S, LEFAIX J L, PRADAT P F. Radiation-induced neuropathy in cancer survivors [J]. Radiother Oncol, 2012, 105(3):273 - 282.

[19] CAVANAGH J B. Effects of X-irradiation on the proliferation of cells in peripheral nerve during Wallerian degeneration in the rat [J]. Br J Radiol, 1968, 41(484):275 - 281.

[20] DELANIAN S, LEFAIX J L. The radiation-induced fibroatrophic process: therapeutic perspective via the antioxidant pathway [J]. Radiother Oncol, 2004, 73(2):119 - 131.

[21] QAYYUM A, MACVICAR A D, PADHANI A R, et al. Symptomatic brachial plexopathy following treatment for breast cancer: utility of MR imaging with surface-coil techniques [J]. Radiology, 2000, 214(3):837 - 842.

[22] HOELLER U, BONACKER M, BAJROVIC A, et al. Radiation-induced plexopathy and fibrosis. Is magnetic resonance imaging the adequate diagnostic tool? [J]. Strahlenther Onkol, 2004, 180(10):650 - 654.

[23] WADD N J, LUCRAFT H H. Brachial plexus neuropathy following mantle radiotherapy [J]. Clin Oncol, 1998, 10(6):399 - 400.

[24] MOORE N R, DIXON A K, WHEELER T K, et al. Axillary fibrosis or recurrent tumour: an MRI study in breast

cancer [J]. Clin Radiol, 1990, 42(1):42-46.

[25] IYER R B, FENSTERMACHER M J, LIBSHITZ H I. MR imaging of the treated brachial plexus [J]. AJR Am J Roentgenol, 1996, 167(1):225-229.

[26] GLAZER H S, LEE J K, LEVITT R G, et al. Radiation fibrosis: differentiation from recurrent tumor by MR imaging [J]. Radiology, 1985, 156(3):721-726.

[27] EBNER F, KRESSEL H Y, MINTZ M C, et al. Tumor recurrence versus fibrosis in the female pelvis: differentiation with MR imaging at 1.5 T [J]. Radiology, 1988, 166(2):333-340.

[28] WOUTER VAN ES H, ENGELEN A M, WITKAMP T D, et al. Radiation-induced brachial plexopathy: MR imaging [J]. Skeletal Radiol, 1997, 26(5):284-288.

[29] BOWEN B C, VERMA A, BRANDON A H, et al. Radiation-induced brachial plexopathy: MR and clinical findings [J]. AJNR Am J Neuroradiol, 1996, 17(10):1932-1986.

# 第十一章　糖尿病周围神经损伤的影像学表现

糖尿病周围神经病变（DPN）是指因糖尿病之高血糖状态及其所致各种病理生理改变而导致的周围神经系统损伤，是糖尿病最常见的并发症，其发病率国内高达 60%～90%[1]，国外达 50%[2]。DPN可累及全身周围神经系统任何部分，起病隐匿，早期症状及体征常不明显，中晚期可导致顽固性疼痛、足部溃疡、坏疽甚至截肢，是非创伤性截肢的最常见病因，对患者的生活质量造成严重的影响。

DPN 的发病机制复杂，目前尚不完全清楚，多认为与多种因素有关，如代谢紊乱所致的渗透压改变和糖基化终末产物的形成、多元醇通路增强、氧化应激反应、蛋白激酶 C 激活、神经微血管病变、神经缺血和缺氧、神经生长因子缺乏、自身免疫因素、维生素缺乏、遗传和环境因素等。

DPN 存在下列病理改变。①髓鞘损害：有髓神经纤维的髓鞘出现灶性节段性脱失，电镜上可观察到脱髓鞘改变，有的可见髓球形成，髓鞘板层疏松、分离、电子密度减低，有的呈突出的葱管样改变，甚至可见板层破坏、溶解。节段性脱髓鞘同时伴髓鞘再生[3]。②轴索变性：早期以小的有髓神经纤维和无髓神经纤维出现轴索变性萎缩最为多见，随病情的发展出现大直径的有髓神经纤维轴索灶性脱失。③毛细血管改变：随病程进展，神经内毛细血管基底膜逐渐增厚及管腔闭塞，和神经损害平行。

DPN 可累及感觉神经、运动神经和自主神经；无髓鞘细神经纤维和有髓的大或小神经纤维都可被累及。DPN 的临床表现与累及的周围神经相关，远端对称性多神经病变最为常见[4]。目前尚不明确的是，不同类型神经病变的发生是否遵循着一定的规律，譬如说细小的神经纤维先受累，然后再累及大的神经纤维；抑或大小纤维的受累不分先后，各自沿相应的病变进程发展[5]。有一些证据提示，感觉神经受累最常见[6]，早期主要累及小有髓纤维或无髓神经纤维，引起小神经纤维病变；最先累及的部位常是远端足部，逐渐向近端肢体发展；使感觉功能异常，早期表现出痛觉过敏和疼痛的症状。

目前 DPN 的诊断主要依据临床检查（运动与感觉功能的检测）、神经传导速度、F 波和 H 反射、肌电图、皮肤交感反应、躯体感觉诱发电位、定量感觉检查、接触性热痛诱发电位等肌神经电生理的检测和皮肤活检技术；这些检查方法在检测周围神经病变方面虽然有一定的价值，但存在较多的局限性，如易受操作者水平的影响，主观性强，重复性差，特异性低，缺乏神经形态学信息，甚至有创等，不能早期对糖尿病周围神经病变的范围、性质做出精确的评估[7-13]。

影像学检查中，传统的 X 线、超声、CT 等检查难以全面、清晰地显示周围神经的形态、病变和解剖毗邻关系，对糖尿病周围神经损伤的诊断仅能起辅助作用，主要用于 DPN 所继发的夏科足。由于夏科足具有关节破坏致残的严重后果，且糖尿病足与夏科足在临床表现上具有很大的相似性，而在治疗上存在很大的差别，夏科足如在未进展到典型关节破坏之前得以诊断而采取恰当的治疗，患者的足部关节功能可得到良好的恢复，因此对于 DPN 导致夏科足的早期诊断十分重要。DPN 所致的夏科足早期 X 线及 CT 表现可无明显改变，或表现十分细微，而到中晚期可出现明显的骨质破坏、脱位、畸形及邻近软组织改变时，此时已难以有较好的治疗手段。

为识别早期夏科足，宜进行足部负重位正侧位 X 线平片检查及 MRI 检查。早期夏科足可表现为足部关节的半脱位，跗骨关节间隙的增宽这些细微改变，仅在负重位 X 线平片检查显示才明确（图 11-1）。MRI 检查，可表现为跗骨关节，也即中足关节的骨髓水肿，细微的脱位，以及周围的软组织肿胀（图 11-2），通过 MRI 检查，还可以区分糖尿病足常见的溃疡、骨髓炎及软组织感染（图 11-3）。

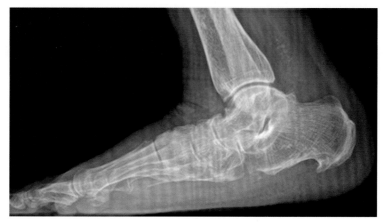

图 11-1 早期夏科足 X 线负重侧位片表现：可见足弓变平，距
舟关节间隙不等，提示距舟关节半脱位

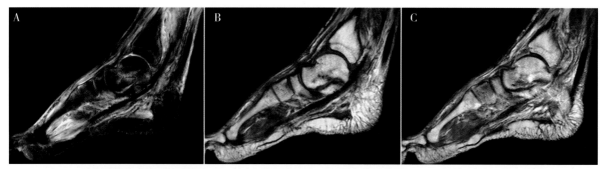

图 11-2 早期夏科足的 MR 表现：可见踝关节足弓变平，中足骨骨髓水肿，在 T2WI（A）上为高信号，在 T1WI
（B）上为低信号，增强后 T1WI（C）呈不均匀强化

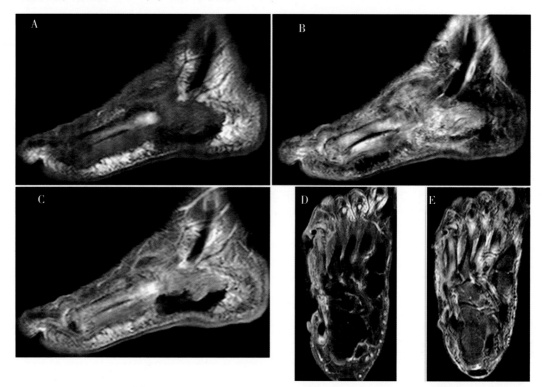

图 11-3 足外侧缘软组织窦道形成并感染，相邻第 5 跖骨骨髓炎：足外侧缘软组织结构紊乱，层
次不清，窦道（白箭）形成，在 T1WI 上（A）上为稍低信号，T2WI（B）及 STIR（D）上为高信号，
增强后 T1WI 上周边强化明显（C、E），相邻第 5 跖骨 T2 信号不均匀增高，增强后不均匀、明显强化

糖尿病夏科足均伴有 DPN。由于 MRN 能在活体清晰显示周围神经及其病变，通过形态和信号变化反映神经病理学改变[14]，并通过 T2 mapping 测量神经的 T2 弛豫时间，可对神经的 MRI 进行定量分析，克服主观视觉评价神经信号对细微变化不敏感的不足，对周围神经病变的影像学诊断起着重要作用[15]。在糖尿病大鼠模型中，糖尿病大鼠坐骨神经 T2 值动态变化能反映神经的病理变化过程，早期坐骨神经内水肿致其 T2 值升高，后期神经变性致其 T2 值进一步升高；随 T2 值升高，神经感觉功能障碍逐渐加重；且 MRI 的 T2 值检测较行为学评价具有更高的敏感性，可用于早期检测糖尿病周围神经病变[16]。远端对称性多神经病变的糖尿病患者的坐骨神经干近段内发现多发、束状、对称性的 T2 高信号病灶[17]。在糖尿病周围神经病变患者的急性期和亚急性期，周围神经可出现 T2 高信号和神经束的增粗，而在慢性期可出现神经束萎缩和神经外膜内脂肪沉积[18]。在正常人和临床高度怀疑糖尿病夏科足早期患者中，采用 MRI 及 T2 mapping 扫描技术，可发现临床高度怀疑糖尿病夏科足早期患者的足及踝部骨髓水肿、细微骨折和软组织肿胀；正常人在踝关节间隙水平的胫神经、腓肠神经和腓深神经 T2WI 形态规整、清晰，T2 值约 45 ms（图 11-4）；而临床高度怀疑糖尿病夏科足早期患者在踝关节间隙水平的胫神经、腓肠神经及腓深神经 T2WI 形态肿胀、信号增高，T2 值增高、达 53 ms 以上（图 11-5），提示 MRI

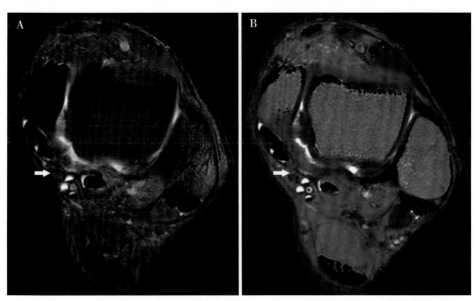

图 11-4　正常人踝关节间隙水平的胫神经：正常胫神经（箭头）在脂肪抑制 T2WI（A）上为中等信号，形态规整，边缘清晰；在 T2 mapping（B）上 T2 值为 45 ms

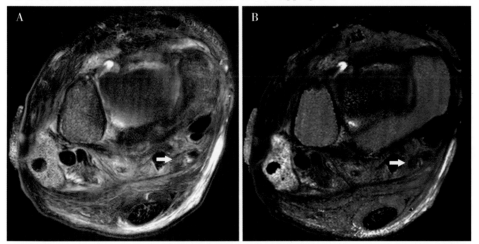

图 11-5　糖尿病夏科足早期踝关节间隙水平的胫神经：糖尿病夏科足早期胫神经（箭头）在脂肪抑制 T2WI（A）上信号增高，形态肿胀，边缘模糊；在 T2 mapping（B）上 T2 值增高，达 53 ms 以上

及其 T2 神经测量在糖尿病周围神经病变及糖尿病夏科足的早期诊断具有良好的应用前景。

〔王东烨〕

## 参考文献

［1］ 肖波. 重视糖尿病周围神经病的早期诊断和防治 ［J］. 中华神经科杂志，2008，41（10）：649 - 652.

［2］ TESFAYE S, SELVARAJAH D. Advances in the epidemiology, pathogenesis and management of diabetic peripheral neuropathy ［J］. Diabetes Metab Res Rev, 2012, 28（1）：8 - 14.

［3］ KIZILTAN M E, GUNDUZ A, KIZILTAN G, et al. Peripheral neuropathy in patients with diabetic foot ulcers: clinical and nerve conduction study ［J］. Neurol Sci, 2007, 258（1 - 2）：75 - 79.

［4］ ENGLAND J D, GRONSETH G S, FRANKLIN G, et al. Distal symmetric polyneuropathy: a definition for clinical research: report of the American Academy of Neurology, the American Association of Electrodiagnostic Medicine, and the American Academy of Physical Medicine and Rehabilitation ［J］. Neurology, 2005, 64（2）：199 - 207.

［5］ 齐格勒，张秀英. 糖尿病神经病变和神经性疼痛的治疗 ［J］. 糖尿病天地·临床（下旬），2009，3（7）：325 - 331.

［6］ BLOOMGARDEN Z T. Diabetic neuropathy ［J］. Diabetes Care, 2008, 31（6）：616 - 621.

［7］ 张云茜，许虹. 糖尿病周围神经病的电生理诊断研究进展 ［J］. 临床神经病学杂志，2012，25（1）：73 - 74.

［8］ TAVAKOLI M, MITU-PRETORIAN M, PETROPOULOS I N, et al. Corneal confocal microscopy detects early nerve regeneration in diabetic neuropathy after simultaneous pancreas and kidney transplantation ［J］. Diabetes, 2013, 62（1）：254 - 260.

［9］ DYCK P J, OVERLAND C J, LOW P A, et al. Signs and symptoms versus nerve conduction studies to diagnose diabetic sensorimotor polyneuropathy: Cl vs. NPhys trial ［J］. Muscle Nerve, 2010, 42（2）：157 - 164.

［10］ CAMPBELL W W. Evaluation and management of peripheral nerve injury ［J］. Clin Neurophysiol, 2008, 119（9）：1951 - 1965.

［11］ SHY M E, FROHMAN E M, SO Y T, et al. Quantitative sensory testing: report of the Therapeutics and Technology Assessment Subcommittee of the American Academy of Neurology ［J］. Neurology, 2003, 60（6）：898 - 904.

［12］ SUMNER C J, SHETH S, GRIFFIN J W, et al. The spectrum of neuropathy in diabetes and impaired glucose tolerance ［J］. Neurology, 2003, 60（1）：108 - 111.

［13］ BOULTON A J, MALIK R A, AREZZO J C, et al. Diabetic somatic neuropathies ［J］. Diabetes Care, 2004, 27（6）：1458 - 1486.

［14］ STOLL G, BENDSZUS M, PEREZ J, et al. Magnetic resonance imaging of the peripheral nervous system ［J］. Neurol, 2009, 256（7）：1043 - 1051.

［15］ SHEN J, ZHOU C P, ZHONG X M, et al. MR neurography: T1 and T2 measurements in acute peripheral nerve traction injury in rabbits ［J］. Radiology, 2010, 254（3）：729 - 738.

［16］ WANG D Y, ZHANG X, LU L J, et al. Assessment of diabetic peripheral neuropathy in streptozotocin-induced diabetic rats with MR imaging ［J］. Eur Radiol, 2015, 25（2）：463 - 471.

［17］ PHAM M, OIKONOMOU D, BÄUMER P, et al. Proximal neuropathic lesions in distal symmetric diabetic polyneuropathy: findings of highresolution magnetic resonance neurography ［J］. Diabetes Care, 2011, 34（3）：721 - 723.

［18］ THAKKAR R S, DEL GRANDE F, THAWAIT G K, et al. Spectrum of high-resolution MRI findings in diabetic neuropathy ［J］. AJR Am J Roentgenol, 2012, 199（2）：407 - 412.

# 第十二章 周围神经损伤的超声表现

## 第一节 周围神经正常超声表现

周围神经具有三层结缔组织鞘，由内而外依次为：神经内膜、神经束膜和神经外膜。用高频探头观察离体神经，神经纤维束在超声二维图像表现为低回声带，而高回声带则对应神经纤维束周围的结缔组织膜[1]。正常周围神经在横切面上为椭圆形、扁形的筛网样结构，神经外膜和束膜回声构成筛网样高回声的框架，内部的神经束呈低回声。在纵切面上呈条索状，神经外膜显示为细线样高回声，神经束膜为平行排列的细线样高回声，神经束为均匀一致的低回声。

臂丛神经的声像图与其他周围神经稍有不同，神经束膜结构不明显，整个神经干呈现均匀一致的低回声，神经外膜的细线状高回声也不如四肢周围神经明显[2]（图12-1）。周围神经要与周围肌腱筋膜相鉴别，当肢体运动如屈曲或伸直时，肌腱和韧带的位置、粗细会发生变化，而神经的大小、位置则相对固定；此外神经纤维回声较肌腱低，内部线性回声清晰；筋膜回声与神经相似，但纵切面无线性回声，横切面为扁平状，无点状回声[3]。周围神经的神经外膜和束膜内有丰富的血管，但目前的超声技术彩色血流分辨率有限，故正常声像图常无血流显示[4]，当神经干出现明显血流信号则为异常表现[5]。

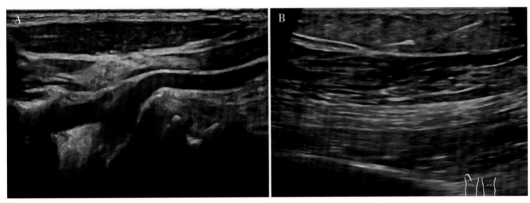

图12-1 正常臂丛神经神经干呈均匀一致低回声带（A），正常坐骨神经神经束膜及神经外膜为细线样高回声，神经束为均匀一致低回声（B）

## 第二节 周围神经损伤的超声表现

不同类型周围神经损伤有许多共同的声像图表现，包括损伤区神经组织肿胀，回声减低，边界模糊，与周围软组织分界变模糊，神经线性结构连续性部分或完全中断，内部线性回声模糊或消失，断裂近端可形成神经瘤样改变，其内部回声减低，分布不均匀。Zhu等[6]对202例有肢体外伤史者进行术前超声检查，其中117例通过手术对比，将外伤性周围神经损伤的超声声像图特征分为以下7种类型。Ⅰ型：声像图基本正常型；Ⅱ型：神经肿胀、增粗，回声减低，但神经束膜和神经外膜尚连续；Ⅲ型：神经外膜完整，部分神经束瘢痕型；Ⅳ型：神经外膜完整，神经内部完全瘢痕化；Ⅴ型：神经外膜中断，部分神经束瘢痕化；Ⅵ型：神经外膜中断，整条神经束瘢痕化；Ⅶ型：神经离断；通过手术结果对照，该超声分型诊断周围神经损伤的准确率达93.2%。

测量损伤区肿胀神经的横截面积（cross sectional area，CSA）是超声评价神经损伤最常用的定量指标[7]。CSA 测量可靠，具有很好的观察者内及观察者间一致性，可重复性强。目前有研究对我国正常成年人主要四肢周围神经几个解剖位置的 CSA 正常参考值进行了测定，见表 12 - 1[8]。值得注意的是，周围神经横截面积的大小受年龄、性别、体重指数及身高的影响[9,10]。此外，肢体温度对神经内径的大小也有影响[11]。

表 12 - 1     四肢周围神经横截面积参考值范围（mm²）（首都医科大学宣武医院，2021）

| 神经（部位） | 均值 | 标准差 | 参考值范围 |
| --- | --- | --- | --- |
| 正中神经（上臂） | 8.28 | 1.08 | 6.12～10.44 |
| 正中神经（前臂） | 5.16 | 0.96 | 4.00～7.48 |
| 正中神经（腕管） | 6.74 | 1.19 | 4.36～9.12 |
| 尺神经（上臂） | 6.53 | 1 | 4.53～8.53 |
| 尺神经（肘管） | 5.5 | 1.11 | 3.28～7.72 |
| 尺神经（前臂） | 4.8 | 0.84 | 3.12～6.48 |
| 胫神经（腘窝） | 21.92 | 3.28 | 16.05～33.00 |
| 胫神经（踝部） | 10.65 | 1.77 | 7.11～14.19 |
| 腓总神经（腘窝） | 8.28 | 1.69 | 5.00～12.48 |

## 第三节   常见周围神经损伤的超声表现

### 一、臂丛神经损伤

臂丛神经损伤的超声诊断目前仍然是个难题，而 MRI 能对臂丛神经进行精细、大范围成像，在臂丛神经损伤中的运用逐渐增多，已成为臂丛神经首选的影像学检查方法。超声方面，Scott M 等[12] 应用神经肌肉骨骼动态超声扫描技术对臂丛神经损伤及胸廓出口综合征患者进行诊断，该技术简便、客观、实时，能动态、准确显示臂丛神经是否受压，并确定其与临床症状的关系。超声上，早期臂丛神经节后损伤的横断面较健侧臂丛神经明显水肿、增粗，呈低回声，并与周围组织有粘连，纵切面神经线状回声消失模糊。臂丛神经节前损伤可在发出根部处出现神经内径变细，横突旁可见低回声神经瘤样改变，部分患者于肌间沟臂丛神经干、锁骨下动脉周围粘连、血肿形成，神经损伤的近端部分有神经瘤形成。

### 二、正中神经损伤

正中神经损伤多见于前臂和腕部节段。根据损伤程度不同，可表现为正中神经的连续性中断或部分中断，损伤处神经肿胀，回声减低，横断面上失去正常筛网状结构，横截面积增加，纵断面上则失去正常神经的线样回声，神经损伤的两端部分形成神经瘤样改变。在前臂，正中神经穿经旋前圆肌及指浅屈肌腱弓处易受压迫，导致正中神经所支配的肌无力、手掌感觉障碍，即所谓旋前圆肌综合征。在腕部，最常见的是腕管综合征（CTS），常由创伤、急性炎症、腕前软组织肿胀及腱鞘炎等因素所致神经卡压，卡压严重时常导致正中神经轴浆流动受阻，正中神经横截面积（CSA）增大。有研究指出腕部正中神经横截面积大于 10 mm² 可作为正中神经卡压的敏感指标，而另有研究指出该横截面积大于 12 mm² 诊断特异性更高[13,14]。腕部与前臂节段正中神经横截面积比大于 1.4 也是诊断腕管综合征的敏感指标[15]。相对于正常人，腕管综合征患者正中神经的活动度降低[16]（图 12 - 2）。

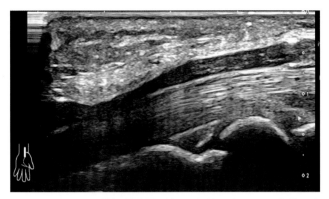

图 12 - 2　腕横韧带增厚引起正中神经卡压，正中神经内
径受压变窄，回声减低模糊

### 三、尺神经损伤

尺神经在肱骨内上髁后方、尺侧腕屈肌两头之间或豌豆骨外侧易受损伤。肘管综合征（cubital tunnel syndrome）是发病率仅次于腕管综合征的上肢神经卡压综合征，尺神经走行于肘管内，此处位置较表浅，肘管容积相对固定，一旦肘后病变引起软组织增厚与软骨增生，血肿机化等均可使肘管容积变小，即可能在肘管内发生尺神经卡压症状，临床上出现屈腕力减弱，环指和小指远节关节不能屈曲，小鱼际萎缩，拇指不能内收，骨间肌萎缩，各指不能互相靠拢，各掌指关节过伸，出现"爪形手"。手掌，手背内侧缘皮肤感觉丧失。超声显示肘部神经卡压处远端神经水肿、增粗，神经束状回声消失，呈低回声，边界模糊（图 12 - 3，图 12 - 4）。在肘平面尺神经横截面积参考值上限为 10 mm²[17]。

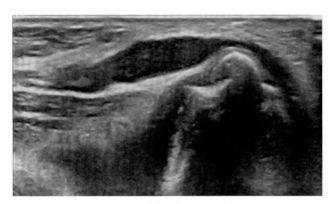

图 12 - 3　骨性关节炎骨赘引起尺神经受压明显变窄，
回声减低模糊

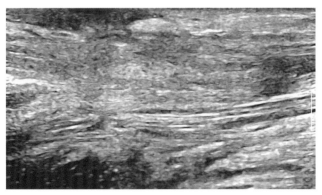

图 12 - 4　尺神经离断再接术后，术区神经连接处神
经束回声杂乱，部分神经纤维缺乏连续性

#### 四、桡神经损伤

桡神经损伤最常见于肱骨骨折，桡神经最易受损的部位有以下两处：臂中份的肱骨桡神经沟处及桡骨颈处。此外骨折术中体位不当、钢板压迫等亦可导致医源性桡神经损伤[18]。肱骨中段或中、下 1/3 交界处骨折时容易合并桡神经损伤，引起前臂伸肌瘫痪，主要表现为抬前臂时呈"垂腕"状，第 1、第 2 掌骨间背面皮肤感觉障碍。桡骨颈骨折时，可损伤桡神经深支，主要表现为伸腕力弱，不能伸指。Liu 等[19] 根据超声声像图中神经连续性、结构回声及与周边组织的关系等主要特征，将肱骨骨折术后合并桡神经损伤分为三型。Ⅰ型：神经连续性存在，局段见凹陷或缩窄，伴远端或近端或两端神经增粗；神经束状结构、巢状结构模糊，回声减低，神经外膜增厚、回声增强。神经可被钢板钢钉挤压上抬或被钢板钢钉压向深面，或于神经周边见低回声瘢痕或增强回声骨痂与之粘连卡压。Ⅱ型：神经外膜连续性存在，但中间段极其纤细，回声减低，两端神经较纤细段相对增粗。神经束状结构、巢状结构消失，外膜增厚、回声增强。神经扁平段周围见大量低回声瘢痕或增强回声骨痂将神经包绕。Ⅲ型：神经可见明确的连续性中断形成的缺损，两处游离端均形成膨大的低回声神经瘤；或因大量低回声瘢痕、增强回声骨痂、强回声钢板钢钉产生的声衰减导致无法显示神经（图 12 - 5）。

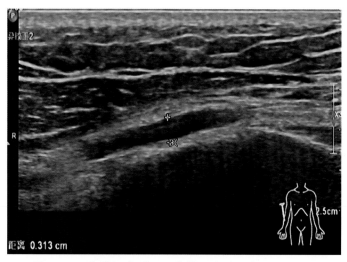

图 12 - 5　桡神经沟受压，桡神经水肿，表现为内径增宽，回声减低

#### 五、坐骨神经损伤

坐骨神经是全身最粗大、最长的神经，其直接受外力损伤较少，但压迫性损伤常见。坐骨神经走行变异常见，其中有一干穿出梨状肌者，神经干受到梨状肌收缩时的压迫，神经干的血供长期受损而影响其功能，即出现所谓的"梨状肌综合征"。超声显示，梨状肌横断面面积增大，形态异常，回声减低，坐骨神经根部受压水肿，回声减低，走行仍连续。

#### 六、胫神经损伤

胫神经由坐骨神经分出后，沿腘窝中线下行，继而在小腿后区，于小腿三头肌深面伴胫后血管下行（图 12 - 6），因其位置较深，故很少受累，但由于扭伤、骨折或骨的退行性病变会使胫神经在跗管水平受压，从而引起跗管综合征，其主要表现为小腿后群肌无力，足不能跖屈，不能以足尖站立，内翻力弱，足底皮肤感觉障碍明显。由于小腿前外侧群肌过度牵拉，使足呈背屈外翻位，出现"钩状足"畸形。声像图显示，受压的胫神经水肿，增粗，呈纺锤形，正常束状结构模糊甚至消失（图 12 - 6）。

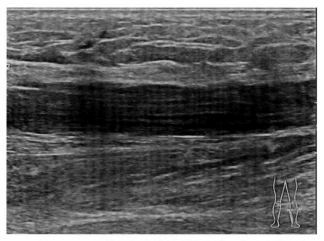

**图12-6　胫神经周围神经炎性水肿，表现为神经内径增宽，回声减低模糊**

### 七、腓总神经损伤

腓总神经绕腓骨颈处位置表浅，走行固定，易受损伤。腓总神经走行腘窝外侧沟后，在腓骨头的后外侧下行至腓管，当各种原因所致腓管内容积减少或内压增高时，会引起所谓的"腓管综合征"，是下肢最常见的卡压综合征[20]。腓总神经损伤后，足不能背屈，趾不能伸，足下垂且内翻，呈"马蹄内翻足"畸形。行走时呈"跨阈步态"，小腿前外侧及足背感觉障碍明显。在腘窝及腓骨头水平，腓总神经的横截面积上限是 20 mm² [10]。腓总神经损伤，声像图显示受损神经受压，回声减低，膝关节水平腓神经内腱鞘囊肿是腓管综合征特有征象，约 18% 的腓管综合征患者中会出现此征象[21]（图 12-7）。

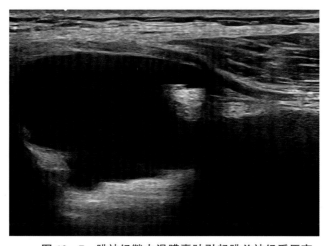

**图12-7　腓神经鞘内滑膜囊肿引起腓总神经受压变窄，回声减低模糊**

〔田　晶〕

## 参考文献

［1］　SILVESTRI E，MARTIONOLI C，DERCHIL E，et al. Echotexture of peripheral nerves：correlation between US and histologic findings and criteria to differentiate tendons［J］. Radiology，1995，197(1)：291-296.

［2］　WEI M，ZHU J. Progress of high frequency ultrasound in traumatic peripheral nerve injuries［J］. Chin J Med Imaging Technol，2011，27(6)：1299-1302.

[3] FORNAGE B D. Peripheral nerves of the extremities: imaging with US [J]. Radiology, 1988, 167(1):179 - 182.

[4] JOY V, THERIMADASAMY A K, CHAN Y C, et al. Combined Doppler and B-mode sonography in carpal tunnel syndrome [J]. Neurol Sci, 2011, 308(1 - 2):16 - 20.

[5] JAIN S, VISSER L H, PRAVEEN T L, et al. High-resolution sonography: a new technique to detect nerve damage in leprosy [J]. PLoS Negl Trop Dis, 2009, 3(8):e498.

[6] ZHU J, LIU F, LI D, et al. Preliminary study of the types of traumatic peripheral nerve injuries by ultrasound [J]. Eur Radiol, 2011, 21( 5) : 1097 - 1101.

[7] GALLARDO E, NOTO Y I, SIMON N G. Ultrasound in the diagnosis of peripheral neuropathy: structure meets function in the neuromuscular clinic [J]. Neurol Neurosurg Psychiatry, 2015, 86(10):1066 - 1074.

[8] LIU L Y, YU Q, QI Y J, et al. Research on the reference values for ultrasonography of peripheral nerves and cervical nerve roots [J]. Chinese Journal Of Clinical Anatomy, 2021, 39(3):276 - 281.

[9] ZAIDMAN C M, AL-LOZI M, PESTRONK A. Peripheral nerve size in normals and patients with polyneuropathy: an ultrasound study [J]. Muscle Nerve, 2009, 40(6):960 - 966.

[10] CARTWRIGHT M S, PASSMORE L V, YOON J S, et al. Cross-sectional area reference values for nerve ultra-sonography [J]. Muscle Nerve, 2008, 37(5):566 - 571.

[11] ULASLI A M, TOK F, KARAMAN A, et al. Nerve enlargement after cold exposure: a pilot study with ultrasound imaging [J]. Muscle Nerve, 2014, 49(4):502 - 505.

[12] FRIED S M, NAZARIAN L N. Dynamic neuromusculoskeletal ultrasound documentation of brachial plexus/thoracic outlet compression during elevated arm stress testing [J]. Hand, 2013, 8(3):358 - 365.

[13] TAI T W, WU C Y, SU F C, et al. Ultrasonography for diagnosing carpal tunnel syndrome: a meta-analysis of di-agnostic test accuracy [J]. Ultrasound Med Biol, 2013, 39(6):1129 - 1130.

[14] WIESLER E R, CHLOROS G D, CARTWRIGHT M S, et al. The use of diagnostic ultrasound in carpal tunnel syndrome [J]. Hand Surg Am, 2006, 31(5):726 - 732.

[15] HOBSON-WEBB L D, MASSEY J M, JUEL V C, et al. The ultrasonographic wrist-to-forearm median nerve area ratio in carpal tunnel syndrome [J]. Clin Neurophysiol, 2008, 119(6):1353 - 1357.

[16] HOUGH A D, MOORE A P, JONES M P. Reduced longitudinal excursion of the median nerve in carpal tunnel syn-drome [J]. Arch Phys Med Rehabil, 2007, 88(5):569 - 576.

[17] CARTWRIGHT M S, SHIN H W, PASSMORE L V, et al. Ultrasonographic findings of the normal ulnar nerve in adults [J]. Arch Phys Med Rehabil, 2007, 88(3):394 - 396.

[18] BISHOP J, RING D. Management of radial nerve palsy associated with humeral shaft fracture: a decision analy-sis model [J]. Hand Surg Am, 2009, 34(6):991 - 996.

[19] LIU A, CHEN W, CHEN L, et al. Application of High-resolution Sonography before Reoperation of Injured Radial Nerve Associated with Humeral Fracture [J]. Chin Comput Med Imag, 2013, 19 (2):172 - 175.

[20] AMATO A A, RUSSEL J A. Radiculopathies, plexopathies, and mononeuropathies of the lower extremity[M]. Neuromuscular disorders, New York: McGraw-Hill Medical, 2008, 445 - 446.

[21] VISSER L H. High-resolution sonography of the common peroneal nerve: detection of intraneural ganglia [J]. Neu-rology, 2006, 67(8):1473 - 1475.

# 第十三章　周围神经损伤的分子治疗

周围神经损伤的显微外科技术取得了很大的进步，但由于神经再生过程分子机制复杂，单纯通过神经显微外科技术的进步已难以进一步提高功能修复效果。随着人们对周围神经损伤后变性及神经再生过程中分子机制研究的逐渐深入[1]，针对这些分子机制采用针对性的分子治疗已开始联合用于周围神经损伤，以期进一步提高周围神经外科修复效果[2,3]。目前采用分子治疗手段主要为：直接提高轴突再生能力，改善神经再生微环境，防止神经元凋亡，调节免疫应答。

## 第一节　提高轴突再生能力

周围神经损伤后，神经元接收到返回的损伤信号，在多达 1 000 多个基因转录表达启动后，众多细胞因子浓度升高，使神经元向再生表型（regenerative phenotype）转化，诱使神经元多个方向的生长锥（growth cone）形成，随之 PI3K/Akt 通路被激活，维持轴突的再生、延长。神经元向再生表型转变及 PI3K/Akt 通路被认为是神经轴突得以再生并延长的最重要的通路。在上述的众多细胞因子当中，神经营养因子（NTF）特别是神经生长因子（NGF），与轴突芽上的 Trk 受体接合，从而激活上述 PI3K/Akt 通路，使得 PI3K 磷酸化，最终使下游轴突芽处的 Akt 磷酸化，有利于细胞骨架的组装和轴突芽的延长，从而直接提高轴突的再生能力[2]。PTEN（一种磷酸酶，phosphate and tensin homologue deleted on chromosome ten）由周围神经元表达，可抑制 PI3K/Akt 信号通路，通过基因敲除 PTEN 相关的 siRNA，可显著提高周围神经轴突再生，进一步支持了 PI3K/Akt 通路的重要性[4]。于是关于使用 NGF 分子治疗周围神经损伤的研究受到广泛关注。

周围神经损伤后，NGF 等神经营养因子（NTF）主要由施万细胞及神经末梢分泌，通过损伤的轴突逆行运输到神经元的相应胞体，对轴突再生和髓鞘化起促进作用。目前已发现的 NTF 有 20 多种，部分已应用于临床并取得良好效果，按分子结构、受体类型等的不同，目前将 NTF 分为以下 4 类[5]。①神经营养素：研究较多的是神经生长因子（NGF）及脑源性神经生长因子（BDNF），无论是局部注射或腹腔注射用药，均可提高轴突再生能力。②神经细胞分裂素：研究较多的睫状神经营养因子（CNTF）及白细胞介素。CNTF 直接注入到受损神经周围，通过激活 JAK-STAT 通路，上调 SCs 的 S-100 和 GAP243 的基因，促进施万细胞增殖，从而促进轴突延长。③成纤维细胞生长因子（FGF）：局部注射可以提高神经轴突再生速度。④其他神经营养因子：如胶质细胞源性神经营养因子（GDNF）及胰岛素样生长因子（insulin-like growth factor，IGF）等也有不同程度的促神经生长和神经元保护作用。但是，NTF 的半衰期非常短，若局部注射用药，仅有短短的几分钟的有效期，很容易被体内的各种酶降解，使 NTF 的促轴突再生能力受到限制，因此如何长期稳定地释放 NTF 是一个难点。研究显示用生物交联方法将神经生长因子固定于壳聚糖神经导管内，可使神经生长因子维持较长的释放时间，从而促进缺损神经的再生[6]。而另一个具有广泛应用前景的方法，则是使用氧化铁纳米颗粒包裹 NGF，实现缓慢释放的效果，可达到更优的治疗效果[7]。使用氧化铁纳米颗粒包裹神经营养因子较普通局部注射，更有效地加快轴突芽的出现及轴突的延长，这有可能是由于长效释放 NGF，使 NTF 针对神经元或 SCs 的作用能持久发挥作用，最终加快了神经修复。同时若是这些顺磁性纳米颗粒还提供了使用 MRI 动态监测的可能，更有利于用药后在体观察神经再生的全程[8]。遗憾的是，在使用顺磁性氧化铁纳米颗粒包裹 NGF 治疗神经损伤的报道当中，目前的证据是基于扫描电镜或免疫荧光检测的，当前并没有直接使用 MRI 在体观察氧化铁纳米颗粒包裹 NGF 后对神经的修复的动态监测的报道。

目前，已经有大量的报道使用超顺磁性氧化铁纳米颗粒（superparamagnetic iron oxide nanoparticles，SPION）增强剂，可以动态观察神经修复的过程，SPION 较普通的顺磁性纳米颗粒有更小的体积及更高的顺磁性磁化率。在大鼠坐骨神经离断移植修复的实验中，往要修复神经之间注入 SPION 标记的间充质干细胞（MSCs），可以使用 MRI 动态地观察神经修复、轴突延长。使用 SPION 结合 NGF 等神经损伤分子治疗药物，将有机会实现靶向治疗的同时，对神经修复效果进行 MRI 动态观察的可能[9]。

## 第二节　改善神经再生微环境

损伤局部的微环境对神经再生起着重要的作用。周围神经损伤后，神经元分出多个方向生长出神经轴突芽，并沿 PI3K/Akt 通路延长，某些轴突芽会遇到一些不利于轴突延长的因素，如物理阻碍、持续的炎症毒性损伤等，这时该方向的轴突芽就会停止生长并被降解，甚至有一些错误的诱导因素出现导致轴突生长方向错误，而只有那些最终能准确指向靶器官的轴突芽才可生长为完整的轴突并保留下来。所以，即使神经元状态良好，但没有良好的微环境支持，神经轴突亦不能实现再生及后续的准确指向靶器官实现功能恢复。

周围神经损伤发生后，损伤远段发生沃勒变性，初期髓鞘崩解，轴突变性，产生大量的髓鞘碎片，轴突变性产物、崩解的髓鞘碎片激活神经组织内固有巨噬细胞，诱导施万细胞去分化、增殖，参与髓鞘碎片的清除，同时也引起血源性单核细胞的趋化，进入损伤神经发育为巨噬细胞，参与髓鞘碎片的清除。上述的各细胞、组织其分泌的细胞因子等共同参与损伤修复微环境的构成[10]。在哺乳动物，周围神经损伤后神经轴突可以再生，但在中枢神经系统却很难，主要是因为中枢神经系统不能清除髓磷脂，而髓鞘碎片中存在轴突生长抑制因子及其受体，所以快速清除髓鞘碎片构造良好的再生微环境是神经再生的重要前提条件[11]。细胞外基质（ECM）是神经再生微环境中最重要的一环，它不仅仅被动地为神经再生提供一个适宜的环境，新的证据表明 ECM 当中的一些分子可主动参与神经再生，并影响轴突芽的延长。例如，其中层粘连蛋白（LN）及纤维粘连蛋白（FN）可减少轴突芽向错误的方向生长的概率。因此，使用分子药物改变神经再生微环境，将有可能加快神经修复。

在体外神经损伤模型中，在 ECM 当中建立梯度性的 NGF 将有利于诱导神经轴突正常指向远端。将 NGF 源头放在神经损伤较远端，检测到损伤近端的新生轴突芽大部分正确地指向损伤远端，且这些的轴突芽上的 Trk 受体大量增加，往神经元逆转运的胞内 NGF 也大量增加，并最终加速了神经再生及提高了轴突的正确指向[12]。基于此，NGF 局部注射于神经损伤远段或在神经损伤远段建立梯度性 NGF，将较普通的局部注射 NGF 要更有利于神经再生修复及最终的功能恢复。

## 第三节　防止神经元凋亡

在动物模型中可以发现，损伤后 1 周，即可出现神经元凋亡，而 35%～40% 背根神经节（DRG）神经元将于伤后 2 个月凋亡。而未凋亡的神经细胞体在损伤后 24 h 将以近侧轴突断端发出的神经轴芽形式开始，再生轴突将沿适宜的物理通道向远侧生长、延伸，以期取代已变性消失的轴突部分，最终与适宜的末梢器官形成功能突触。因此，减少神经元凋亡将有利于神经功能的最终恢复。而神经元凋亡与多种因素有关，如钙离子浓度的增加、氧化刺激和活性氧（ROS）等均可导致细胞凋亡。

乙酰左旋肉碱（Acetyl L-carnitine，ALCAR）具有抗氧化作用，可以增加 NGFs、酪氨酸激酶、ERK 1/2 的释放，并减少凋亡蛋白如 caspase-3 的释放，从而降低神经元凋亡，同时可增加轴突半径及髓鞘厚度，表现出了非常好地保护神经元和防止神经元凋亡的效果[13]。大鼠坐骨神经损伤模型中，腹腔注射 ALCAR，可以大大减少神经元凋亡，并且效果可持续 2 个月。口服 ALCAR 有非常好的神经修复效果及极少的副作用，可有效减轻 HIV 患者的神经痛。

乙酰半胱氨酸（Ncetylcysteine，NAC）是一种含巯基的化合物，临床一般用在呼吸道疾病，也表现出了抗神经元凋亡的作用。通过上调抗凋亡的调制器 Bcl-2 的 mRNA，以及下调促凋亡蛋白 Bax 和 caspase-3 的 mRNA，激活 Ras-ERK 及 JAK-STAT 通路起作用，NAC 在细胞内去乙酰化后生成半胱氨酸，提供合成细胞内重要的非酶类抗氧化物质谷胱甘肽（GSH）的底物，维持细胞内的 GSH 水平，具有稳定细胞膜，保护细胞活性，其通过形成巯中心自由基及其后的继发反应，有效地清除自由基，保护细胞免受 ROS 诱导的细胞凋亡，从而有效地抗神经元凋亡[14]。大鼠坐骨神经结扎后，每天腹腔注射 NAC 300 mg/kg，神经节内凋亡细胞大量减少。然而，在增加轴突再生数量上，NAC 的效果不显著或不明确。

促红细胞生成素（erythropoietin，EPO），临床常用于治疗肾性贫血，而在神经系统，EPO 能显著地防止神经元凋亡。在神经损伤后，内源性 EPO 几乎全由施万细胞产生，其可抑制细胞凋亡、抗氧化、减少炎症反应，对神经再生有促进作用，机制可能增加降钙素基因相关肽，激活 PI3K/Akt、NF-κB 通路起作用，最终可显著地增加神经纤维密度和半径、减少神经元胞体产生的神经损伤[15]。然而，与 NGF 相同，由于 EPO 生成不久后即被降解，内源性 EPO 可能不足以提供持续的神经保护作用。因此持续地 EPO 用药，可以提高神经功能恢复。一项视神经炎患者的随机双盲 2 期临床研究证实 EPO 能有效提高患者视力并安全[16]。然而，持续的 EPO 用药，可能导致血栓的风险大大增加，因此要进行血压的动态监测。

## 第四节　调节（固有）免疫应答

有效的神经功能恢复有两个必不可少的条件，即清除不利于神经再生的抑制因素，以及提高有利于神经再生的细胞因子分泌。沃勒变性过程当中，很多免疫相关细胞及因子参与其中，而且越来越多的证据表明免疫应答同时影响上述两个因素，在神经再生中有起到非常重要的甚至是核心作用[17]。其中巨噬细胞在神经变性及再生的过程中表现出了不同的免疫表型。有研究表明，在神经损伤远段局部注射 γ-干扰素（IFN-γ）和白细胞介素-4（IL-4）有助于将巨噬细胞从主要起炎症作用的 M1 表型转化为 M2 表型，而 M2 表型则表现出了促进神经再生修复的作用[18]。反过来，巨噬细胞表面有很多免疫相关受体，其中 SIRPa（一种免疫抑制受体家族），可与髓鞘膜表面蛋白 CD47 结合，下调巨噬细胞的吞噬功能，保护正常髓鞘免被吞噬，但是该功能在神经损伤发生后可能起到反作用，巨噬细胞吞噬髓鞘碎片的速度下降，产生了不利于神经修复的微环境，从而影响神经再生。

FK506（tacrolimus）是一种广泛用于移植术后抗排斥的免疫抑制剂。早期的偶然临床发现，对合并了周围神经损伤的患者，腹腔注射一定量 FK506，可促进周围神经再生及功能修复。进一步的研究发现，其机制可能是通过与 FKBP 52 及热激蛋白结合 90（Hsp90）结合，激活 ERK 通路，并抑制钙离子通道，诱导施万细胞增殖、髓鞘碎片的清除，加速沃勒变性，促使损伤后神经有髓纤维数量增加且髓鞘厚度增加、增加轴突芽出现、加速轴突的延长，发挥出促进早期周围神经再生的作用[19]。并且 FK506 可加速神经移植术后神经功能的恢复；而对那些由于各种原因未能及时进行的神经离断修复术的患者，也可逆转部分因延迟治疗所引起的损伤。然而，对慢性神经离断伤，FK506 效果不佳，这是因为在慢性损伤后，沃勒变性已经基本结束，去触突的施万细胞或髓鞘碎片已经消失。由于 FK506 的抗排斥作用，腹腔注射 FK506 有可能产生一些副作用，因此在神经损伤局部注射可显著提高神经再生疗效[20]。在神经静脉瓣移植术后，在神经局部注射 FK506，可显著提高神经修复作用，而在此过程中其免疫抑制作用则显著下降[21]。

另一个在神经损伤修复当中处于关键地位的固有免疫反应是 Toll 样受体（TLR）信号通路[22]。通过敲除 TLR 通路的基因，沃勒变性的速度明显降低，神经恢复的时间显著延长。而使用 TLR4 受体的特异性的选择性激动剂，革兰氏阴性杆菌细胞壁成分脂多糖（LPS），可激活 TLR4 信号通路，上调施万细胞及巨噬细胞上 TLR4 受体介导的内吞作用以及促吞噬细胞成熟，能够增强细胞吞噬功能，增加神经损伤后巨噬细胞的募集，诱导分泌 NGF，加快神经沃勒变性过程中的早期髓鞘碎片；TLR4 有可能在提高周围神经再生中起到关键的作用[23]。在周围神经横断伤动物模型中，通过 LPS 激活 TLR4 通路，利用磁共振神经成像（MRN）动态监测周围神经再生过程，并与病理学进行对照，证实 LPS 能有效促进坐骨神经损伤后神经再生（图 13－1），其机制可能是通过激活 TLR4，增强巨噬细胞的募集，加快损伤神经的髓鞘碎片清除，促进轴突再生[24]。周围神经损伤中，T2 值的变化能敏感地反映神经再生微环境的变化。坐骨神经切断后维持神经中断的状态，神经远段表现为持续的 T2 值增高。坐骨神经挤压伤与不缝合的横断伤在 T2 值上的改变具有不同的规律，挤压伤后 T2 值自增高 3 倍后，持续下降于 30 天后恢复到正常水平，但不缝合横断伤模型中神经 T2 值 42 天内均处于持续增高 4～5 倍正常水平，直到髓鞘碎片完全清除，T2 值的急剧下降达正常水平[25]。因此，持续增高的 T2 水平，可能反映在神经再生微环境当中，仍然存在着不利于神经再生的因素，神经再生的组织学结构仍未恢复到正常状态。

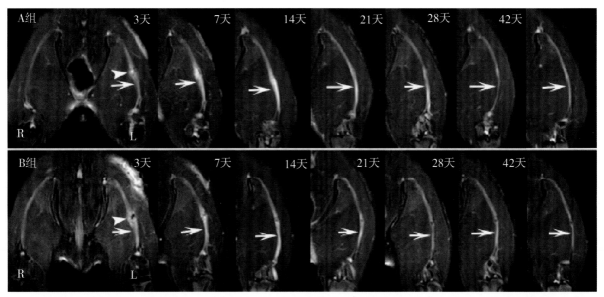

图 13－1　大鼠坐骨神经横断伤缝合后不同治疗方案的脂肪抑制 T2WI 表现：可见坐骨神经损伤后 A 组（LPS 治疗后）及 B 组（PBS 治疗后）神经肿胀，T2 信号增高，其后神经肿胀逐渐消退，T2 高信号逐渐减低，但 A 组消退时间要早于 B 组[27]

除了 MRN，新型钆对比剂（Gf），能选择性地在沃勒变性的神经纤维中聚集[26]，使损伤神经持续强化，为观察神经变性及再生提供了一个新方法。Gf 可认为是一种神经特异性钆对比剂，能与变性的神经纤维结合导致神经出现强化。既往研究表明 Gf 能直接反应当前神经轴突的变性及再生状态，较 T2 对神经轴突的变化具有更高的准确性。周围神经损伤时，血-神经屏障（blood-nerve-barrier，BNB）破坏，血管通透性增大，Gf 通过破坏的 BNB 进入细胞外间隙，结合到变性的髓鞘上，而当血神经屏障被修复神经完全再生时 Gf 不能使神经强化。巨噬细胞内吞噬的髓鞘碎片，亦能与 Gf 颗粒结合，也可导致变性神经强化。

使用 MRN 及 Gf 增强 MRI 对 LPS 促进周围神经的再生过程能进行动态监测，神经损伤早期 T2 值的持续增高或 Gf 的持续强化，T2 值变化能敏感地反映损伤神经早期变性过程，而 Gf 增强对损伤后期神经纤维再生更为敏感（图 13－2）。MRN 能对 LPS 促进周围神经的再生过程能进行动态监测[27]。然而，LPS 也不可避免地产生一些炎症毒性，这在一定程度下限制了 LPS 的临床应用。

LPS 与 FK506 都表现出加速神经修复的作用。有趣的是，实验证明 FK506 可以减少 LPS 的炎症毒性作用，即 FK506 能强效地降低 LPS 诱导的 MAPK 通路，减少炎性 IL-β 的产生[26]。而 FK506 也在神经损伤修复过程中产生免疫抑制的副作用。联合序贯使用 LPS 与 FK506 可能能发挥免疫调节作用，起到促进周围神经修复的协调作用，从而实现通过精细化免疫调节来促进神经更有效地再生修复（图 13 - 3）[20]。

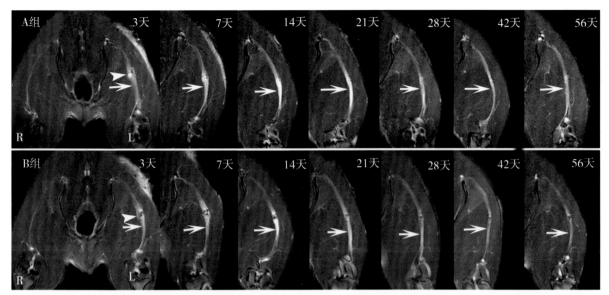

图 13 - 2　大鼠坐骨神经横断伤缝合后不同治疗方案的 T1 压脂及 Gf 增强表现：可见损伤神经损伤处（箭头）及损伤远端（白箭）增粗，增强后呈明显强化，随着时间的推移肿胀程度逐渐减低，强化程度逐渐减低，其中 A 组（LPS 治疗后）早期（术后 3 天至 3 周）强化程度较 B 组（PBS 作为对照）更明显[27]

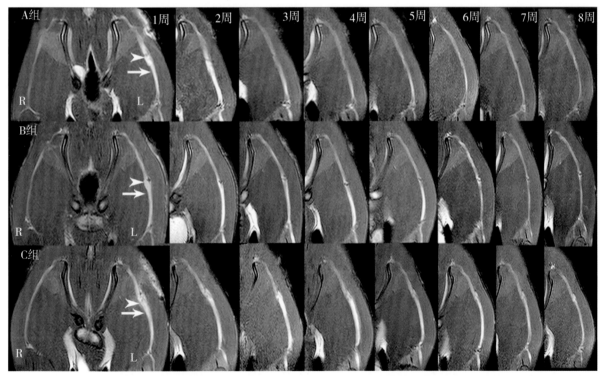

图 13 - 3　大鼠坐骨神经横断伤缝合后采用 LPS 及 FK506 进行免疫调制促进神经恢复的 T2 压脂 MRI 表现：可见损伤神经损伤处（箭头）及损伤远端（白箭）增粗，随着时间的推移肿胀程度逐渐减低，强化程度逐渐减低，其中 A 组（LPS 及 FK506 联用治疗后）损伤神经肿胀程度消退及 T2 信号下降较 B 组（单用 LPS 治疗）及 C 组（采用 PBS 作为对照）更早[20]

## 第五节　其　　他

甲状腺激素与生长激素可通过促进轴突的髓鞘化促进轴突的再生。神经递质如 γ-氨基丁酸（GA-BA）、三磷酸腺苷（ATP）和乙酰胆碱等在神经元-胶质细胞相互作用中起重要作用，有潜在的促进轴突再生能力。

〔黎浩江〕

## 参考文献

[1]　WOOD M D, MACKINNON S E. Pathways regulating modality-specific axonal regeneration in peripheral nerve [J]. Experimental neurology, 2015, 265: 171-175.

[2]　CHAN K M, GORDON T, ZOCHODNE D W, et al. Improving peripheral nerve regeneration: From molecular mechanisms to potential therapeutic targets [J]. Experimental neurology, 2014, 261: 826-835.

[3]　SCHEIB J, HÖKE A. Advances in peripheral nerve regeneration [J]. Nature Reviews Neurology, 2013, 9(12): 668-676.

[4]　CHRISTIE K J, WEBBER C A, MARTINEZET J A, et al. PTEN inhibition to facilitate intrinsic regenerative outgrowth of adult peripheral axons [J]. The Journal of Neuroscience, 2010, 30(27): 9306-9315.

[5]　FARONI A, MOBASSERI S A, KINGHAM P J, et al. Peripheral nerve regeneration: Experimental strategies and future perspectives [J]. Adv Drug Deliv Rev, 2015, 3(82-83): 160-167.

[6]　YANG Y, ZHAO W, HE J, et al. Nerve conduits based on immobilization of nerve growth factor onto modified chitosan by using genipin as a crosslinking agent [J]. European Journal of Pharmaceutics and Biopharmaceutics, 2011, 79(3): 519-525.

[7]　ZHANG S, ULUDAĞ H. Nanoparticulate systems for growth factor delivery [J]. Pharmaceutical research, 2009, 26 (7): 1561-1580.

[8]　ZIV-POLAT O, SHAHAR A, LEVY I, et al. The role of neurotrophic factors conjugated to iron oxide nanoparticles in peripheral nerve regeneration: in vitro studies [J]. BioMed research international, 2014, 2014(8): 10.

[9]　TSENG T C, YEN C T, HSU S H. Visualization of peripheral nerve regeneration [J]. Neural regeneration research, 2014, 9(10): 997.

[10]　WEBBER C, ZOCHODNE D. The nerve regenerative microenvironment: early behavior and partnership of axons and Schwann cells [J]. Experimental neurology, 2010, 223(1): 51-59.

[11]　LI R, LI D, WU C, et al. Nerve growth factor activates autophagy in Schwann cells to enhance myelin debris clearance and to expedite nerve regeneration [J]. Theranostics, 2020, 10 (4): 1649-1677.

[12]　LI W P, MA K, JIANG X Y, et al. Molecular mechanism of panaxydol on promoting axonal growth in PC12 cells [J]. Neural Regen Res, 2018, 13 (11): 1927-1936.

[13]　KARSIDAG S, AKCAL A, SAHIN S, et al. Neurophysiological and morphological responses to treatment with acetyl-L-carnitine in a sciatic nerve injury model: preliminary data [J]. Journal of Hand Surgery (European Volume), 2012, 37(6): 529-536.

[14]　REID A J, SHAWCROSS S G, HAMILTON A E, et al. N-acetylcysteine alters apoptotic gene expression in axotomised primary sensory afferent subpopulations [J]. Neuroscience research, 2009, 65(2): 148-155.

[15]　ELFAR J C, JACOBSON J A, PUZAS J E, et al. Erythropoietin accelerates functional recovery after peripheral nerve injury [J]. The Journal of Bone & Joint Surger, 2008, 90(8): 1644-1653.

[16]　SÜHS K W, KATHARINA HEIN M D, SÄTTLER M B, et al. A randomized, double-blind, phase 2 study of erythropoietin in optic neuritis [J]. Annals of neurology, 2012, 72(2): 199-210.

[17]　CHENG Q, WANG Y X, YU J, et al. Critical signaling pathways during Wallerian degeneration of peripheral nerve [J]. Neural Regen Res, 2017, 12 (6): 995-1002.

［18］ PELUFFO H，SOLARI-SAQUIERES P，NEGRO-DEMONTEL M L，et al. CD300f immunoreceptor contributes to peripheral nerve regeneration by the modulation of macrophage inflammatory phenotype ［J］. Neuroinflammation，2015，12：145.

［19］ GOLD B G，ZHONG Y P. FK506 requires stimulation of the extracellular signal-regulated kinase 1/2 and the steroid receptor chaperone protein p23 for neurite elongation ［J］. Neuro-Signals，2003，13(3)：122 - 129.

［20］ ZHENG C S，ZHANG X，CHEN Y Y，et al. Assessment of the synergic effect of immunomodulation on nerve repair using multi-parametric MR imaging ［J］. Muscle Nerve，2018，57(1)：E38 - E45.

［21］ AZIZI S，MOHAMMADI R，AMINI K，et al. Effects of topically administered FK506 on sciatic nerve regeneration and reinnervation after vein graft repair of short nerve gaps ［J］. Neurosurgical focus，2012，32(5)：E5.

［22］ BOIVIN A，PINEAU I，BARRETTE B，et al. Toll-like receptor signaling is critical for Wallerian degeneration and functional recovery after peripheral nerve injury ［J］. The Journal of neuroscience，2007，27(46)：12565 - 12576.

［23］ BLANDER J M，MEDZHITOV R. Regulation of phagosome maturation by signals from toll-like receptors ［J］. Science，2004，304(5673)：1014 - 1018.

［24］ ZHANG X，ZHANG F，LU L，et al. MR imaging and T2 measurements in peripheral nerve repair with activation of Toll-like receptor 4 of neurotmesis ［J］. Eur Radiol，2014，24(5)：1145 - 1152.

［25］ AAGAARD B D，LAZAR D A，LANKEROVICH L，et al. High-resolution magnetic resonance imaging is a noninvasive method of observing injury and recovery in the peripheral nervous system ［J］. Neurosurgery，2003，53(1)：199 - 204.

［26］ BENDSZUS M，WESSIG C，SCHÜTZ A，et al. Assessment of nerve degeneration by gadofluorine M-enhanced magnetic resonance imaging ［J］. Annals of neurology，2005，57(3)：388 - 395.

［27］ LI H J，ZHANG X，ZHANG F，et al. Enhanced Repair Effect of Toll-Like Receptor 4 Activation on Neurotmesis：Assessment Using MR Neurography ［J］. American Journal of Neuroradiology，2014，35(8)：1608 - 1614.

［28］ JENNINGS C，KUSLER B，JONES P P. Calcineurin inactivation leads to decreased responsiveness to LPS in macrophages and dendritic cells and protects against LPS-induced toxicity in vivo ［J］. Innate immunity，2009，15(2)：109 - 120.

# 第十四章 周围神经损伤的干细胞治疗

　　周围神经损伤（PNI）后神经修复和再生是一个复杂同时漫长的过程。虽然临床上已经有各种先进的神经显微外科修复技术，但其本身的临床应用仍存在一定的局限性，治疗效果也难以进一步提高[1-2]。采用组织工程方法进行神经损伤的修复成为另外一个重要的手段。在神经组织工程化修复的最初阶段，施万细胞（schwann cell）被常用作种子细胞，其对周围神经损伤的修复和再生起到明显的促进作用，但由于施万细胞获取和扩增的困难，限制了在临床的广泛应用。随着干细胞的发现及对其生物学行为了解的加深，周围神经损伤组织工程化修复需要的种子细胞逐渐转向干细胞，干细胞不仅具有自我增殖、更新能力，还可以在特定条件下跨系分化为各种神经细胞，通过遗传修饰还能分泌相关的神经营养因子促进神经的修复和再生，为周围神经损伤的治疗带来了新的手段。

## 第一节 干细胞治疗

　　周围神经损伤的修复治疗过程中，使用自体施万细胞需要牺牲正常的神经来获取这些细胞，牺牲正常神经可能造成其支配的区域感觉缺失、瘢痕形成，甚至神经瘤形成，仍然没有突破以伤治伤的模式，使用异体施万细胞移植又会引起排斥反应。虽然目前已经能够利用少量的神经获得较多量的施万细胞，但仍希望能找到其他的细胞替代施万细胞，甚至直接获得神经细胞，从而提高组织工程修复神经临床应用的可行性[3]。

　　干细胞（stem cell）是一类具有自我复制能力的多潜能细胞，在一定条件下，它可以分化成多种功能细胞，因而具有再生各种组织器官和人体的潜在功能。根据干细胞所处的发育阶段分为胚胎干细胞（embryonic stem cell，ESC）、成体干细胞（adult stem cell，ASC）和介于两者之间的脐带来源干细胞（umbilical cord-derived stem cell，UCDSC），以及最近成为热点的诱导多能干细胞（induced pluripotent stem cell，iPSC）。根据干细胞的发育潜能分为三类：全能干细胞（totipotent stem cell，TSC）、多能干细胞（pluripotent stem cell，PSC）和单能干细胞（unipotent stem cell，USC）[4]。

　　干细胞治疗周围神经损伤的实验研究和成果有很多，包括使用胚胎干细胞、成体干细胞如骨髓来源干细胞、神经干细胞（neural stem cell，NSC）、造血干细胞以及诱导多能干细胞等[5-9]，甚至已出现临床治疗的案例。来自意大利米兰的研究人员，利用一种充满皮肤源性干细胞（skin-derived stem cell，SDSC）的胶原管，成功修复了大鼠模型中缺损的神经，利用这种方法成功地使得一位上肢周围神经患者避免了本来不得不接受的截肢手术[10]。3年随访结果表明该患者出现了适当的功能恢复和神经再生，从而使患者不必进行截肢，为重要神经发生损伤后具有截肢风险的患者提供了另外一种治疗途径。神经干细胞具有分化为特定神经细胞的特性，使其成为各种神经系统疾患移植治疗研究的理想细胞来源。早在2003年Takeshi等[11]就用神经干细胞混合凝胶修复15 mm长的大鼠坐骨神经缺损，在6周和10周时分别观察再生组织，发现再生神经有大量有髓纤维形成。近年研究中也有报道在大鼠坐骨神经损伤模型中，在神经断端之间使用充满$5 \times 10^5$数量神经干细胞的神经导管，神经损伤恢复更加显著[12]。胚胎干细胞的多向分化潜能众所周知，将胚胎干细胞分化为施万细胞进行神经修复也有报道，但使用胚胎干细胞涉及伦理问题，且其致癌潜能也是一个危险因素，所以将胚胎干细胞运用于临床近期内尚不可行。其他几种干细胞也有类似的问题，如神经嵴干细胞、羊水间充质干细胞。骨髓间充质干细胞（bone marrow mesenchymal stem cell，BMMSC）是干细胞治疗中常用的一种，在适宜的培养条件下，能够在体外稳定地生存和繁殖，并能保持多向分化能力。骨髓间充质干细胞诱导分化为施万细胞和神经元样细胞能分泌神经生长因子，对神经修复有促进作用。相比较而言，骨髓间充质干细胞取材容易，免疫原性低，伦理争议少，可做自体移植，且能在体外迅速增殖和诱导分化，移植后免疫排斥反应发生少，因而用于周围神经损伤的修复治疗具有广阔的应用前景。Dezawa 等[13] 通过体外诱导使间充质干细胞分化为梭形并表达 p75、S100、GFAP 的施万细胞样的细胞，这些转分化细胞植入坐骨神经断端后表现出巨大的促神经再生潜能。Mohammadi 等[14] 用添加间充质干细胞的复合神经导管治疗坐骨神经损伤，发现再生神经的有髓纤维的数量明显多于单纯导管组。骨髓间充质干细胞可以促进大鼠坐骨神经牵拉伤及横断伤后神经功能的恢复，使用扩散张量成像（DTI）检查作为观察手段敏锐发现治疗后神经纤维束的数量变化好于对照组（图 14 - 1）[15,16]。Wang 等[17] 发现骨髓间充质干细胞可以分泌神经营养因子，它们可以为神经元细胞的存活、生长、成熟、神经突形成和施万细胞的分化提供良好的微环境。Haghighat 等[18] 发现移植间充质干细胞加速了糖尿病鼠模型坐骨神经损伤再生。这些实验结果说明，间充质干细胞可以作为一种有分化潜能的促神经再生的理想种子细胞。

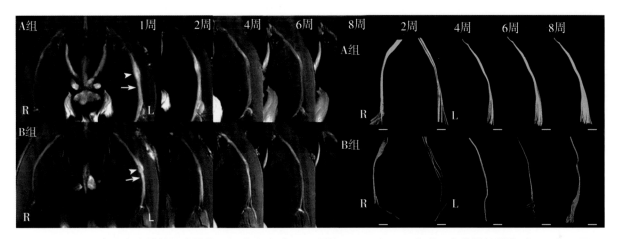

图 14 - 1　大鼠坐骨神经牵拉伤干细胞治疗后 MRI 压脂 T2WI 和 DTI 表现：坐骨神经损伤后，A 组（干细胞治疗）及 B 组（磷酸盐缓冲溶液 PBS 对照组）在神经损伤处（箭头）及损伤远段（短箭）在损伤 4 周内均表现为神经明显肿胀，信号显著增高，约在损伤后第 6 周基本恢复至正常，但 DTI 成像显示 A 组在损伤 2 周后神经纤维束明显减少后，逐渐在第 8 周恢复至正常，恢复情况好于 B 组[15]

## 第二节　干细胞治疗的活体示踪

干细胞修复神经损伤，明确干细胞治疗的有效性和疗效，需要了解干细胞移植后在体内的生物学行为，因此离不开干细胞的活体示踪。为了追踪观察移植细胞在宿主的存活、分布、迁移和分化情况，可将干细胞加以外源性标记，以便利用影像设备进行体内追踪。分子影像学是运用影像学手段显示组织水平、细胞和亚细胞水平的特定分子，反映活体状态下分子水平变化，对其生物学行为在影像方面进行定性和定量研究的科学，最先在 1999 年由 Weissleder[19] 提出，分子影像技术为干细胞示踪提供可能，将能极大地推动干细胞治疗的临床转化。

在活体对干细胞进行非侵入式的实时示踪有助于更好地了解干细胞的分布、迁移、增殖及分化情况，从而为干细胞治疗的安全性及疗效评估提供客观依据，为干细胞治疗提供治疗时机、移植策略等重要信息。一种良好的非侵入式干细胞活体示踪方法至少应当满足以下条件：①可以直接观察到干细胞，实时地观察到干细胞在宿主体内的位置；②可以实时监测存活的移植干细胞数量；③监测能力具有一定的时间持久性；④能够具有检测相对少量标记细胞的能力；⑤具有清晰良好的图像；⑥标记方法对宿主的健康及代谢状况无影响；⑦对干细胞的正常生理功能无影响。

目前用于干细胞示踪成像手段有：①磁共振成像（MRI）示踪；②核医学成像（nuclear medicine imaging）示踪；③光学成像（optic imaging，OI）示踪，包括荧光成像（fluorescence imaging）和生物发光成像（bioluminescence imaging）。这些成像均基于干细胞标记，根据干细胞被标记方式来分，可分为直接标记和间接标记。直接标记是将细胞应用磁性物质、核素等标记物直接标记细胞本身（如胞质、胞膜、核酸等）然后采用磁共振成像、单光子发射计算机断层成像、正电子发射断层扫描成像等手段检测这些标记物进行细胞成像。间接标记则是将干细胞转入相关的报告基因（如萤光素酶基因、单纯疱疹病毒胸腺嘧啶激酶基因及铁蛋白和转铁蛋白受体基因）。当报告基因产物与受体结合、与相应的酶发生反应时或报告基因表达产物出现时采用光学生物发光成像、光学荧光成像、核医学成像、磁共振成像等检测产生的信号。

目前常用的干细胞标记物包括：

（1）磁标记物：用于干细胞的 MRI 活体示踪，根据示踪剂的不同，主要分为两类，一类是超顺磁性氧化铁纳米颗粒（SPION）为代表的纳米材料（直径 50～200 nm），是一种 Fe 磁性离子，能产生较强的 T2 负性对比效应。另一类是以含 $Gd^{3+}$ 对比剂为主的顺磁性对比剂，主要产生 T1 正性对比效应，如 Gd-DTPA。另外还有锰 $Mn^{2+}$ 等一类，应用相对较少。SPION 特点弛豫率为同样条件下 $Gd^{3+}$ 的 7～10 倍，能被细胞代谢后进入正常血浆与红细胞血红蛋白结合或用于其他代谢过程，以上特点使氧化铁类对比剂成像敏感性高，生物相容性强而更受关注。由于干细胞并不能像吞噬细胞那样自发地将标记物吞入胞内，需要借助载体，如阳离子转染剂，将磁性颗粒包裹上阳离子转染剂从而使促使其与细胞膜结合，促进吞噬。常用的转染试剂有多聚赖氨酸、鱼精蛋白硫酸酯、阳离子脂质体等。通过转染试剂、对比剂与细胞简单地孵育即可以标记细胞[20]，其他标记方法有电穿孔和超声脉冲，以及使用聚合物包裹[21,22]等。近年研究成果已形成一类包裹型纳米示踪剂，如氟化修饰的低分子聚乙烯亚胺纳米载体（PEI-F）、基于聚乙二醇和胆酸的纳米胶束（mPEG-TEPA-CA5）、基于聚乙烯亚胺聚乳酸的纳米囊泡（PEI-PDLLA），均已用于负载 SPION 及基因，用于开展干细胞的活体示踪及基因调控[23,24]。然而，磁标记干细胞会随着细胞分裂，细胞内对比剂被逐渐稀释，当需要检测的信号太低时，如细胞数小于 $10^5$ 时成像设备就不能很好地检测到标记的干细胞信号，造成长期示踪困难。此外，由于标记细胞的死亡或免疫排斥等，标记细胞中的对比剂可能被组织中的巨噬细胞吞噬，导致示踪结果的不准确。最为重要的是，简单的磁性标记尚不能对移植后干细胞的分化进行活体监测。用于细胞分选的磁珠标记法[25]也被应用于干细胞标记，既完成了对干细胞的分选，又能同时完成对干细胞的标记，但这种方法只是将磁珠标记在细胞表面，与细胞内标记法比较，细胞进入体内后更容易被网状内皮细胞识别并清除，这可能会影响磁珠标记的干细胞示踪的长效性。

（2）放射性核素：用于干细胞实现单光子发射计算机断层成像（single photon emission computed tomography，SPECT）或正电子发射断层成像（positron emission tomography，PET）示踪，由于放射性核素半衰期短，虽然示踪的敏感度高，但示踪时间短，其核素成像的图像空间分辨率相对较低，且由于核素的放射性，对细胞的生物学性状可能会有影响。

（3）荧光染料：用于光学成像，常见如 PKH26，一种亲脂性荧光染料，发出红色荧光，它可与细胞膜不可逆地结合。Flexman 等[26]用 SPION 和 PKH26 联合标记胚胎神经干细胞移植到大鼠脑内，成功地示踪了移植后的胚胎神经干细胞在脑内的迁移情况。绿色荧光蛋白（green fluorescent protein，GFP）不需要底物，只需要用蓝光照射，就能自发荧光，通过 GFP 转染可进行活细胞荧光成像示踪[27]。GFP 荧光标记技术虽可实现活体示踪，但由于荧光穿透深度的限制，荧光成像空间分辨率低，还是多局限于动物实验研究。Dil，即 1,1'-双十八烷3,3,3',3'-四甲基吲哚碳花青-高氯酸盐（1,1'-di-octacecyl-3,3,3',3'-tetramethylindoc-yanine perchlorate）是一种亲脂性碳花青染料，易嵌入生物质膜内做侧向扩散运动，从而标记整个细胞膜，还可通过活体细胞的胞饮作用进入胞浆，从而标记整个细胞浆，对活体细胞无毒性，且不从已标记的细胞转移到未标记的细胞，荧光衰减慢，对被标记细胞的存活、生长无影响[28]。Hoechst，属于双苯酰亚胺类核荧光染料，细胞透过性很高，能被活细胞摄取，可与细胞核内双链 DNA 的 A、T 碱基牢固结合，紫外光激发，发出明亮蓝色荧光。半导体量子点（quantum dots，QDs），为现在广泛使用的近红外荧光材料，具有宽而连续的吸收谱，光漂白性小，可进行活体内示踪成像和长时间观察，同时观察标记的干细胞不需要注入其他的试剂或酶等，相对方便[29]，但其毒性相对较大。荧光染料已经被广泛用于细胞的标记和追踪方面的研究，但尚存在以下不足，随着细胞的分裂，标记物也几乎等分地分配给两个子细胞，子细胞的荧光强度也随之下降。只能靠观察到的荧光判断细胞的存在，而难以观察细胞形态及存活状态。

（4）报告基因标记：用于光学成像或 MRI 成像。如萤光素酶报告基因：荧光素酶可以催化 D-荧光素产生低能量的光子，这些光子可以被萤光素酶成像系统或采用生物发光成像系统（bioluminescence imaging system，BLS）的 CCD 相机捕获并成像。单纯疱疹病毒胸腺嘧啶激酶基因（HSV-tK）报告基因：可以通过磷酸化[18]F-FHBG 产生高能量的光子，这些光子可以通过 PET 检测到。铁蛋白和转铁蛋白受体报告基因：铁蛋白及转铁蛋白受体报告基因的表达使细胞内聚集 $Fe^{3+}$ 而在 MRI 上示踪到具有增殖复制能力的干细胞及其新生细胞。报告基因标记活体干细胞示踪有诸多优势，报告基因整合到干细胞基因组中使报告基因的表达和所研究干细胞的生物活性联系在一起，可以遗传给子代细胞。如果把报告基因与特定细胞产物的启动子相连，细胞发射出的信号就可以反映干细胞分化为何种类型的细胞，向细胞中插入多种报告基因，就可以用多种成像方法观察同一群细胞。报告基因应用于临床还存在较多障碍，最主要的为安全性，报告基因的表达不是很稳定，报告基因的修饰可能会改变细胞遗传学性状（图14-2）。

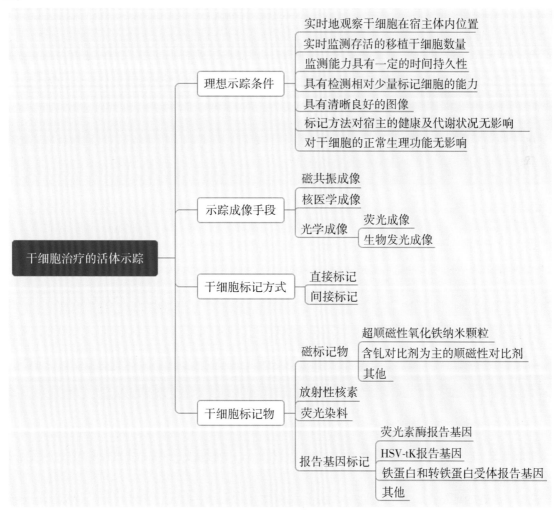

图 14-2　干细胞治疗的活体示踪导图

## 一、磁共振成像活体示踪

MRI 具有高软组织分辨能力，无电离辐射，能够精细的深部结构成像，有效成像时间长等优势在细胞的活体示踪中应用最广，最具临床转化可能，已进入临床试验阶段。目前超高场强（7.0T 以上）MR 设备的空间分辨率已达到了分辨细胞的水平（约 50 μm）。随着磁性对比剂标记细胞、MRI 报告基因等新方法的运用，MRI 活体示踪不仅用于提供标记细胞时间变化和空间分布的信息，而且开始了对体内细胞功能变化进行观察的新阶段[30]。MRI 活体示踪移植干细胞可采用 MRI 对比剂进行干细胞磁性标记，使其与宿主细胞区分开。现常用的 Fe 类和 Gd 类对比剂均为外源性对比剂，会随着细胞分裂而在体内逐渐稀释，且不能准确反映细胞的活力和功能。另一种方法是采用 MRI 报告基因，借助其在活细胞内进行表达后才能在影像上出现特征性的信号改变，可反映细胞的活力和功能，且不会随着细胞分裂而逐渐稀释，目前已成功利用转铁蛋白受体[31] 及铁蛋白[32] 作为干细胞 MRI 报告基因对干细胞体内定居进行活体示踪。

## 二、核医学成像活体示踪

核医学分子显像技术设备包括 SPECT 和 PET。各种组织或细胞都有特异或相对特异的分子标志物，利用适当的放射性核素标记可以与这些标志物特异结合的分子作为探针，能够在活体显示组织、细胞的存在和状态。现用于细胞标记的核医学分子显像技术包括代谢显像、抗体显像、受体显像、反义显像及报告基因显像。目前常用来示踪标记的核素有 $^3$H、$^{125}$I、$^{14}$C、$^{99m}$Tc、$^{32}$P 等，其中以氚标记脱氧胸腺嘧啶核苷（$^3$H-TdR）应用最为广泛，主要用于干细胞的细胞动力学和增殖研究。利用放射性核素示踪干细胞在体内的状态，该技术具有敏感度高、可定量等优点，但核素标志物有一定的放射性污染、半衰期短。此外，核医学显像技术分辨率较低，一定程度上限制了该技术的应用。核医学示踪干细胞目前主要集中在中枢神经系统特别是脊髓损伤模型的干细胞示踪方面，用于周围神经损伤的干细胞治疗活体示踪报道罕见。

## 三、光学成像活体示踪

光学成像是通过生物发光剂和内源性荧光报告基因或外源性荧光探针来检测分子和生化过程的无创技术，具有高敏感性、无电离辐射、可量化及费用相对较低等优点。近年来小动物生物荧光成像被应用于干细胞移植体内示踪[33]。生物发光成像：是一种利用来自萤光素酶与体内分子底物结合后，产生生物光进而来进行细胞示踪的成像手段。当体内或体外的荧光素在氧气和 ATP 条件下与萤光素酶发生反应，生成氧化荧光素，在发射波长 560 nm 的光激发下在活细胞内产生发光现象形成生物光，并且发光光强与标记细胞数目呈线性相关，进而能更灵敏地在体内或体外进行干细胞示踪。荧光成像：是利用荧光探针特异性标记细胞或者通过转染报告基因使细胞表达荧光蛋白，从而通过激发光激发而产生发光成像的方法。近红外荧光成像：是采用有机染料或无机荧光染料对干细胞进行标记，然后将干细胞移植入体内，采用近红外成像仪进行检测[34]。光学成像同时也存在空间分辨率低、光源在生物体内易发生散射、有背景光干扰、穿透力差等缺点。

## 第三节　干细胞治疗周围神经损伤的活体示踪

干细胞活体示踪方法有多种，但在周围神经损伤干细胞治疗中的研究不多，主要有 MRI 活体示踪和荧光成像示踪。目前在周围神经损伤的干细胞治疗中，干细胞活体示踪主要用于对移植后干细胞在体内的分布、迁移进行监测，以及对其修复周围神经损伤的疗效进行动态监测。由于周围神经细小，MRI 示踪移植的干细胞的定居以及迁移的同时，还能对周围神经损伤再生过程进行同步、动态的活体评估，在开发周围神经干细胞治疗疗法中能发挥一定的作用。

　　研究表明，将顺磁性标记物 Gd-DTPA 标记间充质干细胞和神经干细胞后，移植于兔坐骨神经牵拉伤损伤神经外膜下，利用 MRI 能够对移植细胞进行约 10 天的短期示踪（图 14-3），通过 MRI 示踪发现干细胞能够定居于损伤神经内，且能自神经外膜下迁移到损伤神经束内，加速周围神经损伤的修复。MRI 上，标记的干细胞初期表现为神经外膜下线状 T1WI 高信号，随后 10 天内，移植区域神经 T1WI 高信号范围扩大，信号强度减弱，观察至移植后 10 天，细胞高信号几乎消失，未标记的干细胞组则无上述信号变化[35,36]，另外经治疗后神经损伤远段 T2WI 异常高信号恢复时间亦早于未治疗组（图 14-4）。与此同时，周围神经损伤段 T1 和 T2 弛豫时间测量在损伤后 1 周升高达到峰值，后表现为逐渐下降，与未治疗组不同，干细胞治疗组的弛豫时间会相对持续增高到损伤后 8～10 周，且周围神经损伤远段 T1 和 T2 弛豫时间也有类似变化，出现统计学差异[37]。由此 MRI 可以通过观察周围神经持续性 T1 和 T2 弛豫时间延长的差异性，监测干细胞移植后促进周围神经损伤的作用。

　　荧光成像目前尚未单独用于周围神经干细胞治疗的活体示踪，主要是在动物实验中与 MRI 联合使用，对干细胞进行双标记示踪，用于组织学检测验证。Frattini 等[38] 将 GFP⁺ 的 C57BL/6 小鼠来源的

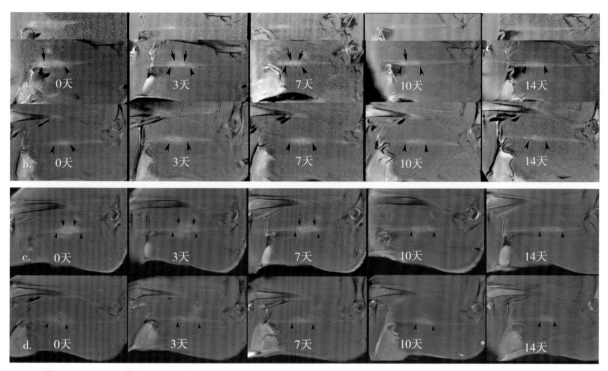

图 14-3　兔坐骨神经牵拉伤模型中，干细胞移植活体 MRI 示踪：在连续的压脂 T1WI 中，标记 NSCs 组（a）及标记 MSCs 组（c）移植入损伤段（双箭头之间）后显示神经外膜下的 T1WI 线状高信号（箭头），随后由时间推移高信号强度逐渐减弱，边缘随之模糊，移植后 10 天肉眼已几乎不能分辨明确的局灶性 T1WI 高信号，移植后 14 天无明确局灶性 T1WI 高信号，上述表现在最上层伪彩图（标记 NSCs 组）显示更加清晰。相反未标记 NSCs 组（b）及未标记 MSCs 组（d）未见上述 T1WI 高信号变化[35,36]

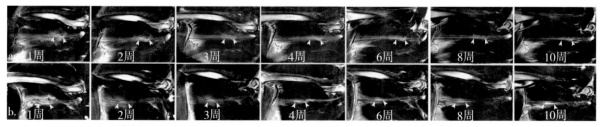

图 14-4　兔坐骨神经损伤治疗后 T2WI 变化：兔坐骨神经损伤后经干细胞治疗组（a）或 PBS 组（b），损伤处（箭头）及损伤远段神经肿胀，信号明显增高，其中干细胞治疗组神经损伤远段信号在术后第 6 周逐渐恢复至正常，而 PBS 对照组则在术后第 8 周才逐渐恢复至正常[37]

间充质干细胞置入神经导管中修复 C57BL/6 小鼠坐骨神经横断剪切伤，发现间充质干细胞能促进神经损伤修复，表现为背根神经节有髓神经纤维和神经元数量明显增多，营养因子特别是神经营养因子的表达增高，坐骨神经功能恢复增强，腓肠肌重量增加，肌酸磷酸激酶水平升高明显，免疫组化证实 GFP[+] 干细胞呈现施万细胞样表型并表达 S100。Li 等[39] 通过把 GFP[+] 脂肪来源干细胞体外诱导分化为施万细胞样细胞，随后进行 SPION 标记，将标记干细胞植入 C57/BL6 小鼠坐骨神经横断切割损伤模型中，利用 3T MRI 成功实现了干细胞活体示踪，并且在干细胞移植 28 天后坐骨神经损伤修复段荧光显像观察到绿色荧光显示，再生坐骨神经的病理免疫组化切片中同时存在 GFP 荧光鉴定表达阳性的细胞。Zhang 等[40] 将 GFP[+] SD 大鼠毛囊来源的神经嵴干细胞作为种子细胞制作神经导管，修复大鼠坐骨神经 10 mm 的缺失，在神经导管移植 4 周后，神经缺损处的组织学水平修复。在兔坐骨神经牵拉伤模型干细胞移植中，使用 PKH26 和 Gd-DTPA 双标记的神经干细胞，通过荧光显微镜观察到损伤神经中标记的神经干细胞的位置及分布，证实神经干细胞示踪的可靠性及有效性[36]（图 14 - 5）。

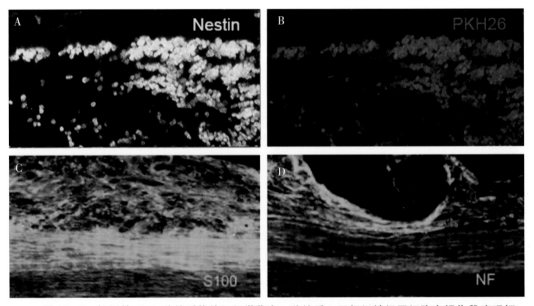

图 14 - 5  标记的 NSCs 移植后体外组织学鉴定：移植后 3 天标记神经干细胞在损伤段病理切片中激发绿色荧光呈 Nestin 阳性（A），同时激发红色荧光呈 PKH26 阳性（B），共聚焦显像在移植后 14 天发现一些标记的 PKH26 阳性 NSCs 分布在增殖的 S100 阳性施万细胞（C）中，以及 NF 阳性的再生轴突（D）中。[36]

〔成丽娜〕

# 参考文献

［1］ WANG M L，RIVLIN M，GRAHAM J G，et al. Peripheral nerve injury，scarring，and recovery ［J］. Connect Tissue Res，2019，60(1)：3 - 9.

［2］ GORDON T. Peripheral Nerve Regeneration and Muscle Reinnervation ［J］. Int J Mol Sci，2020，21(22)：8652.

［3］ GROCHMAL J，MIDHA R. Recent advances in stem cell-mediated peripheral nerve repair［J］. Cells Tissues Organs，2014，200(1)：13 - 22.

［4］ SHARMA S，VYAS G，GAWARIKAR S B，et al. Stem cell transplantation：brief review and current status ［J］. Indian Med Assoc，2011，109(8)：570 - 574，579 - 581.

［5］ KUBIAK C A，GROCHMAL J，KUNG T A，et al. Stem-cell-based therapies to enhance peripheral nerve regeneration ［J］. Muscle Nerve，2020，61(4)：449 - 459.

［6］ ZHANG R C，DU W Q，ZHANG J Y，et al. Mesenchymal stem cell treatment for peripheral nerve injury：a narrative review [J]. Neural Regen Res, 2021, 16(11):2170 - 2176.

[7]　RHODE S C, BEIER J P, RUHL T. Adipose tissue stem cells in peripheral nerve regeneration-In vitro and in vivo [J]. Neurosci Res, 2021, 99(2):545 - 560.

[8]　SU Q, NASSER M I, HE J, et al. Engineered Schwann Cell-Based Therapies for Injury Peripheral Nerve Reconstruction [J]. Front Cell Neurosci, 2022, 16: 865266.

[9]　金文虎, 魏在荣, 孙广峰, 等. 自体外周血干细胞移植治疗周围神经损伤 [J]. 中国组织工程研究, 2013, 17(1):181 - 185.

[10]　GRIMOLDI N, COLLEONI F, TIBERIO F, et al. Stem cell salvage of injured peripheral nerve [J]. Cell Transplant, 2015, 4(2):213 - 222.

[11]　MURAKAMI T, FUJIMOTO Y, YASUNAGA Y, et al. Transplanted neuronal progenitor cells in a peripheral nerve gap promote nerve repair [J]. Brain Res, 2003, 974(1 - 2):17 - 24.

[12]　XU L, ZHOU S, FENG G Y, et al. Neural stem cells enhance nerve regeneration after sciatic nerve injury in rats [J]. Mol Neurobiol, 2012, 46(2):265 - 274.

[13]　DEZAWA M, TAKAHASHI I, ESAKI M, et al. Sciatic nerve regeneration in rats induced by transplantation of in vitro differentiated bone-marrow stromal cells [J]. European Journal of Neuroscience, 2001, 14: 1771 - 1776.

[14]　MOHAMMADI R, AZIZI S, DELIREZH N, et al. The use of undifferentiated bone marrow stromal cells for sciatic nerve regeneration in rats [J]. Int J Oral Maxillofac Surg, 2012, 41(5):650 - 656.

[15]　CHEN Y Y, ZHANG X, LIN X F, et al. DTI metrics can be used as biomarkers to determine the therapeutic effect of stem cells in acute peripheral nerve injury [J]. Magn Reson Imaging, 2017, 45(3):855 - 862.

[16]　YANG Z H, ZHENG C S, ZHANG F, et al. MR imaging of enhanced nerve repair with mesenchymal stem cells combined with microenvironment immunomodulation in neurotmesis [J]. Muscle Nerve, 2020, 61(6):815 - 825.

[17]　WANG J, DING F, GU Y, et al. Bone marrow mesenchymal stem cells promote cell proliferation and neurotrophic function of Schwann cells in vitro and in vivo [J]. Brain Res, 2009, 1262: 7 - 15.

[18]　HAGHIGHAT A, MOHAMMADI R, AMINI K. Transplantation of undifferentiated bone-marrow stromal cells into a vein graft accelerates sciatic nerve regeneration in streptozotocin induced diabetic rats [J]. Curr Neurovasc Res, 2014, 11(3):230 - 241.

[19]　WEISSLEDER R. Molecular imaging: exploring the next frontier [J]. Radiology, 1999, 212(3):609 - 614.

[20]　CROMER BERMAN S M, WALCZAK P, BULTE J W. Tracking stem cells using magnetic nanoparticles [J]. Wiley Interdiscip Rev Nanomed Nanobiotechnol, 2011, 3(4):343 - 355.

[21]　GUO R M, CAO N, ZHANG F, et al. Controllable labelling of stem cells with a novel superparamagnetic iron oxide-loaded cationic nanovesicle for MR imaging [J]. Eur Radiol, 2012, 22(11):2328 - 2337.

[22]　LIAO C, SUN Q, LIANG B, et al. Targeting EGFR-overexpressing tumor cells using Cetuximab-immunomicelles loaded with doxorubicin and superparamagnetic iron oxide [J]. Eur J Radiol, 2011, 80(3):699 - 705.

[23]　ZHANG Q Y, CAI J L, WANG Z Y, et al. Upregulating microRNA - 210 to Inhibit Apoptosis of Neural Stem Cells with an MRI-Visible Nanomedicine for Stroke Therapy [J]. Small Struct, 2022, 3(9):12.

[24]　LU L J, WANG Y, ZHANG F, et al. MRI-Visible siRNA Nanomedicine Directing Neuronal Differentiation of Neural Stem Cells in Stroke [J]. Advanced functional materials, 2018(14):28.

[25]　WEBER A, PEDROSA I, KAWAMOTO A, et al. Magnetic resonance mapping of transplanted endothelial progenitor cells for therapeutic neovascularization in ischemic heart disease [J]. Eur J Cardiothorac Surg, 2004, 26(1):137 - 143.

[26]　FLEXMAN J A, MINOSHIMA S, KIM Y, et al. Magneto-optical labeling of fetal neural stem cells for in vivo MRI tracking [J]. Conf Proc IEEE Eng Med Biol Soc, 2006, 1: 5631 - 5634.

[27]　TANG L, CHANG J. Effect of GFP-containing lentivirus infection on the expression of octamer transcription factor 4 in human umbilical cord mesenchymal stem cells [J]. Cell Mol Biol, 2013, 29: 292 - 296.

[28]　LI C Z, XIAO J M, CHEN L X, et al. Isolation, culture and CM-Dil labeling of rat mesenchymal stem cells in vitro [J]. Zhongguo Zuzhi Gongcheng Yanjiu, 2014, 18: 39 - 44.

[29]　WEN X, WANG Y, ZHANG F, et al. In vivo monitoring of neural stem cells after transplantation in acute cerebral

infarction with dual-modal MR imaging and optical imaging [J]. Biomaterials, 2014, 35(16):4627 - 4635.

[30] HIMMELREICH U, DRESSELAERS T. Cell labeling and tracking for experimental models using magnetic resonance imaging [J]. Methods, 2009, 48(2):112 - 124.

[31] CAO M H, MAO J J, DUAN X H, et al. In vivo tracking of the tropism of mesenchymal stem cells to malignant gliomas using reporter gene-based MR imaging [J]. International Journal of Cancer, 2018, 142(5):1033 - 1046.

[32] GENOVE G, DEMARCO U, XU H, et al. A new transgene reporter for in vivo magnetic resonance imaging [J]. Nat Med, 2005, 11(4):450 - 454.

[33] VILALTA M, DÉGANO I R, BAGÓ J, et al. Biodistribution, long-term survival, and safety of human adipose tissue-derived mesenchymal stem cells transplanted in nude mice by high sensitivity non-invasive bioluminescence imaging [J]. Stem Cells Dev, 2008, 17(5):993 - 1003.

[34] SRIVASTAVA A K, BULTE J W. Seeing stem cells at work in vivo [J]. Stem Cell Rev, 2014, 10(1):127 - 144.

[35] DUAN X H, CHENG L N, ZHANG F, et al. In vivo MRI monitoring nerve regeneration of acute peripheral nerve traction injury following mesenchymal stem cell transplantation [J]. Eur J Radiol, 2012, 81(9):2154 - 2160.

[36] CHENG L N, DUAN X H, ZHONG X M, et al. Transplanted neural stem cells promote nerve regeneration in acute peripheral nerve traction injury: assessment using MRI [J]. AJR Am J Roentgenol, 2011, 196(6):1381 - 1387.

[37] SHEN J, DUAN X H, CHENG L N, et al. In vivo MR imaging tracking of transplanted mesenchymal stem cells in a rabbit model of acute peripheral nerve traction injury [J]. Magn Reson Imaging, 2010, 32(5):1076 - 1085.

[38] FRATTINI F, LOPES F R, ALMEIDA F M, et al. Mesenchymal stem cells in a polycaprolactone conduit promote sciatic nerve regeneration and sensory neuron survival after nerve injury [J]. Tissue Eng Part A, 2012, 18(19 - 20): 2030 - 2039.

[39] LI K, QIN J, WANG X, et al. Magnetic resonance imaging monitoring dual-labeled stem cells for treatment of mouse nerve injury [J]. Cytotherapy, 2013, 15(10):1275 - 1285.

[40] ZHANG L, ZHANG J, LI B, et al. Transplanted epidermal neural crest stem cell in a peripheral nerve gap [J]. Sheng Wu Gong Cheng Xue Bao, 2014, 30(4):605 - 614.

# 第十五章　周围神经损伤的神经导管治疗

　　周围神经损伤后的修复机制十分复杂。周围神经损伤的本质为神经细胞的轴突损伤，其损伤后的再生与修复有赖于其轴突成功再生。周围神经再生修复成功的主要标志包括[1]：①损伤后神经元胞体的存活并且功能恢复正常；②损伤神经的近段轴突能够发生芽生并延伸；③再生轴突与效应器重新建立突触联系；④神经再支配的靶器官复原；⑤轴浆运输的恢复等。周围神经损伤后的再生与修复过程漫长，一般认为一旦神经元细胞体存活，神经元可能获得不同程度的恢复，以细胞体的营养维持和轴突再生为特征。周围神经损伤后24小时后，损伤神经近侧轴突断端发出的神经轴芽标志着神经再生的开始，再由轴突将向远侧生长、延伸，进一步取代已变性坏死的轴突部分，最终与适宜的末梢器官形成功能突触。再生神经的生长取决于神经损伤性质与程度，其中神经内膜、损伤局部的微环境在其再生与修复中起着关键作用。另外，神经元细胞体的再生及修复主要表现在代谢的变化，即以原来适应合成神经介质、维持神经传导突触活性的需要，转变到适应产生轴突修复和生长所需物质的需要。因此，周围神经损伤修复的关键是及时恢复神经干的连续性，保护神经元，同时还需努力促进轴突再生，防止其所支配的效应器萎缩[2]。

　　周围神经损伤的修复和功能重建一直以来是显微外科临床上的难题之一，目前主要的方法为直接吻合修复、神经转移及移植术等。显微外科修复方法的选择最重要依据是周围神经损伤断端缺损的有无及严重程度[3,4]。对于断端间无缺损或者相对很小的断端缺口的周围神经损伤主要采用神经外膜吻合、束膜吻合等方法直接进行吻合修复，但临床如何准确地进行神经功能束对位，仍是外科神经修复术面临的最大难题。对于断端间有较大缺损的损伤（＞5 mm），自体神经移植是其修复的金标准[5]，但该方法仍存在一系列问题，如供体来源受限、供体损伤及形态不匹配、供区神经瘤形成及运动、感觉障碍等，无论采取何种显微外科吻合方法，均难以解决神经束的错对、遗漏或断端的逃逸、吻合口的结缔组织、瘢痕增生等问题，从而阻碍了周围神经再生纤维的生长，并使得再生神经组织达不到原位而失去功能[4]。因此，断端神经功能束的完整、准确对接是保证良好修复效果的关键。

　　单纯的神经导管或组织工程化神经导管，成为修复神经缺损的新方法。相比单纯的神经导管，组织工程化神经导管因具有种子细胞、神经导管支架、细胞外基质及诱导和促进神经生长的神经营养因子等，其修复效果更加优越，而备受关注。神经导管作为自体神经移植的替代方案前景广阔，已公认为是连接较大缺损神经损伤的一个切实可行的治疗方法。神经导管利用生物或非生物材料制成的导管桥接周围神经损伤断端，为周围神经损伤的再生提供再生室及再生通道，防止周围内源性和外源性的炎症因子等影响新生神经的生长，且能够有利于神经营养因子、生长因子等促进轴突生长，通过提供适合神经再生的"微环境"以提高神经导管修复的效果。

## 第一节　神经导管种类

　　神经导管又称神经桥接体、神经再生室等，是由天然或人工合成材料制成的具有特定三维结构和生物活性的复合体，用于桥接神经断端，具有引导轴突再生、防止结缔组织浸润形成瘢痕、黏附支持细胞及种子细胞、保持轴突再生所需的神经营养生长因子浓度等优点，从而达到引导和促进神经再生的目的。为满足神经细胞生长所需要的基本要求，理想的神经导管常需符合下列要求：①具有良好的降解能力，其降解能够和神经再生及修复同步，损伤神经一旦完成修复，神经导管能被完全降解；②良好的组织相容性，无免疫排斥反应，导管材料安全无毒性，不影响周围神经的再生与修复；③具有光滑的内表面，避免影响再生神经的生长，并且易于细胞生长和黏附相关的营养因子；④管壁具有良好的选择通透性，能够从外周组织中吸取营养物质；⑤良好的物理机械性能和柔韧性，易于加工成型不易断裂、变形等[6]；⑥具有有序的孔道，可引导轴突沿特定方向再生生长[7]。

目前，制备神经导管的材料主要包括生物衍生材料、非生物降解材料及生物降解材料等[8]。各种材料各自具有自己的优点及不足之处。少部分神经导管已通过 FDA 的认证进入临床使用。

### 一、生物衍生材料

生物衍生材料的神经导管主要为人或动物来源的材料，经去细胞、部分或完全去有机质或无机质、去抗原等多种处理后制作而成的神经导管，生物衍生神经导管主要包括肌肉、小肠的黏膜、羊膜、血管等，其具有含有以下特点[6-10]：①均含有与施万细胞相似的基底膜，能为施万细胞的迁入提供便利，能够有效增强施万细胞和轴突的迁移，促进神经再生；②可提供细胞外基质、胶原，能使种子细胞更容易附着并维持细胞功能；③含有天然的神经生长诱导因子，能够促使轴突的生长及周围神经再生。因此，作为周围神经修复的材料也得到了重视。然而这些生物活性材料存在再缺血后塌陷、再生不良和粘连、组织间存在着一定的免疫排斥反应、被吸收、早期纤维化及瘢痕组织增生等问题，临床应用受到了一定的受限。目前，生物衍生神经导管的设计更趋向于使用天然的生物材料，以便提高其生物相容性，减少可能的毒性效应。

### 二、非生物降解材料

非生物降解材料的神经导管主要包括硅胶管和聚乙烯等。硅胶管是最先被人工合成的神经导管材料，作为一种非生物降解材料，其具有生物惰性，植入体内异物反应较小；具有良好的弹性，不会出现管壁坍塌，且可以模塑制成任何特定的形状。但临床上非生物降解材料制成的神经导管由于不能够被机体降解，不能与外界进行物质交换，易出现长期的并发症（如神经纤维化、慢性神经压迫等），且具有一定的毒性，需要二次手术再次取出导管，因此非降解性神经导管由于其不可吸收性和对再生神经的远期不良影响大大限制了其临床应用[6,9,10]。目前非生物降解材料的神经导管多应用于神经损伤后再生的实验研究中。

### 三、生物降解材料

可降解生物材料合成的神经导管为重建神经缺损带来了希望。文献报道用于制备组织工程神经导管支架的聚合物材料主要有生物聚合物，如胶原、壳聚糖、丝素、纤维素、甲壳素及生物合成材料如聚乙醇酸（PGA）、乳酸-羟基乙酸共聚物（PLGA）、聚己内酯（PCL）、聚乳酸（PLA）等[9-11]。大量研究表明生物降解材料制成的神经导管在神经损伤中取得了良好的修复效果，能够促进神经的再生及修复。

（一）生物来源的聚合物

生物来源的聚合物主要包括胶原、壳聚糖、丝素、纤维素及甲壳素等，以胶原及壳聚糖目前较为常用。由于此类材料为来源于生物相容的聚合物，常具有良好的组织相容性及安全性，基本无免疫排斥反应，同时，具备可调的机械性能和降解速度，与再生神经的生长相辅相成。此外，生物聚合物能够贮藏和可控性释放近端神经纤维生长及再生所需的生长因子和细胞外基质蛋白，在周围神经损伤后的再生与修复中发挥着重要作用。

壳聚糖是一种天然多糖，可在体内降解为单糖，对神经细胞基本无毒副作用，是损伤神经再生与修复的良好材料。大量研究结果表明，壳聚糖制成的神经导管对神经支持细胞及种子细胞有较好的吸附性，能够吸附多种神经因子，促进神经细胞的存活及轴突的再生[11]。目前，由壳聚糖制成管壁多微孔的神经导管，内嵌纵行排列的聚乙醇酸纤维支架，已成功构建成壳聚糖-聚乙醇酸人工神经移植物，用该移植物桥接修复犬 30 mm 坐骨神经缺损，术后 6 个月，移植物能够完全降解，周围神经的缺损能够得以完全修复，神经电生理和运动功能均恢复良好[9]。

胶原是细胞外基质的成分之一，具有较好的组织相容性和弹性，能重建神经的引导通路，可被细胞所识别，不仅为细胞提供支持保护作用，而且与细胞的黏附、生长、表达密切相关，能够引导轴突再生，加速轴突生长，应用于周围神经缺损的修复。动物实验表明胶原制作而成的神经导管能明显促进坐骨神经 10 mm 缺损的修复再生，神经导管与骨髓基质细胞复合培养时，两者具有良好的组织相容性。但是胶原制作的神经导管具有降解速度快、力学性能较差的缺点，一定程度上限制了其临床广泛运用[9]。

（二）生物合成材料

生物合成材料为人工合成的聚合物，包括聚乙醇酸（PGA）、乳酸-羟基乙酸共聚物（PLGA）、聚己内酯（PCL）、聚乳酸（PLA）等。与生物聚合物相比，人工合成的生物材料其生物相容性相对较差，但其降解性能、弹性、力学性能、机械强度及孔隙率和微观结构等属性均可进行修饰及调整[9,10]。

PGA 具有良好的生物相容性和生物降解性能，但是作为聚酯类，其临床应用受到其降解率过快、低溶解度和快速释放酸性降解产物的限制。Weber 等[12] 采用聚乙醇酸（polyglycolic acid）神经导管修复 136 例神经损伤，患者感觉恢复比端端神经移植术效果明显，然而，修复的神经缺损不能超过 3 cm。

PCL 具有优良的生物相容性和较慢的降解速率，适合修复断端缺损＜3 cm 的神经损伤。相对 PGA 而言，PCL 具有更大的柔韧性及疏水性，且 PCL 成本低，可再生，易于消毒灭菌，其良好的柔韧性易于加工成型[13]。使用 PCL 导管修复大鼠长达 1 cm 缺损的坐骨神经断端，其再生神经轴突生长良好，与自体神经移植相比无明显差异[13]。

PLGA 是一种具有广阔应用前景的生物可降解高分子材料，具有良好的生物相容性及易加工成型等优点。近年来，PLGA 已经成为组织工程支架的首选材料之一，已广泛应用于骨、软骨、血管、神经、皮肤等组织的重建。PLGA 具有良好的生物相容性、可降解性和可塑性等优点，能灵活地控制材料的分子量、降解时间、孔隙率和孔径。李志跃等[14] 运用 PLGA 3D 神经导管修复大鼠周围神经的缺损，并在支架材料外涂以黏附蛋白，在神经导管内注入神经营养因子，这种 3D 立体结构的神经导管具有适度的管壁通透性和孔隙率、降解速度适当及生物活性物质缓释性等特点，能有效引导大鼠坐骨神经再生。

目前，许多合成高分子材料共混后用于制备神经导管。例如，PCL 和 PLGA[15]、PCL 和聚脲[16]、PLGA 和聚氨酯（PU）[17]、PLLA 和 PLGA[18]、PLCL 和聚丙二醇（PPG）[19] 的混合物都曾被用于神经导管的制备。更复杂的三嵌段共混物如聚（3-羟基丁酸酯-co-3-羟基戊酸酯）（PHBV）/PLA/PLGA[19] 和 PLA/PLGA/海藻酸盐水凝胶[21] 也有报道，其中天然高分子为细胞提供仿生环境，合成高分子提供适当的结构/机械支持。利用各组分聚合物的独特性质，将具有生物可降解性、生物相容性、适当力学性能和生物活性的共混材料制成的神经导管可更好地促进外周神经再生。

神经导管是目前周围神经长节段缺损再生与修复中的主要手段。随着材料学、分子生物学、纳米医学等学科的不断发展，直接推动着神经导管材料的不断发展。纳米技术、静电纺丝技术、计算机辅助制造等技术的不断发展为神经导管的改进提供了新思路，聚合纳米纤维支架和人体神经结构非常类似，良好的组织相容性、高细胞附着力、较强的轴突生长引导能力以及多孔性等优点，使其在神经再生结构重建过程中发挥重要作用，有望被应用于下一代组织工程神经移植。此外，以神经导管为载体，联合种子细胞与神经生长因子、采用细胞外基质等构建的组织工程复合体，能够为损伤的周围神经提供有利的微环境，为周围神经的再生提供适宜的仿生微环境，以提高周围神经修复的疗效。

## 第二节　神经导管修复后影像学检查方法

目前，周围神经损伤神经导管修复后评估手段，包括临床表现及体格检查（感觉、肌力及肌肉萎缩程度)、电生理测试(包括肌电图、躯体感觉诱发电位及神经传导速度)、CT、超声、MRI 等[22,23]。临床检查能够简单评估受损神经的恢复情况,但主观性较强,结果易受多因素的干扰,缺乏客观、定量的评估依据。神经电生理是周围神经损伤最常用的检查手段,但在周围神经损伤再生及修复的评估方面有自身的局限性,在神经损伤后的 3~4 周内,周围神经仍处于神经休克期,电生理检查无法准确诊断神经损伤情况,且当神经再生未达效应器时,电生理检查亦无法进行评估,并且周围神经损伤神经导管修复术后,其测量结果易受温度变化、解剖变异及术后病变周围复杂结构等影响,不能准确地反映神经的再生及修复情况[24]。CT 检查软组织分辨率不高,不能直接显示神经本身的再生及生长情况,仅能粗略地显示神经导管的位置、术周有无明显的血肿、脓肿形成及神经修复晚期断端有无神经瘤等,对于神经导管内的神经再生、修复及功能恢复方面的评估价值不大。

超声简单、经济,能准确判断周围神经损伤后、神经导管移植后神经再生的连续性情况、神经导管的位置、形态、有无移位及断裂等征象,能够监测周围神经损伤神经导管术后周围神经的再生及修复情况,在神经导管修复浅表周围神经损伤中具有较大的运用价值[22,25]。但超声检查易受多种因素的限制,如位于骨质后方的神经因声衰减而无法显示、神经被脂肪包绕时因相似的声像图表现而不能区分,不能很好地区分神经纤维及肌腱组织。虽然高频超声具有较高的空间分辨率和对比分辨率,但对深部组织的穿透力差,超声波的散射和吸收多,对位置较深的神经仍难以探查,并且具有一定的主观性及经验依赖性,一定程度上限制了其在临床上的广泛运用[25]。

MRI 是目前临床上周围神经损伤后再生与修复最具应用前景的评估及监测方法[22,23]。MRI 软组织分辨率高,能够直接显示周围神经的结构、形态及信号情况,通过多参数、多平面成像,能够多方位、多角度观察周围神经病变、神经导管的位置、形态及其与周围组织毗邻关系的详情。MRI 技术的不断发展,能够通过高分辨率 MRN 定性地观察周围神经的再生与连接、神经导管及神经导管周围情况,并能够通过测量神经或失神经支配肌肉的 T1 弛豫时间、T2 弛豫时间、MTR、ADC、FA 值等定量指标评估及监测周围神经损伤后的再生与恢复情况。此外,近年来,通过 DTI 图像进行 DTT 的重建,除了能够灵敏反应神经损伤的程度,能够在体内观察和评估神经纤维束走行、连续性及完整性[26,27]。

## 第三节　神经导管修复的 MRI 表现

神经导管修复周围神经损伤,可通过 MRI 常规序列如 T1WI、脂肪抑制及无脂肪抑制 T2WI、Gd-DTPA 增强 T1WI 扫描直接观察周围神经的吻合及修复情况,并能够通过 T1 mapping、T2 mapping、MTT、DWI 及 DTI 等序列分别测量周围神经的 T1、T2 弛豫时间、MTR 值、ADC 值及 FA 值等,定量评估及监测神经的再生及修复情况。近年来,通过周围神经特异性的新型对比剂(如 Gadofluorine M 及锰离子对比剂),可进行周围神经轴突再生情况的评估。同时,通过对 DTI 图像进行 DTT 后处理,可实现神经纤维束的走行及连续性的 3D 立体显示。MRI 用于周围神经损伤后神经导管修复的作用主要包括[27]:①周围神经损伤后的再生与修复的评估,通过定性及定量方法检查了解周围神经再生后的连续性情况,损伤段、损伤远段及损伤近段的形态、位置及信号改变,了解神经断端缺口的大小及距离,为治疗方案提供决策依据。②神经导管的评估,主要评估神经导管的位置、形态,有无移位、断裂、受压等情况,与周围组织结构的关系等。③神经导管移植相关的并发症,如术区有无出血、血肿,周围肌肉的水肿,有无医源性周围神经再次损伤等,有无周围神经修复的远期并发症,如断端处的神经瘤形成等。目前,MRI 评估神经导管修复后神经的再生与修复的相关研究仍相对减少,且多局限于动物实验方面的研究,临床上仅少部分研究采用 MRI 常规 T1WI、脂肪抑制及不抑制 T2WI 序列、Gd-DTPA 增强 T1WI 序列定性观察周围神经损伤后的再生及修复情况,观察神经的形态、结构及信号改变情况,也可通过 MRI 定性及定量检测监测周围神经损伤后的再生及修复情况。

### 一、周围神经损伤的再生与修复

目前，MRI 评估周围神经损伤后的再生与修复大多采用脂肪抑制 T2WI 序列，常规 T2WI 序列评估及监测神经的再生与修复效果方面仍存在着一定的争议。部分研究结果表明，周围神经损伤后 T2WI 的信号随着不同损伤时相及程度而变化，并且与周围神经再生修复密切相关。周围神经损伤后，T2WI 上神经信号强度明显增高，通常损伤后的第 3～14 天达到峰值，随后高信号逐渐减低，在第 70 天左右可达到正常[28]，部分研究表明在损伤后 8～10 个月，神经高信号强度才逐渐恢复正常[29]。Li 等[30] 在兔坐骨神经急性挤压伤模型中，以神经与肌肉的 T2WI 信号强度比（SIR）作为半定量研究指标，周围神经退变时 SIR 升高，而周围神经再生与修复时，信号减低并逐渐恢复正常，SIR 能够动态、无创地反映神经损伤后的再生及修复过程，并与组织病理学相一致。而部分研究表明 T2WI 高信号与周围神经损伤的恢复程度并不一致，周围神经损伤的临床功能已基本恢复，但神经损伤处的 T2WI 高信号仍始终存在。分析原因，可能周围神经损伤后的变性与修复时，其 T2 信号强度受多种成分及因素的影响，如：①周围神经的损伤直接导致神经内含水量增加；②静脉回流受阻使神经外液增加；③损伤后的沃勒变性，即髓鞘崩解成小分子所致；④严重的神经损伤、横断伤时神经外间隙施万细胞的增加[24]。此外，周围神经损伤后的神经导管置入时的手术均能够导致本身及周围组织的广泛水肿，神经损伤后 T2WI 上的信号增高缺乏特异性，影响了 MRI 对其准确评估。因此，常规 T2WI 信号不能真实地、客观地反映周围神经损伤的再生与修复情况，与神经功能的恢复情况有时并不一致，需要寻找其他相对敏感的、特异性高的评估序列。

周围神经损伤后，如果出现血-神经屏障的破坏，Gd-DTPA 增强 MRI 检查一定程度可以反映神经损伤形态及病理改变，一定程度上能够监测周围神经的再生及恢复情况。在临床实际应用中，周围神经损伤及再生修复过程 Gd-DTPA 强化不明显，并不能反映神经损伤后神经元细胞、非神经元细胞及各种神经因子的动态变化，其运用于周围神经损伤后神经导管修复中的价值非常有限。Wessig 等[31] 在周围神经损伤后采用常规剂量的 Gd-DTPA 增强扫描于损伤后的第 9、第 16、第 21、第 43 天分别进行 MRI 扫描，结果表明各时间点上周围神经处均未见明确强化，提示 Gd-DTPA 增强扫描对于评估周围神经损伤后血-神经屏障的灵敏度不高。

MRI 定量测量在周围神经损伤后的再生与修复方面发挥着重要的作用。目前运用于周围神经损伤后修复的 MRI 定量方法主要为 T1 mapping、T2 mapping、MTT、DWI 及 DTI。其中 T2 mapping 与 FA 值是目前较为敏感的周围神经定量诊断方法。在兔坐骨神经牵拉伤模型中，测量 T1 弛豫时间及 T2 弛豫时间进行 MRI 动态监测，牵拉近段、牵拉段、牵拉远段神经的 T1 弛豫时间及 T2 弛豫时间均比损伤前有不同程度的升高，而 T1 弛豫时间、T2 弛豫时间动态测量与各段不同程度的组织病理变化及神经功能恢复的趋势具有明显的相关性，提示 T1、T2 弛豫时间测量可判断神经损伤的程度及监测神经修复（图 15-1）[32]。Stanisz 等[32] 在大鼠坐骨神经损伤模型中，通过测量各时间点损伤神经的 T1 弛豫时间、T2 弛豫时间、MTR 及弥散各向异性等监测周围神经的修复情况，结果表明 MRI 各定量测量与组织病理改变相一致。周围神经的脱髓鞘，炎症反应及轴突破坏等均可导致 T1 弛豫时间、T2 弛豫时间的增加，MTR 减低及弥散各向异性的减低。

DTI 是利用水分子扩散运动的各向异性进行 MRI 成像，可以间接反映神经微观结构的改变，提供神经损伤导致的局部肿胀或水分丢失的信息，通过神经纤维束成像能够直观地显示周围神经纤维束的连续性情况，是临床上较为理想的周围神经损伤后评估及监测方法。近年来，应用 DTI 对周围神经损伤进行了深入的研究。Takagi 等[34] 运用 7 T MRI 设备，对大鼠坐骨神经挫伤模型进行 DTI 和 DTT 检查，并与病理组织及神经功能的改变进行对比，结果表明周围神经 FA 值的动态变化与病理学变化及功能恢复的趋势相一致。对大鼠坐骨神经挤压伤进行干细胞移植治疗及在大鼠的横断伤的模型中对损伤神经进行免疫调制治疗后，使用 DTI 及 DTT 动态监测治疗的疗效，结果表明 DTI 的定量指标 FA 值的动态变化与损伤神经功能的恢复及病理学变化一致；使用 DTT 技术能够追踪神经纤维束的走行及形态，

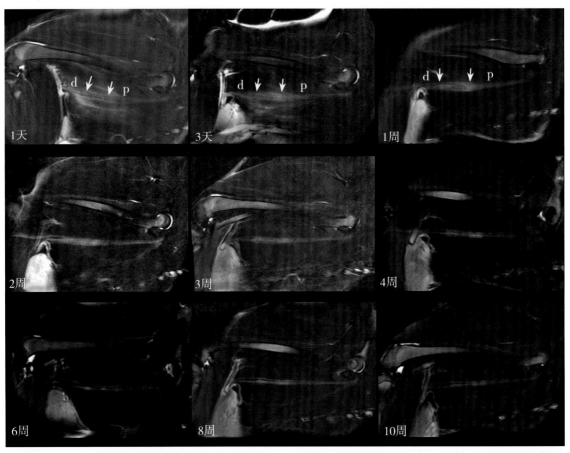

图 15-1　兔坐骨神经离牵拉伤损伤后脂肪抑制 T2WI 表现：神经损伤近段（p：近段）在损伤后脂肪抑制
MRN 图像上，1～3 天内信号增高，并逐渐下降约损伤后 1 周恢复至正常水平。损伤段（箭头）在损伤后出现明
显的肿胀及信号增高，信号先显著增高并逐渐降低，但在整个观察期内信号仍高于正常神经；神经损伤近段
（d：近段）在损伤后 1～2 周内信号增高，在术后 4 周左右信号恢复至正常水平[32]

提示经过治疗后，损伤神经的连续性得到较好的恢复[35,26]。Meek 等[36] 应用临床型 3 T MRI 设备，对
正中神经损伤的患者进行 DTI 和 DTT 检查，对比观察术后 1、2 个月神经纤维的走行及分布，发现术
后患者损伤远段神经纤维的显示率较前增多，提示 DTI、DTT 可判断及追踪神经的再生与修复情况。
然而，由于 DTI 采集技术受物理因素和伪影的多种限制，其结果的精确性及可靠性仍存在着一定的不
足，有待于成像技术的提高，以提高其显示周围神经纤维束的精确性及准确性。

　　近年来发展迅速的神经组织特异性的新型对比剂在周围神经损伤的再生与修复中的监测中展示了较
好的运用前景。目前研究得比较多的主要包括锰离子及 Gadofluorine M。锰离子具有很强的顺磁性，能
缩短水质子 T1 值，导致 T1 值缩短、T1WI 上信号强度增加。Matsuda 等[37] 采用 4.7 T MRI 设备对
大鼠损伤坐骨神经进行观察，发现锰离子可选择性地聚集在正处于沃勒变性的神经纤维内，T1WI 上呈
高信号，随着神经纤维束的再生及修复，锰离子导致的高信号从损伤神经近段至远段逐渐消失，当周围
神经完全再生时，锰离子增强扫描中的高信号完全消失，提示其诊断周围神经损伤的敏感度较高，能够
反映神经损伤与神经的再生及修复，因此锰离子增强 MRI 可以显示轴突损伤后的再生修复情况。Gad-
ofluorine M 是一种特殊类型的新型对比剂，最早被应用于 MRI 淋巴造影及动脉粥样硬化斑块的显像，
近年来研究发现 Gadofluorine M 在周围神经系统损伤的显像方面具有独特的优势，能够选择性地聚集
在脱髓鞘的坏死神经区域。Bendszus 等[38] 研究表明，周围神经沃勒变性时，Gadofluorine M 可以选择
性地聚集在坏死的神经纤维区域，表现为明显的强化信号，而神经纤维再生修复时，Gadofluorine M 增
强的高信号逐渐消失，病理对照结果显示高信号的消失和神经纤维的再生长相一致，表明 Gadofluorine
M 增强扫描能够较好地区分坐骨神经的坏死及再生与修复。但是此类新型对比剂目前仍局限于动物实

验阶段，且锰离子具有一定的细胞毒性，锰类对比剂目前均未被批准运用于临床，主要用于动物实验的初步研究，其临床的长期安全性有待于进一步研究。

## 二、神经导管修复

神经导管在周围神经损伤的修复中发挥着越来越重要的作用，尤其是适用于相对较短的神经缺损（<3 cm），文献报道神经导管中神经的再生速度可达 0.5～1 mm/d。尽管周围神经损伤后神经导管在其修复过程中发挥着重要的作用，但目前采用 MRI 评价及监测神经导管修复的相关研究仍非常少。

周围神经导管置入术后，T1WI 及 T2WI 图像上，神经导管常表现为线状的中等信号，神经导管内常填满 T1WI 低信号而 T2WI 呈明显高信号的液体信号影。在液体信号的衬托下，神经导管内的周围神经早期再生及萌芽常表现为神经导管内的小充盈缺损，呈束状分布，随着时间的延长，再生神经 T2WI 信号逐渐增高，而神经导管内的液体逐渐减少，神经再生的过程持续时间可达 2～4 个月[32]。

在大鼠坐骨神经离断伤模型中[39]，采用含骨髓间充质干细胞的壳聚糖为材料制成的组织工程神经导管对周围神经损伤进行修复，通过 MRI 常规 T1WI、T2WI、T2 mapping 及 Gadofluorine M 增强扫描对周围神经的再生进行长达 8 周的动态监测，结果显示 T2WI 及 Gadofluorine M 增强扫描均能够清楚地显示损伤神经的近段与远段及以壳聚糖为材料的神经导管的位置、形态，同时能够显示神经导管内的再生神经及周围聚集的液体信号影。而常规的 T1WI 由于磁敏感伪影，不能清楚地显示神经导管及内部的再生神经。MRI 动态监测中，损伤神经近段及远段于术后第 1 周开始 T2WI 信号增高，然后逐渐减低，分别于术后第 5 周及第 8 周恢复至正常信号。而神经导管内再生神经表现为持续的 T2WI 高信号，常规 T2WI 不能够清楚地显示再生神经的连续性及细微结构（图 15 - 2）。而 Gadofluorine M 增强

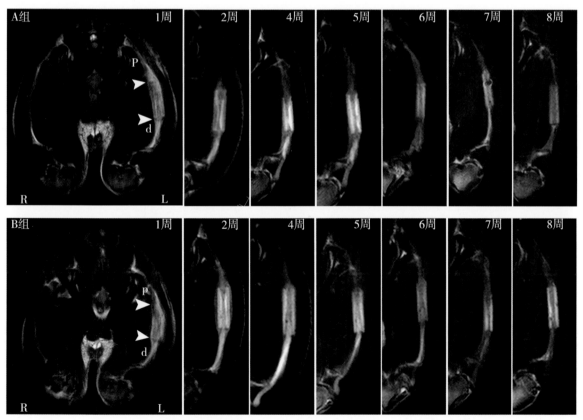

图 15 - 2　大鼠坐骨神经离断伤神经导管治疗后的 T2 压脂序列表现：损伤神经近段及远段（箭头，p：近段，d：远段）于术后第 1 周开始信号增高，然后逐渐减低，其中 A 组（干细胞治疗）于术后第 5 周恢复至正常，而 B 组（PBS 对照）于术后第 8 周信号恢复至正常。神经导管内再生神经表现为持续的 T2WI 高信号，但其连续性及细微结构显示不清[39]

则一定程度上能够避免常规 T2WI 的不足，能清楚地显示神经导管内再生神经的连续性，再生神经纤维束于术后第 4 周开始部分恢复连续性，在术后第 8 周基本恢复连续性。表明 Gadofluorine M 增强能够较常规 T2WI 更加清楚地、直观地显示神经导管内的神经再生情况及连续性（图 15 - 3）。定量测量方面，损伤远段的 T2 弛像时间与信号强度的改变相一致，在术后均明显增高，然后逐渐恢复，但术后第 8 周时，仍表现为 T2 值稍增高。T2 弛像时间与神经功能评分及组织病理学检查的改变相一致，表明周围神经的 T2 弛像时间能够客观、定量地反映周围神经的再生及恢复情况。此外，在大鼠坐骨神经长节段缺损模型中，采用基于周围神经脱细胞基质水凝胶修饰的 PLLA 纳米微导管有序排列的组织工程化神经导管对损伤神经进行移植修复，并通过 MRI 进行活体动脉监测该神经导管的治疗效果。研究结果也同样表明，周围神经的 T2 弛像时间、FA 值与神经功能及组织病理学检查的改变相一致，而 FA 值较 T2 弛像时间能够更加敏感反映损伤神经的修复情况。同时，DTT 重建神经纤维束能够直观地反映损伤神经的修复情况（图 15 - 4）[25]。

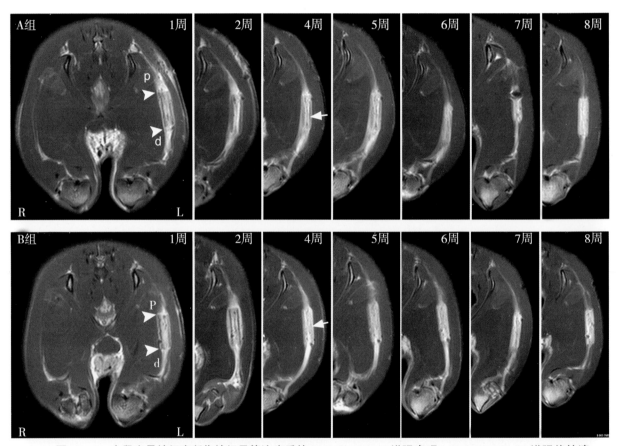

图 15 - 3　大鼠坐骨神经离断伤神经导管治疗后的 Gadofluorine M 增强表现：Gadofluorine M 增强能够清楚地显示神经导管内再生神经的连续性，再生神经纤维束于术后第 4 周开始部分恢复连续性，在术后第 8 周基本恢复连续性[39]

DTI 能够敏感地反映神经微观结构的改变，直观地显示神经纤维束的再生及连续性情况，是观察周围神经损伤后神经导管修复的一种较为理想的 MRI 成像方法，但 DTI 成像方法极易受神经导管材料、术区水肿、出血等因素和伪影的限制，其测量的精确性受到较大的影响，其结果的可靠性仍不佳。但 DTT 能够直观地、粗略地显示神经导管内的神经纤维束的再生及连续性。DTT 在评估和监测神经导管内的神经再生情况，有待于进一步地提高精准定量能力。

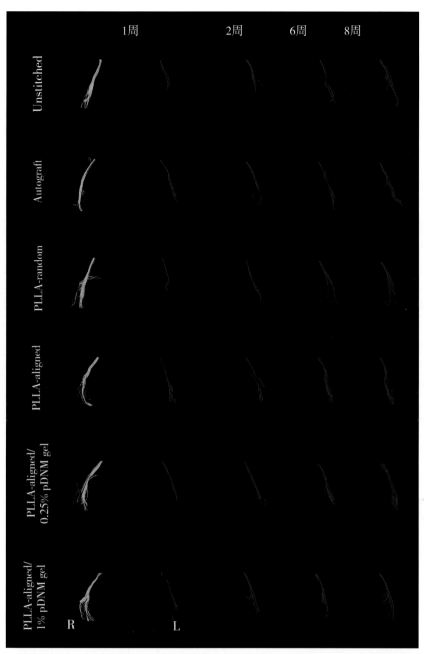

图 15‐4　大鼠坐骨神经长节段缺损组织工程化神经导管移植后 DTT 重建神经纤维束：随着时间的推移，不同治疗组的损伤神经纤维束（红）的连续性趋于正常，神经纤维束的横径不同程度增粗，以低浓度周围神经脱细胞基质水凝胶修饰的 PLLA 纳米微导管有序排列（PLLA-aligned/0.25%pDNM gel）治疗组的神经纤维束恢复最为明显，其连续性及管径大小接近正常神经（蓝）[25]

〔段小慧〕

# 参考文献

［1］　SECKEL B R. Enhancement of peripheral nerve regeneration ［J］. Muscle Nerve，1990，13(9)：785‐800.

［2］　张杰，薛宏斌. 周围神经损伤后修复再生机制的研究进展［J］. 医学信息(上旬刊)，2010，23(6)：1759‐1760.

［3］　PABARI A，YANG S Y，SEIFALIAN A M，et al. Modern surgical management of peripheral nerve gap ［J］. Plast Reconstr Aesthet Surg，2010，63(12)：1941‐1948.

[4]  M F G，MALAHIAS M，HINDOCHA S，et al. Peripheral nerve injury：principles for repair and regeneration [J].
     Open Orthop. 2014，8：199－203.

[5]  MODRAK M，TALUKDER M A，GURGENASHVILI K，et al. Peripheral nerve injury and myelination：potential
     therapeutic strategies [J]. Neurosci Res，2020，98(5)：780－795.

[6]  徐聪，赵赫，孙岩. 生物材料导管修复面神经损伤与再生 [J]. 中国组织工程研究，2023，27(7)：1089－1095.

[7]  ZHENG C S，YANG Z H，CHEN S H，et al. Nanofibrous nerve guidance conduits decorated with decellularized ma-
     trix hydrogel facilitate peripheral nerve injury repair [J]. Theranostics，2021，11(6)：2917－2931.

[8]  VIJAYAVENKATARAMAN S. Nerve guide conduits for peripheral nerve injury repair：A review on design，materi-
     als and fabrication methods [J]. Acta Biomaterialia，2020，106：54－69.

[9]  全琦，茇彪，刘若西，等. 周围神经损伤与再生：新型修补材料的应用研究与进展 [J]. 中国组织工程研究，2017，21
     (6)：962－968.

[10]  WIERINGA P，DE PINHO A R，MICERA S，et al. Biomimetic Architectures for Peripheral Nerve Repair：A Re-
      view of Biofabrication Strategies [J]. Advanced Healthcare Materials，2018，7(8)：e1701164.

[11]  JOHNSON P J，WOOD M D，MACKINNON S E，et al. Tissue engineered constructs for peripheral nerve surgery
      [J]. Eur Surg，2013，45(3)：122－135.

[12]  WEBER R A，BREIDENBACH W C，BROWNET R E，et al. A randomized prospective study of polyglycolic acid
      conduits for digital nerve reconstruction in humans [J]. Plast Reconstr Surg，2000，106(5)：1046－1048.

[13]  MOBASSERI S A，TERENGHI G，DOWNES S. Micro-structural geometry of thin films intended for the inner lu-
      men of nerve conduits affects nerve repair [J]. Mater Sci Mater Med，2013，24(7)：1639－1647.

[14]  李志跃，李际才，赵群. 聚乳酸聚羟基乙酸共聚物三维神经导管修复周围神经缺损 [J]. 中国组织工程研究与临床
      康复，2010，14(34)：6313－6318.

[15]  PANSERI S，CUNHA C，LOWERY J，et al. Electrospun micro- and nanofiber tubes for functional nervous regener-
      ation in sciatic nerve transections [J]. BMC Biotechnol，2008，8：39.

[16]  JENKINS P M，LAUGHTER M R，LEE D J，et al. A nerve guidance conduit with topographical and biochemical
      cues：potential application using human neural stem cells [J]. Nanoscale Res Lett，2015，10(1)：972.

[17]  KIM J I，HWANG T I，AGUILAR L E，et al. A Controlled Design of Aligned and Random Nanofibers for 3D Bi-
      functionalized Nerve Conduits Fabricated via a Novel Electrospinning Set-up [J]. Sci Rep，2016，6：23761.

[18]  KOH H S，YONG T，TEO W E，et al. In vivo study of novel nanofibrous intra-luminal guidance channels to pro-
      mote nerve regeneration [J]. Neural Eng，2010，7(4)：046003.

[19]  ZHU Y，WANG A，PATEL S，KURPINSKI K，et al. Engineering bi-layer nanofibrous conduits for peripheral nerve
      regeneration [J]. Tissue Eng Part C Methods，2011，17(7)：705－715.

[20]  YUCEL D，KOSE G T，HASIRCI V. Polyester based nerve guidance conduit design [J]. Biomaterials，2010，31
      (7)：1596－1603.

[21]  QUIGLEY A F，BULLUSS K J，KYRATZIS I L，et al. Engineering a multimodal nerve conduit for repair of injured
      peripheral nerve [J]. Neural Eng，2013，10(1)：016008.

[22]  KU V，COX C，MIKESKA A，et al. Magnetic resonance neurography for evaluation of pripheral nerves [J]. Bra-
      chial Plex Peripher Nerve Inj，2021，16(1)：e17－e23.

[23]  陈妙玲，李新春. 周围神经损伤的磁共振成像研究进展 [J]. 国际医学放射学杂志，2010，33(4)：325－328.

[24]  PEER S，HARPF C，WILLEITET J，et al. Sonographic evaluation of primary peripheral nerve repair [J]. Ultra-
      sound Med，2003，22(12)：1317－1322.

[25]  ZHENG C S，YANG Z H，CHEN S H，et al. Nanofibrous nerve guidance conduits decorated with decellularized ma-
      trix hydrogel facilitate peripheral nerve injury repair [J]. Theranostics，2021，11(6)：2917－2931.

[26]  ZHENG C S，ZHANG X，CHEN Y Y，et al. Assessment of the synergic effect of immunomodulation on nerve re-
      pair using multiparametric magnetic resonance imaging [J]. Muscle Nerve，2018，57(1)：E38－E45.

[27]  THAWAIT S K，WANG K，SUBHAWONG T K，et al. Peripheral nerve surgery：the role of high-resolution MR
      neurography [J]. AJNR Am J Neuroradiol，2012，33(2)：203－210.

[28]  CUDLIP S A，HOWE F A，GRIFFITHS J R，et al. Magnetic resonance neurography of peripheral nerve following

experimental crush injury, and correlation with functional deficit [J]. Neurosurg, 2002, 96(4):755 - 759.

[29] ZHANG H B, XIAO ZOU T. Clinical application of magnetic resonance neurography in peripheral nerve disorders [J]. Neurosci Bull, 2006, 22(6):361 - 367.

[30] LI X , SHEN J, CHEN J, et al. Magnetic resonance imaging evaluation of acute crush injury of rabbit sciatic nerve: correlation with histology [J]. Can Assoc Radiol J, 2008, 59(3):123 - 130.

[31] WESSIG C, JESTAEDT L, SEREDAET M W, et al. Gadofluorine M-enhanced magnetic resonance nerve imaging: comparison between acute inflammatory and chronic degenerative demyelination in rats [J]. Exp Neurol, 2008, 210(1): 137 - 143.

[32] SHEN J, ZHOU C P, ZHONG X M, et al. MR neurography: T1 and T2 measurements in acute peripheral nerve traction injury in rabbits [J]. Radiology, 2010, 254(3):729 - 738.

[33] STANISZ G J, MIDHA R, MUNRO C A, et al. MR properties of rat sciatic nerve following trauma [J]. Magn Reson Med, 2001, 45(3):415 - 420.

[34] TAKAGI T, NAKAMURA M M, HIKISHIMA K, et al. Visualization of peripheral nerve degeneration and regeneration: monitoring with diffusion tensor tractography [J]. Neuroimage, 2009, 44(3):884 - 892.

[35] CHEN Y Y, ZHANG X, LIN X F, et al. DTI metrics can be used as biomarkers to determine the therapeutic effect of stem cells in acute peripheral nerve injury [J]. Magn Reson Imaging, 2017, 45(3):855 - 862.

[36] MEEK M F, STENEKES M W, HOOGDUIN H M, et al. In vivo three-dimensional reconstruction of human median nerves by diffusion tensor imaging [J]. Exp Neurol, 2006, 198(2):479 - 482.

[37] THUEN M, SINGSTAD T E, PEDERSEN T B, et al. Manganese-enhanced MRI of the optic visual pathway and optic nerve injury in adult rats [J]. Magn Reson Imaging, 2005, 22(4):492 - 500.

[38]  BENDSZUS M, WESSIG C, SCHÜTZ A, et al. Assessment of nerve degeneration by gadofluorine M-enhanced magnetic resonance imaging [J]. Ann Neurol, 2005, 57(3):388 - 395.

[39] LIAO C D, ZHANG F, GUO R M, et al. Peripheral nerve repair: monitoring by using gadofluorine M-enhanced MR imaging with chitosan nerve conduits with cultured mesenchymal stem cells in rat model of neurotmesis [J]. Radiology, 2012, 262(1):161 - 171.

# 第十六章　周围神经损伤存在的问题及展望

　　周围神经解剖结构细微，生理功能及损伤后再生及修复的生物学过程复杂、多样。有关如何精确地显示周围神经损伤，判断和追踪神经损伤的再生与修复，判断神经损伤是否可逆，以及寻求可靠、有效的适用于人体的无创性的示踪方法等关键性问题仍处于研究阶段。此外，临床上如何术前无创地区分感觉神经及运动神经束，如何对神经功能束进行准确的对位，以便指导外科神经的精确缝合仍是临床上最大的难题之一。虽然 MRN 检查是目前最具有运用前景的周围神经损伤后修复的评估及监测手段，但其显示周围神经的精细解剖结构仍不能够满足于临床的要求，仍不能精细地显示周围神经束的再生情况，不能有效地区分感觉神经及运动神经纤维束。因此，不断提高 MRN 显示周围神经束细微结构的能力，无创性了解周围神经的功能情况，以便对周围神经的再生与修复进行更为有效地、精确的评估及监测是今后的发展方向。

　　周围神经进行外科或神经导管修复后，对其疗效的早期的监测十分关键。目前，MRN 评估周围神经损伤后修复仍以基于脂肪抑制的 T2WI 序列为主，但周围神经损伤后 T2WI 信号的影响因素众多，不能准确地反映周围神经的再生及修复情况。MRI 的 T1 mapping、T2 mapping、MTT、DWI、DTI、DTT 及神经特异性对比剂增强扫描等新序列及新技术展示了较好的优势，也初步运用于动物实验及极少部分临床研究中，但这些新技术目前大多仍处于实验阶段，其特异性及准确性均有待于进一步提高。随着 MRI 各种新技术、新成像方法的不断发展以及新技术间的有机结合，例如，周围神经专用线圈的研制，辅以弥散频谱成像、化学饱和交换传递成像为代表的分子功能成像技术，MRI 在显示周围神经损伤的再生与修复方面有着更加广阔的临床应用前景。

　　多模态成像结合多种成像技术及成像方法在周围神经损伤领域是未来另外发展方向之一。多模态成像合利用 MRN 各成像技术或分子影像等成像方法的优势，弥补各自的不足之处，在周围神经损伤精准外科修复及神经导管精准修复中发挥着重要的评估作用。Thuen 等[1] 运用高场强 MRI 设备，将 DTI 技术和锰离子增强 MRI 扫描相结合，对大鼠视神经损伤周围神经移植后的视神经修复情况进行评估及监测，结果表明 DTI 可清晰显示大鼠视神经纤维的位置、形态及损伤后扩散张量的变化，锰离子增强 MRI 可显示锰离子在神经损伤处的分布情况，间接反映损伤神经的再生修复情况，而且 DTI 技术和锰离子示踪的结果与病理组织结果相一致，提示 DTI 技术和锰离子示踪方法可以对损伤神经纤维进行定位、活体示踪神经损伤后神经再生修复情况以及提供神经结构、功能与分子方面的多维度信息。采用 T2 mapping 技术和锰离子增强 MRI 相结合，能对大鼠坐骨神经损伤神经导管周围神经移植后的坐骨神经修复情况进行监测，两者的结合能够从定性及定量方面判断周围神经损伤后的再生与修复情况，亦具有较为理想的结果[2]。

　　周围神经损伤后的再生是一个漫长而复杂的病理生理过程，涉及众多的分子信号通路网络调节。随着分子生物学研究的深入，在机制上阐明这些分子通路，有利于进一步研发分子、基因及细胞药物。同时结合一些新的给药方法，如纳米医药技术，将更有利于靶向精确给药及延长药效。在此过程中，充分发挥 MRI 动态监测神经再生的优势，可适时针对性调整治疗方案，以达到精准医疗的目的。目前关于分子治疗多数停留在初步的临床试验阶段，甚至是动物实验水平。由于周围神经损伤后涉及一连串相互关联的分子事件，针对其分子机制不同方面，采用多种分子药物联合、序贯用药，将是一个可能增强神经外科修复效果的方向，联合用药若能同时促进轴突的再生、改善神经再生微环境、防止神经元凋亡及适宜地调节免疫应答，将会提高神经功能恢复效果。如此，将此分子药物、基因工作、细胞治疗相结合，则可能在周围神经损伤治疗领域取得突破性的进展。

〔沈　君〕

## 参考文献

［1］　LIAO C D，ZHANG F，GUO R M，et al． Peripheral nerve repair：monitoring by using gadofluorine M-enhanced MR imaging with chitosan nerve conduits with cultured mesenchymal stem cells in rat model of neurotmesis ［J］． Radiology，2012，262(1)：161 - 171．

［2］　THUEN M，OLSEN O，BERRY M，et al． Combination of $Mn^{2+}$ —enhanced and diffusion tensor MR imaging gives complementary information about injury and regeneration in the adult rat optic nerve ［J］． Magn Reson Imaging，2009，29(1)：39 - 51．

**图书在版编目（ＣＩＰ）数据**

周围神经损伤的影像学诊断 / 沈君主编. -- 长沙 ：湖南科学技术出版社，2024. 10. -- ISBN 978-7-5710-3117-6

Ⅰ. R745.04

中国国家版本馆 CIP 数据核字第 20243EL374 号

ZHOUWEI SHENJING SUNSHANG DE YINGXIANGXUE ZHENDUAN

**周围神经损伤的影像学诊断**

主　　编：沈　君

副 主 编：杨泽宏　郑楚珊

出 版 人：潘晓山

责任编辑：李　忠

出版发行：湖南科学技术出版社

社　　址：长沙市芙蓉中路一段 416 号泊富国际金融中心

网　　址：http://www.hnstp.com

湖南科学技术出版社天猫旗舰店网址：

　　　　　http://hnkjcbs.tmall.com

邮购联系：0731-84375808

印　　刷：长沙沐阳印刷有限公司

　　　　　（印装质量问题请直接与本厂联系）

厂　　址：长沙市开福区陡岭支路 40 号

邮　　编：410003

版　　次：2024 年 10 月第 1 版

印　　次：2024 年 10 月第 1 次印刷

开　　本：889mm×1194mm　1/16

印　　张：9.25

字　　数：279 千字

书　　号：ISBN 978-7-5710-3117-6

定　　价：150.00 元